Fortschritte der operativen
und onkologischen Dermatologie, Band 9

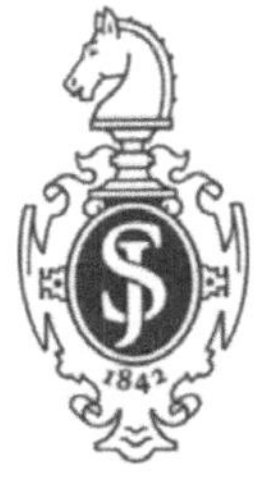

H. Winter K.-P. Bellmann (Hrsg.)

Operative Dermatologie

Möglichkeiten und Grenzen

Mit 133 Abbildungen und 30 Tabellen

Springer-Verlag
Berlin Heidelberg New York London Paris
Tokyo Hong Kong Barcelona Budapest

Prof. Dr. med. HELMUT WINTER

Dr. med. K.-P. BELLMANN

Universitätsklinikum der Medizinischen Fakultät
der Humboldt-Universität Berlin
Abt. Dermatochirurgie
Schumannstraße 20–21
D-10117 Berlin

ISBN-13:978-3-642-79469-8 e-ISBN-13:978-3-642-79468-1

DOI: 10.1007/978-3-642-79468-1

Die Deutsche Bibliothek – CIP-Einheitsaufnahme
Operative Dermatologie: Moglichkeiten und Grenzen; mit 30 Tabellen / H. Winter; K.-P. Bellmann (Hrsg.). – Berlin; Heidelberg; New York, London, Paris, Tokyo, Hong Kong; Barcelona, Budapest: Springer, 1995
(Fortschritte der operativen und onkologischen Dermatologie; Bd. 9)

NE. Winter, Helmut [Hrsg.]; GT

Softcover reprint of the hardcover 1st edition 1995

Satz: Schneider-Druck GmbH, D-91541 Rothenburg ob der Tauber
SPIN: 10490053 27/3134 – 5 4 3 2 1 0 – Gedruckt auf saurefreiem Papier

Vorwort

Nach Gründung der Vereinigung fur Operative und Onkologische Dermatologie (VOD) am 1. Oktober 1977 in Nürnberg und 15 erfolgreichen Jahrestagungen in den Ländern der alten Bundesrepublik sowie in Österreich und in der Schweiz fand die 16. Jahrestagung erstmals nach der Wiedervereinigung in einem neuen Bundesland, in Berlin an der traditionsreichen Charité vom 21.–23. Mai 1993, statt. Die Wahl des Tagungsortes, nach der Auflösung der Sektion Dermatochirurgie der Gesellschaft für Dermatologie der DDR und dem Beitritt zahlreicher operativ tätiger Dermatologen aus den neuen Bundesländern als Mitglieder der VOD, war nicht nur eine ehrenvolle Verpflichtung, sondern auch eine begrüßenswerte Möglichkeit des gegenseitigen Kennenlernes und des wissenschaftlichen Erfahrungsaustausches.

Auf dem Gebiet der operativen Behandlung von krankhaften Veränderungen am Hautorgan, aber auch von funktionellen und ästhetischen Störungen ist in den letzten 15 Jahren gerade im deutschsprachigen Raum eine beachtliche Entwicklung festzustellen. Neue Indikationsbereiche sind erschlossen worden, und spezielle Therapiekonzepte und Operationstechniken haben sich inzwischen bewährt. An dieser erfreulichen Bilanz hatte auch die VOD mit ihren Jahrestagungen und besonderen Aktivitäten wesentlichen Anteil.

Der vorliegende Kongreßband setzt bewährte Traditionen fort und enthält eine zusammenfassende Darstellung ausgewählter Beiträge der 16. Jahrestagung in Berlin. In zwei einleitenden Referaten wird über den aktuellen Stand und die Perspektiven der operativen Dermatologie sowie über Fragen der Weiter- und Fortbildung berichtet. Im folgenden Kapitel werden neue Entwicklungen auf den Gebieten der Diagnostik und Therapie vorgestellt – ein Themenkomplex, der sowohl für den niedergelassenen Dermatologen als auch für den Kliniker von besonderem Interesse ist. Ausgehend von Übersichtsreferaten werden im Hauptteil die Möglichkeiten und Grenzen bei ambulanten und stationären Eingriffen aufgezeigt. Spezielle Abschnitte befassen sich mit möglichen Komplikationen in der operativen Dermatologie und mit den kontroversen Auffassungen in der Melanomchirurgie.

Dem Leitthema der 16. Jahrestagung entsprechend gibt das Buch einen aktuellen Überblick über die gegenwärtigen Möglichkeiten und Grenzen der operativen und onkologischen Dermatologie sowie über zukünftige Entwicklungstendenzen dieser Spezialdisziplin.

H. Winter K.-P. Bellmann

Inhaltsverzeichnis

Operative Dermatologie – Standortbestimmung

Aktueller Stand und Perspektiven der operativen Dermatologie
J. Petres and R. Rompel 3

Ist-Zustand und Wünsche bezüglich der Ausbildung operativer Dermatologie – Eine Umfrage bei niedergelassenen Dermatologen
H. Breuninger 9

Was gibt es Neues in der operativen und onkologischen Dermatologie?

Tumeszenzanästhesieverfahren in der Dermatochirurgie
G. Sattler, K. Mössler und M. Hagedorn 15

Klinische Anwendung mittels Tiefkühlung konservierter Haut-Autotransplantate
C. Bertényi und J. Hunyadi 19

Keratinozytentransplantation nach Dermabrasion bei therapierefraktärer Akne
H. Winter, K. Bohm und N. Sonnichsen 22

Der umgedrehte Faszienlappen
B. Mari 29

Gepulste Lasersysteme – Neue Wege zur narbenfreien Therapie?
R. Kaufmann 34

Infrarotlichtkoagulation eines Naevus flammeus
J. P. Brodersen und U. Mrowietz 41

Chemochirurgische Behandlung mit Phenol
A. Fratila und M. Uerlich 45

Erfahrungen mit neuartigen Hydrogelkompressen zur Wundkonditionierung
K.-P. Bellmann und H. Winter 51

Möglichkeiten einer Immuno- und Zytokintherapie beim metastasierenden Melanom
M. Roux and G. Mahrle 57

Erste Ergebnisse mit peritumoral injiziertem Il-2 beim Melanom
J. Gutwald, W. Groth und G. Mahrle 65

Möglichkeiten und Grenzen bei ambulanten Eingriffen

Möglichkeiten und Grenzen bei ambulanten Eingriffen in der operativen Dermatologie
A. Scholz und I. Hackert ... 71

Möglichkeiten und Grenzen der ambulanten operativen Dermatologie aus der Sicht des niedergelassenen Dermatologen
G. Schwenzer ... 75

Dermatochirurgie in der Praxis – Erfahrungen und Ausblick
K. Behl ... 78

Die Ultraschalldiagnostik in der onkologischen Dermatologie
G. Merk, J. Ulrich und K.-H. Kuhne ... 82

Anästhesiologische Voraussetzungen ambulanten und tageschirurgischen Operierens
E. Diem ... 91

Akrale Hämatome infolge sportlicher Betätigung – Differentialdiagnostische Betrachtungen
K. Horn und J. Barth ... 97

Möglichkeiten und Voraussetzungen der Durchführung einer ambulanten operativen Behandlung der Hyperhidrosis axillaris
D. Neuendorf ... 101

Therapie kondylomatöser Erkrankungen – Podophyllin versus Podophyllotoxin
K. Lohmann ... 106

Kombinationstherapie von IFN 2b und Elektrokaustik bei Condylomata acuminata: Ergebnisse einer Langzeitstudie
U. Koch, M. Rossnick und T. A. Luger ... 112

Erfahrungen mit der tageschirurgischen und ambulanten Versorgung in der operativen Dermatologie
U. Hohenleutner, U. Wlotzke und M. Landthaler ... 117

Möglichkeiten und Grenzen bei stationären Eingriffen

Möglichkeiten und Grenzen der klinischen Dermatochirurgie
J. Peters und R. Rompel ... 123

Fibrinklebung zur Deckung von Hautdefekten: Histologische Untersuchungen, Operationstechniken und Indikationen
A. Grabosch ... 129

Möglichkeiten und Grenzen der operativen ambulanten und klinischen Dermatotherapie der Akne
H. C. Friederich ... 131

Eine Behandlung des Pemphigus familiaris benignus chronicus durch Dermatoplaning
L. KRETSCHMER, A. SAUERBREY und K.-M. TAUBE 138

Die chirurgische Therapie einer ausgedehnten narbigen Alopezie mit einem Hautexpander
K. MOSSLER und G. SATTLER 145

Keratoakanthome – Tumoren zwischen ambulanten Möglichkeiten und stationären Notwendigkeiten
R. P. A. MULLER, S. KRAUSSE und J. KATSCH 151

Multizentrische Studie – Karzinom der Haut und Unterlippe
T. SCHREINER und H. BREUNINGER 164

Badekappenförmiges Riesenmelanom der Kopfhaut über proliferierender Trichilemmalzyste
U. WLOTZKE, S. HOHENLEUTNER, M. LANDTHALER und U. HOHENLEUTNER ... 167

Angiosarkom an der Kopfhaut – Mikrographisch gestützte operative Therapie
W. SKARABIS, H. AUDRING und H. WINTER 171

Das Dermatofibrosarcoma protuberans (DFSP) - Schwierigkeiten in Diagnostik und Möglichkeiten der Therapie
A. PETRES, S. WIEMERS, W. VANSCHEIDT und E. SCHOPF 177

Morbus Bowen und Plattenepithelkarzinom der Nagelregion – Klinisches Spektrum und Therapie
E. HANEKE 187

Operative Therapie bei Präkanzerosen und malignen Neoplasien des Penis
R. ROMPEL, M. A. REZAZADA und J. PETRES 191

Die operative Therapie der chronischen primären Analfissur
W. HARTSCHUH, J. KREKEL und B. LENHARD 199

Komplikationen in der operativen Dermatologie

Komplikationen in der operativen Dermatologie
B. KONZ 209

Bakterielle Erreger und ihre aktuelle Resistenzlage auf einer dermatochirurgischen Station
G. SEBASTIAN und D. STEINMANN 211

Chronisch fistulierende Hautreaktion infolge eines plastisch operativen Eingriffes (Nahlappenplastik) – Ein kasuistischer Beitrag
K. WEIS 216

Komplikationen in der Dermatochirurgie – Juristische Aspekte
G. KRIEGER 221

Konroverses in der Melanomchirurgie

Wird durch eine Exzisionsbiopsie beim Melanom die Prognose verschlechtert? Datenanalyse von 1106 Melanompatienten im Stadium I der Universitäts-Hautklinik Tübingen
E. Breuninger, S. Conrads, B. d'Hoedt, W. Ströbel und G. Rassner 233

Welche Risikogruppen profitieren von der ELND? Langzeitstudie an 3616 Melanompatienten
H. Drepper et al. 239

Therapiekonzept beim malignen Melanom der Kopf-Hals-Region der HNO-Klinik der Charité
I. Lammert und K. Haake 247

Prognoseverbesserung durch Kontinuitätsdissektion nach Lymphabstromszintigraphie bei Rumpfmelanomen
H. Winter, K.-P. Bellmann, H. Audring, I. Küchler und C. Garbe 251

Sachverzeichnis 259

Mitarbeiterverzeichnis

AUDRING, HEIKE, Dr. med.
Hautklinik, Universitätsklinikum (Charité), Humboldt-Universität zu Berlin, Schumannstraße 20/21, D-10117 Berlin

BARTH, J., Prof. Dr. med.
Hautklinik, Medizinische Fakultät der Technischen Universität Dresden, Fetscherstraße 74, D-01307 Dresden

BEHL, KARIN, Dr. med.
Ärztehaus Am Frankenwall, Marienstraße 2–4, D-18439 Stralsund

BELLMANN, K.-P. Dr., med.
Hautklinik, Universitätsklinikum (Charité), Humboldt-Universität zu Berlin, Schumannstraße 20/21, D-10117 Berlin

BERTÉNYI, D. Dr. med.
Dermatologische Klinik, Albert-Szent-Györgi Medizinische Universität, Szeged PF 480, H-6701 Szeged

BOHM, KIRSTEN, Dr. med.
Hautklinik, Universitätsklinikum (Charité), Humboldt-Universität zu Berlin, Schumannstraße 20/21, D-10117 Berlin

BREUNINGER, HELMUT, Priv.-Doz. Dr. med.
Universitäts-Hautklinik, Liebermeisterstraße 25, D-72076 Tübingen

BRODERSEN, J. P., Dr. med.
Universitäts-Hautklinik, Schittenhelmstraße 7, D-24105 Kiel

CONRADS, STEPHANIE, Dr. med.
Universitäts-Hautklinik, Liebermeisterstraße 25, D-72076 Tübingen

DIEM, EDGAR, Univ.-Doz. Dr. med.
Klinik für Dermatologie, Abt. für Allg. Dermatologie, Währinger Gürtel 18/20, A-1090 Wien

DREPPER, H., Dr. med., Dr. med. dent.
Fachklinik Hornheide, Dyckburgstraße 404, D-48157 Münster

FRATILA, ALINA, Dr. medic (RO)
Röttgener Straße 125a, D-53127 Bonn

FRIEDERICH, H.-C., Prof. Dr. med.
Rotenberg 11a, D-35037 Marburg

GARBE, C., Prof. Dr. med.
Universitätsklinikum Benjamin Franklin Berlin, Hindenburgdamm 30, D-12203 Berlin

GRABOSCH, A., Dr. med.
Praxisgemeinschaft für Plastische Chirurgie und Handchirurgie, Mauerstraße 65, D-13597 Berlin

GROTH, WOLFANG, Priv.-Doz. Dr. med.
Klinik und Poliklinik für Dermatologie und Venerologie der Universität zu Köln, Joseph-Stelzmann-Straße 9, D-50924 Köln

GUTWALD, J., Dr. med.
Universitäts-Hautklinik Köln, Joseph-Stelzmann-Straße 9, D-50924 Köln

HAAKE, K., Priv.-Doz. Dr. med.
HNO-Klinik, Universitätsklinikum (Charité), Humboldt-Universität zu Berlin, Schumannstraße 20/21, D-10117 Berlin

HACKERT, INGRID, Dr. med.
Hautklinik, Medizinische Fakultät der Technischen Universität Dresden, Fetscherstraße 74, D-01307 Dresden

HAGEDORN, MANFRED, Prof. Dr. med.
Hautklinik der Städt. Kliniken, Heidelberger Landstraße 370, D-64297 Darmstadt

HANEKE, ECKART, Prof. Dr. med.
Hautklinik, Ferdinand-Sauerbruch-Klinik, Arenbergstraße 20-56, D-42117 Wuppertal

HARTSCHUH, WOLFGANG, Priv.-Doz. Dr. med.
Universitäts-Hautklinik, Voßstraße 2, D-69115 Heidelberg

D'HOEDT, BARBARA, Dr. med.
Universitäts-Hautklinik, Liebermeisterstraße 25, D-72076 Tübingen

HOHENLEUTNER, U., Dr. med.
Dermatologische Klinik und Poliklinik, Universität Regensburg, Franz-Josef-Strauss-Allee 11, D-93042 Regensburg

HOHENLEUTNER, SYLVIA, Dr. med.
Dermatologische Klinik und Poliklinik, Universität Regensburg, Franz-Josef-Strauss-Allee 11, D-93042 Regensburg

HORN, K., Priv.-Doz. Dr. med.
Hautklinik, Medizinische Fakultät der Technischen Universität Dresden, Fetscherstraße 74, D-01307 Dresden

HUNYADI, J., Dr. med.
Dermatologische Klinik der Albert Szent-Györgi Medizinische Universität Szeged, PF 480, H-6701 Szeged

KATSCH, JURGEN, Dr. med.
Dermatologische Klinik, Klinikum Lippe-Lemgo, Rintelner Straße 85, D-32657 Lemgo

KAUFMANN, ROLAND, Prof. Dr. med.
Zentrum Dermatologie und Venerologie, Klinikum der J.-W.-Goethe Universität, Theodor-Stern-Kai 7, D-60590 Frankfurt

KOCH, ULRICH, Dr. med.
Augustastraße 17, D-47829 Krefeld

KONZ, B., Dr. med.
Dermatologische Klinik, Ludwig-Maximilians-Universität München, Frauenlobstraße 9, D-80337 München

KRAUSSE, STEFAN, Dr. med.
Dermatologische Klinik, Klinikum Lippe-Lemgo, Rintelner Straße 85, D-32647 Lemgo

KREKEL, J. Dr. med.
Universitäts-Hautklinik, Voßstraße 2, D-69115 Heidelberg

KRETSCHMER, LUTZ, Dr. med.
Hautklinik DRK Krankenhaus Chemnitz-Rabenstein, Unritzstraße 33, D-09034 Chemnitz

KRIEGER, GERD, Dr. jur.
Rechtsanwalt, Uhlandstraße 9, D-79102 Freiburg

KUCHLER, INGEBORG, Dr. rer. nat.
Institut für Med. Informatik, Universitätsklinikum (Charité), Humboldt-Universität zu Berlin, Schumannstraße 20/21, D-10117 Berlin

KUHNE, K.-H., Doz. Dr. med.
Klinik für Hautkrankheiten, Med. Universität Otto von Guericke, Leipziger Straße 44, D-39120 Magdeburg

LAMMERT, INGEBORG, Priv.-Doz. Dr. med.
HNO-Klinik, Universitätsklinikum (Charité), Humboldt-Universität zu Berlin, Schumannstraße 20/21, D-10117 Berlin

LANDTHALER, M., Prof. Dr. med.
Klinik und Poliklinik für Dermatologie, Franz-Josef-Strauss-Allee 11, D-93042 Regensburg

LENHARD, B., Dr. med.
Praxis für Enddarmleiden, Poststraße 2, D-69115 Heidelberg

LOHMANN, K., Prof. Dr. rer. nat.
Fachbereich Dermatologie und Gynäkologie der Dr. August Wolff GmbH, Sudbrackstraße 56, D-33611 Bielefeld

LUGER, THOMAS, Prof. Dr. med.
Dermatologische Klinik und Poliklinik der Westfälischen-Wilhelms-Universität Münster, Von-Esmarch-Straße 56, D-48149 Münster

MAHRLE, GUSTAV, Prof. Dr. med.
Klinik und Poliklinik für Dermatologie und Venerologie der Universität zu Köln, Joseph-Stelzmann-Straße 9, D-50924 Köln

MARI, B., Dr. med.
Hautabteilung des Bezirkskrankenhauses, Nagy Körösi, u 15, H-6000 Kecskemet

MERK, GABRIELE, Dr. med.
Klinik für Hautkrankheiten, Med. Universität Otto von Guericke, Leipziger Straße 44, D-39120 Magdeburg

MOSSLER, KLIO, Dr. med.
Hautklinik der Städt. Kliniken, Heidelberger Landstraße 379, D-64297 Darmstadt

MROWIETZ, U., Priv.-Doz., Dr. med.
Universitäts-Hautklinik, Schittenhelmstraße 7, D-24105 Kiel

MÜLLER, ROLAND P. A., Prof Dr. med.
Dermatologische Klinik, Klinikum Lippe-Lemgo, Rintelner Straße 85, D-32657 Lemgo

NEUENDORF, D., Dr. med.
Turiner Straße 48, D-13347 Berlin

PETRES, ANETTE, Dr. med.
Universitäts-Hautklinik, Hauptstraße 7, D-79104 Freiburg

PETRES, JOHANNES, Prof. Dr. med.
Hautklinik der Städt. Kliniken Kassel, Mönchebergstraße 41–43, D-34125 Kassel

RASSNER, G., Prof. Dr. med.
Universitäts-Hautklinik, Liebermeisterstraße 25, D-72076 Tübingen

ROMPEL, RAINER, Dr. med.
Hautklinik der Städt. Kliniken Kassel, Mönchebergstraße 41-43, D-34125 Kassel

ROSSNICK, MONIKA
Dermatologische Klinik und Poliklinik der Westfälischen Wilhelms-Universität Münster, Von-Esmarch-Straße 56, D-48149 Münster

ROUX, M., Dr. med.
Klinik und Poliklinik für Dermatologie und Venerologie der Universität zu Köln, Joseph-Stelzmann-Straße 9, D-50924 Köln

ROZARADA, M. A., Dr. med.
Hautklinik der Städt. Kliniken Kassel, Mönchebergstraße 41-43, D-34125 Kassel

SATTLER, GERHARD, Dr. med.
Hautklinik der Städt. Kliniken, Heidelberger Landstraße 379, D-64297 Darmstadt

SAUERBREY, ANETTE
Universitätshautklinik, Martin-Luther-Universität Halle-Wittenberg, Klinikum Kröllwitz, Ernst-Grube-Straße 40, D-06120 Halle/Saale

SCHOPF, E., Prof. Dr. med.
Universitäts-Hautklinik, Hauptstraße 7, D-79104 Freiburg

SCHOLZ, ALBRECHT, Prof. Dr. med.
Hautpoliklinik, Medizinische Fakultät der Technischen Universität Dresden, Fetscherstraße 74, D-01307 Dresden

SCHREINER, TILMANN, Dr. med.
Universitäts-Hautklinik, Liebermeisterstraße 25, D-72076 Tübingen

SCHWENZER, G., Dr. med.
Starweg 106, D-22926 Ahrensburg

SEBASTIAN, G., Prof. Dr. med.
Hautklinik, Medizinische Fakultät der Technischen Universität Dresden, Fetscherstraße 74, D-01307 Dresden

SKARABIS, WOLFRAM, Dr. med.
Hautklinik, Universitätsklinikum (Charité), Humboldt-Universität zu Berlin, Schumannstraße 20/21, D-10117 Berlin

SÖNNICHSEN, N., Prof. Dr. med.
Klinik für Dermatologie und Allergie, Jann-Berghausstraße 49, D-26757 Borkum

STEINMANN, D., Dr. med.
Hautklinik, Medizinische Fakultät der Technischen Universität Dresden, Fetscherstraße 74, D-01307 Dresden

STROEBEL, WALTRAUD, Dr. med.
Universitäts-Hautklinik, Liebermeisterstraße 25, D-72076 Tübingen

TAUBE, K.-M., Dr. med.
Universitätshautklinik, Martin-Luther-Universität Halle-Wittenberg, Klinikum Kröllwitz, Ernst-Grube-Straße 40, D-06120 Halle/Saale

UERLICH, M., Dr. med.
Universitäts-Hautklinik und Poliklinik Bonn, Sigmund-Freud-Straße 25, D-53105 Bonn

ULRICH, J., Dr. med.
Klinik für Hautkrankheiten, Med. Universität Otto von Guericke, Leipziger Straße 44, D-39120 Magdeburg

VANSCHEIDT, W., Priv.-Doz. Dr. med.
Universitäts-Hautklinik, Hauptstraße 7, D-79104 Freiburg

WEIS, KARIN, Dr. med.
Hautklinik, Vogtlandklinikum Plauen, Hradschin 10, D-08523 Plauen

WIEMERS, SUSANNE, Dr. med.
Universitäts-Hautklinik, Hauptstraße 7, D-79104 Freiburg

WINTER, HELMUT, Prof. Dr. med.
Universitätsklinikum (Charité), Humboldt-Universität zu Berlin, Schumannstraße 20/21, D-10117 Berlin

WLOTZKE, U., Dr. med.
Klinik und Poliklinik für Dermatologie, Klinikum der Universität Regensburg, Franz-Josef-Strauss-Allee 11, D-93042 Regensburg

Operative Dermatologie – Standortbestimmung

Aktueller Stand und Perspektiven der operativen Dermatologie*

J. PETRES und R. ROMPEL

Zusammenfassung

Die operative Dermatologie beinhaltet Eingriffe an Epidermis, Cutis, Subcutis, den dort enthaltenen Strukturen sowie an den hautnahen Schleimhäuten. Welche Bedeutung die chirurgische Tätigkeit des Dermatologen für sein Berufsbild besitzt, wird durch die Anzahl der operativen Maßnahmen in den dermatologischen Kliniken und Hautarztpraxen deutlich. Zwischen 1984 und 1991 stieg die Anzahl der operativen Eingriffe an 63 deutschsprachigen Hautkliniken um nahezu 60% auf ca. 270000. Bemerkenswert ist dabei die überproportionale Steigerungsrate für mittlere und große Eingriffe. Eine vergleichbare Entwicklung ist auch im ambulanten Sektor zu erkennen, wie die Zahlen der deutschen Kassenärztlichen Bundesvereinigung ausweisen. So erbrachten beispielsweise die in freier Praxis tätigen westdeutschen Dermatologen im ersten Halbjahr 1992 die Hälfte der insgesamt mehr als 2 Mio. Leistungen der „Chirurgie der Körperoberfläche" sämtlicher am Hautorgan operativ tätigen Ärzte. Dabei waren sie speziell an den plastisch-rekonstruktiven zu mehr als 50% beteiligt.

Da die operative Therapie des Dermatologen zu einem großen Teil der Beseitigung von tumorösen Veränderungen des Hautorgans, die durch die Verschiebung der Altersstrukturen der Bevölkerung und die veränderten Lebensgewohnheiten bedingt sind, dient, ist eine weiter wachsende Bedeutung der ambulanten und klinischen operativen Dermatotherapie für die Zukunft zu erwarten. Vor diesem Hintergrund ist eine kontinuierliche Weiterentwicklung der operativen Tätigkeit des Dermatologen zu fordern, die allerdings eine institutionalisierte Qualitätskontrolle, der sich sämtliche, zur Weiterbildung ermächtigten dermatologischen Einrichtungen unterwerfen müssen, voraussetzt.

Inhalte der operativen Dermatologie

Ihre mehr als 150jährige operative Tradition leitet die Dermato-Venerologie aus der klassischen Chirurgie ab, der sich die Hautärzte von heute ebenso verpflichtet fühlen, wie ihrer zweiten Wurzel, der Inneren Medizin. Nach der aktuellen, historisch gewachsenen Gebietsdefinition, die für Deutschland in der Musterweiterbildungsordnung der Bundesärztekammer niedergelegt ist, umfaßt die Dermatologie die „Erkennung, Behandlung, Prävention und Rehabilitation von Erkrankungen des Hautorgans". Wie in jedem Organfach, stellt dabei die operative Therapie einen wesentlichen Bestandteil dieses Spektrums dar. Sie beinhaltet Eingriffe an Epidermis, Cutis, Subcutis, den darin enthaltenen Strukturen und an den hautnahen Schleimhäuten. Darauf basierend dient das chirurgische Vorgehen neben der Beseitigung benigner

* Die Autoren danken Frau M. Köstner für die Betreuung der Umfrageaktion an den deutschsprachigen Hautkliniken

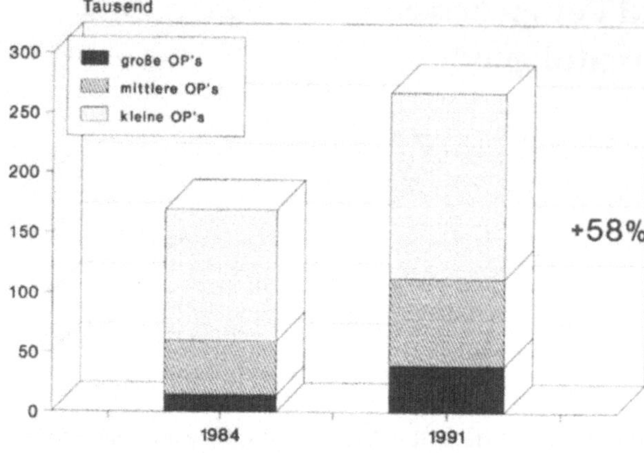

Abb. 1. Entwicklung der Operationszahlen im Zeitraum 1984 bis 1991 an den gesamten Hautkliniken im deutschsprachigen Raum (ohne neue Bundesländer, 63 Kliniken)

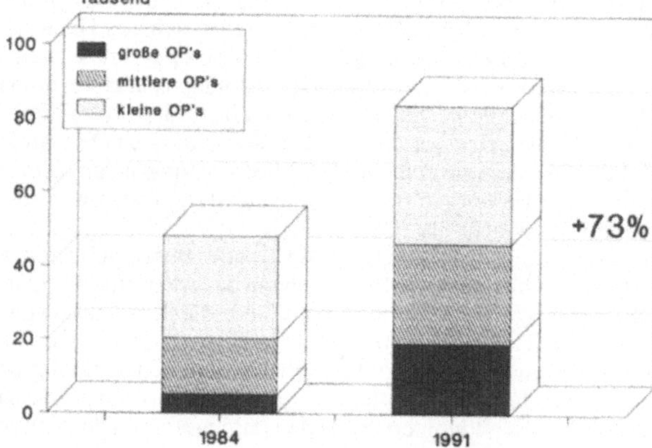

Abb. 2. Entwicklung der Operationszahlen an den kommunalen und konfessionellen Hautkliniken der alten Bundesländer (20 Kliniken)

und maligner Neubildungen des Hautorgans, der Eliminierung von Fehlbildungen, von narbigen und entzündlichen sowie von postinflammatorischen Zuständen des Integuments. Komplettiert wird das operative Repertoire des Hautarztes durch die operative Phlebologie und Proktologie sowie die ästhetische Dermatochirurgie.

Aktueller Stand der operativen Dermatologie

Den herausragenden Stellenwert des operativen Bereichs für das Berufsbild des Dermatologen verdeutlicht die Operationsfrequenz in den deutschsprachigen Hautkliniken und bei den in eigener Praxis tätigen deutschen Dermatologen, sowie deren Steigerung während der letzten Jahre. Unsere im Auftrag der Deutschen Dermatologischen Gesellschaft durchgeführte Erhebung an den Hautkliniken Deutschlands, Österreichs und der Schweiz, erbrachte für den Zeitraum von 1984 bis 1991 eine Zunahme aller operativen Eingriffe um nahezu 60% von etwa 170000 auf 270000, wobei sich die Anzahl der mittleren und großen chirurgischen Eingriffe nahezu verdop-

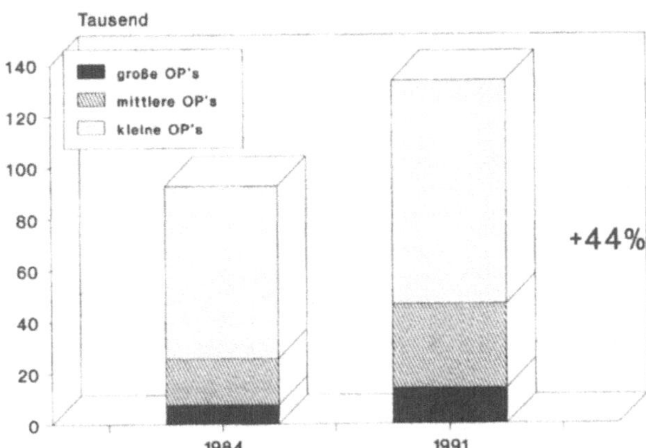

Abb. 3. Entwicklung der Operationszahlen an den Universitäts-Hautkliniken der alten Bundesländer (27 Kliniken)

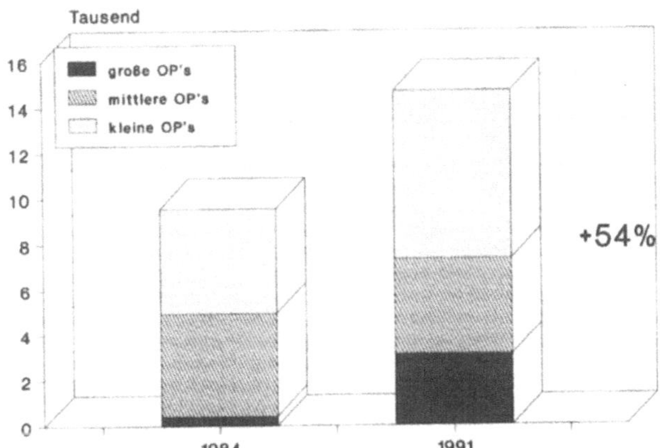

Abb. 4. Entwicklung der Operationszahlen an den kommunalen und konfessionellen Hautkliniken in Österreich (7 Kliniken)

pelte (Abb. 1). Besonders eindrucksvoll ist die Steigerung an den kommunalen und konfessionellen Hautkliniken Westdeutschlands mit 73% im Vergleich zu den Universitäts-Hautkliniken (Abb. 2 und 3). Eine weitgehend identische Entwicklung war an den dermatologischen Kliniken Österreichs und der Schweiz zu verzeichnen, allerdings bei einem deutlich niedrigerem Ausgangslevel (Abb. 4, 5, 6).

Diesem positiven Trend folgen auch die Zahlen bei den ambulanten Operationen in unserem Fachgebiet, wie aus den aktuellen Daten der deutschen Kassenärztlichen Bundesvereinigung ersichtlich ist. Während im ersten Halbjahr 1988 mehr als 1,6 Mio. Leistungen von den am Hautorgan operativ tätigen medizinischen Disziplinen bei der Chirurgie der Körperoberfläche erbracht wurden, waren es im ersten Halbjahr 1992 bereits mehr als 2 Mio. Auffallend ist dabei, daß die klassischen chirurgischen Teilgebiete einschließlich der plastischen Chirurgie daraus nur mit 29 bzw. 27% partizipieren, während die Dermatologen die Anzahl ihrer Leistungen von 44 auf 50% erhöhten (Abb. 7). Betrachtet man dabei speziell nur die plastisch-rekonstruktiven Eingriffe, so war in den ersten 6 Monaten 1992 eine Zunahme der Gesamtzahl dieser Leistungen gegenüber dem Vergleichszeitraum von 1988 um nahezu 90% auf mehr

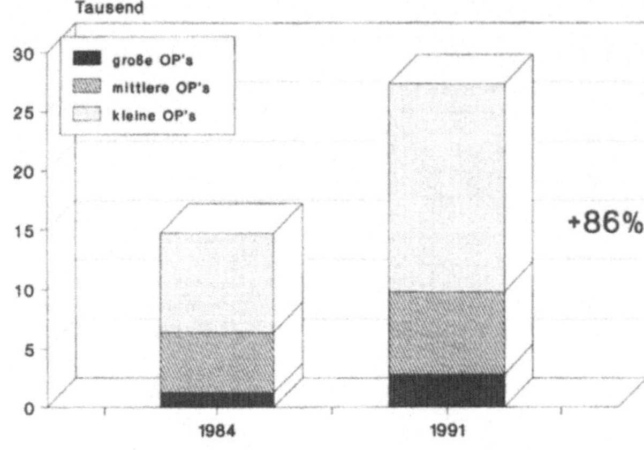

Abb. 5. Entwicklung der Operationszahlen an den Universitäts-Hautkliniken in Österreich (4 Kliniken)

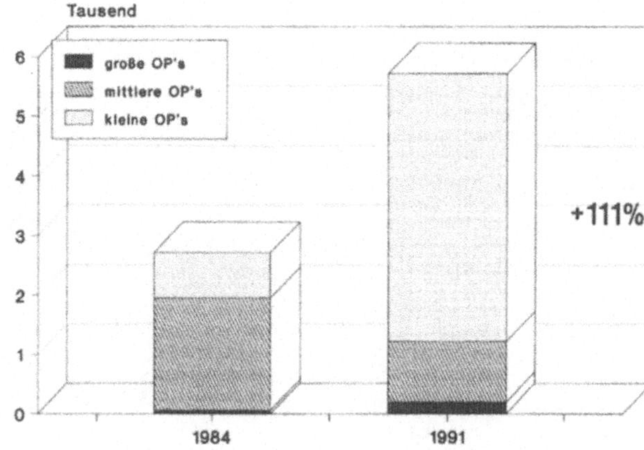

Abb. 6. Entwicklung der Operationszahlen an den Universitäts-Hautkliniken der Schweiz (3 Kliniken)

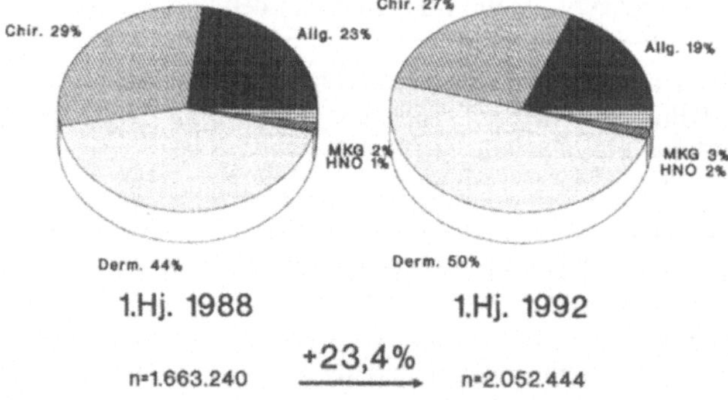

Abb. 7. Anzahl der durchgeführten Operationen „Exzision und Rekonstruktion" bei den in eigener Praxis tätigen Dermatologen, Chirurgen, Allgemeinmedizinern und praktischen Ärzten, Mund-Kiefer-Gesichts-Chirurgen und HNO-Ärzten entsprechend der Gebühren-Nr. (BMÄ-EGO): 2100-1; 2105-7, 2150-67, 2171-2, 2180, 2205-7, 2209-10, 2213, 2221, 1714. (Quelle: KBV Febr. 1993)

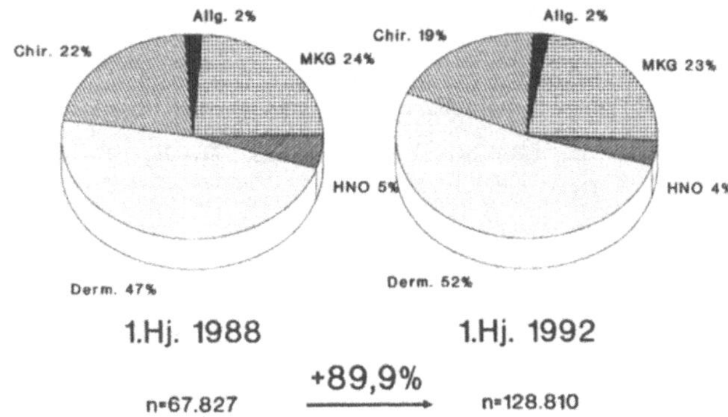

Abb. 8. Anzahl der durchgeführten plastisch-rekonstruktiven Eingriffe bei den in eigener Praxis tätigen Dermatologen, Chirurgen, Allgemeinmedizinern und praktischen Ärzten, Mund-Kiefer-Gesichts-Chirurgen und HNO-Ärzten entsprechend der Gebühren-Nr. (BMÄ-EGO): 2150-62, 2165-67, 2171, 2172, 2180. (Quelle: KBV Febr. 1993)

als 128000 zu verzeichnen. Auch daran waren die Dermatologen im ersten Halbjahr 1988 zu 47% und im 1. Halbjahr 1992 zu 52% beteiligt. Bemerkenswert ist in diesem Zusammenhang die relativ hohe Beteiligung von 24 bzw. 23% an diesen Leistungen durch die zahlenmäßig kleine Facharztgruppe der Mund-Kiefer-Gesichts-Chirurgen und der wiederum erstaunlich geringe Anteil von 22 bzw. 19% durch die Vertreter der chirurgischen Gebiete und Teilgebiete (Abb. 8).

Diskussion

Unter den vom Dermatologen im Rahmen seiner operativen Tätigkeit zu vollziehenden Eingriffen sind jene bei benignen und malignen Neubildungen des Hautorgans von zentraler Bedeutung. Aufgrund der demographischen Entwicklung unserer Bevölkerung sowie deren veränderten Lebens- und Freizeitgewohnheiten, ist in Zukunft mit einer weiteren kontinuierlichen Zunahme insbesondere onkologischer Eingriffe zu rechnen. Damit verbunden ist logischerweise eine weiter wachsende Bedeutung der operativen Dermato-Therapie in den dermatologischen Kliniken und Praxen.

Vorwürfe an den operativ tätigen Dermatologen, wie Inkompetenz und mangelndes Grundlagenwissen in Bezug auf chirurgische Techniken sind heute überholt. Sie waren in der Vergangenheit möglicherweise Folge einer gewissen Vernachlässigung der chirurgischen Ausbildung an einzelnen dermatologischen Zentren. Unsere Erhebungen zeigen, daß dieses Defizit – wenn bestanden – zwischenzeitlich ausgeglichen sein dürfte.

Durch das entschiedene Eintreten unserer Fachvertreter für die operative Dermatologie und nicht zuletzt durch die Aktivitäten der „Vereinigung für operative und onkologische Dermatologie“ als anerkannte wissenschaftliche Plattform der Dermatochirurgie konnten Bestrebungen, diesen Bereich aus der Dermatologie auszugliedern, erfolgreich begegnet werden. Das zwischenzeitlich Erreichte kann aber nur bewahrt werden, wenn die operative Tätigkeit des Dermatologen in Klinik und Praxis kontinuierlich weiterentwickelt und erfolgreich praktiziert wird. Voraussetzung dafür ist eine institutionalisierte Qualitätskontrolle, der sich sämtliche, zur Weiterbildung ermächtigten dermatologischen Einrichtungen unterwerfen müssen. Für die Weiterbildung zum Hautarzt bedeutet dies die strikte Erfüllung eines anspruchsvollen operativen Leistungskatalogs, wie er z. B. in der Weiterbildungsordnung der deutschen Bundesärztekammer vorgegeben ist.

Literatur

Petres J, Rompel R (1994) Stellenwert der operativen Dermatologie in Klinik und Praxis. Hautarzt 45: 133–139

Ist-Zustand und Wünsche bezüglich der Ausbildung operativer Dermatologie – Eine Umfrage bei niedergelassenen Dermatologen

H. Breuninger

Zusammenfassung

Der Anteil operativer Tätigkeit innerhalb der Dermatologie steigt ständig an. Gleichzeitig haben sich die Anforderungen an die Qualität der Leistungen erhöht. Deshalb wurde eine Umfrage unter den niedergelassenen Dermatologen durchgeführt mit dem Ziel, erstens den Stand der Ausbildung zu erfassen und zweitens den Inhalt und Umfang eines Fortbildungsangebotes festzustellen, das den gestiegenen Ansprüchen an Quantität und Qualität genügen kann.

Die Umfrage bestätigte ohne Zweifel eine Zunahme des Leistungsspektrums der operativen Dermatologie innerhalb dermatologischer Praxen bei jüngeren Jahrgängen. Unzweifelhaft sind jedoch auch immer noch Lücken in der Ausbildung vorhanden, die in einem hohen Maße zu einer autodidaktischen Vorgehensweise zwingt. Da es nicht möglich ist, alle notwendigen Fertigkeiten in Kursen zu lernen, muß also die Ausbildung an den Kliniken und Lehrkrankenhäusern im OP-Bereich dringlich auf eine breitere Basis gestellt werden, damit mehr selbständiges Operieren unter erfahrener Anleitung möglich wird. Um diesem Leistungsanspruch gerecht zu werden, bedarf es in der Zukunft noch großer Anstrengungen.

Einleitung

Der Anteil operativer Tätigkeit innerhalb der Dermatologie steigt ständig an. Dies ist Folge eines veränderten Spektrums, sowohl qualitativ als auch quantitativ. So ist z. B. in den letzten Jahren zu den traditionellen Krankheitsbildern die operative Sanierung am superfiziellen Venensystem des Beines verstärkt hinzugekommen. Auf der anderen Seite werden mehr und mehr dermatologische Krankheitsbilder operativ saniert, die früher traditionell auch mit anderen Methoden, z. B. strahlentherapeutisch, angegangen wurden. Gleichzeitig findet eine weiter zunehmende Erhöhung der Inzidenz z. B. maligner Hauttumoren statt.

Zur rein zahlenmäßigen Zunahme operativer Tätigkeit haben sich die Anforderungen an die Qualität der Leistungen erhöht. So steigen die Ansprüche sowohl hinsichtlich eines dauerhaften Ergebnisses als auch hinsichtlich des kosmetischen Resultates.

Die Vereinigung für operative und onkologische Dermatologie (VOD) hat sich in diesem dynamischen Prozeß als aktiver Motor erwiesen. Die jährlichen Tagungen bildeten dabei Kristallisationspunkte für Erfahrungsaustausch und Fortschritt. Trotz dieser positiven Entwicklung haben in den letzten Jahren die Kliniken mit guter, auf langjähriger Erfahrung beruhender operativer Ausbildung nicht im erforderlichen Maße zugenommen. Der Autor hat deshalb im Namen der VOD eine Umfrage unter den niedergelassenen Dermatologen durchgeführt mit dem Ziel, erstens den Stand der Ausbildung

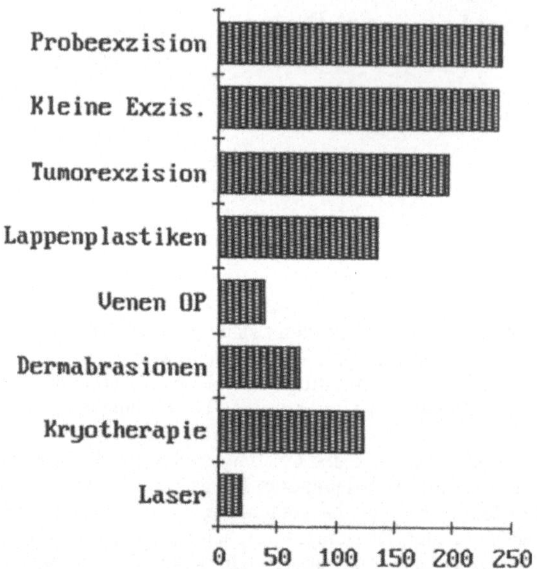

Abb. 1. Durchgeführte Eingriffe

zu erfassen und zweitens den Inhalt und Umfang eines Fortbildungsangebotes festzustellen, das den gestiegenen Ansprüchen an Quantität und Qualität genügen kann.

Fragebogen

Gefragt wurde nach dem Jahr der Facharztanerkennung, nach dem operativen Leistungsspektrum (s. Abb. 1) und dem Zeitrahmen, den dieses in Anspruch nimmt. Weitere Fragen bezogen sich auf die Einschätzung der eigenen Ausbildung in operativer Dermatologie. Ein dritter Fragenbereich betraf dann die Wünsche an eine effiziente Weiterbildung und die zukünftige Facharztausbildung (s. Abb. 2).

Auswertung

Die Auswertung betrifft 250 eingegangene Fragebögen. Dabei handelt es sich um eine zufällige Auswahl, jedoch nicht um eine repräsentative Umfrage. Die Verteilung zwischen Ost und West entsprach dem Bevölkerungsanteil.

Zunächst wurden ausgewertet das Leistungsspektrum im operativen Bereich (s. Abb. 1) und der Zeitrahmen pro Woche, den die operative Tätigkeit einnimmt. Diese Daten wurden in Beziehung zum Jahr der Facharztanerkennung gesetzt. Es zeigte sich ein deutlicher Trend zur Leistungsausweitung, sowohl was den Umfang der Leistungen angeht, als auch der dafür aufgewendeten Zeit, je kürzer die Facharztanerkennung zurücklag.

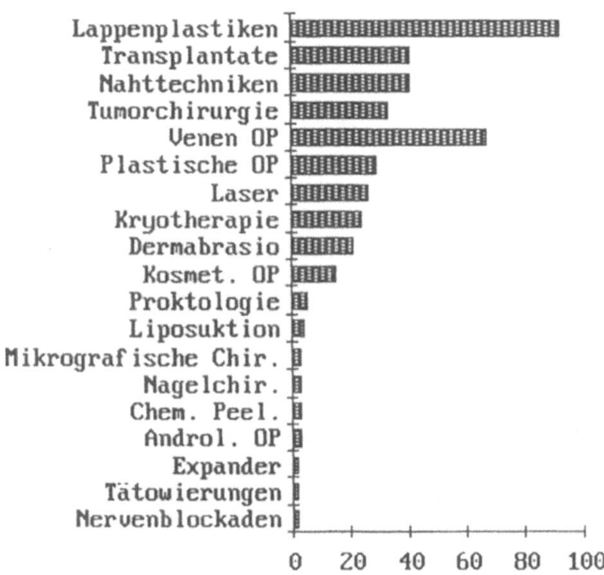

Abb. 2. Wünsche für die Ausbildung

Der 2. Fragenkomplex betraf die Einschätzung der eigenen Ausbildung. Die Auswertung zeigte, daß 22% aller Kollegen mit ihrer operativen Ausbildung deutlich unzufrieden waren, 29% empfanden die Ausbildung als ausreichend und 49% bewerteten sie mit gut. Allerdings gaben über 60% aller Kollegen an, teilweise autodidaktisch ihre Kenntnisse und Fertigkeiten auf dem operativen Gebiet erworben zu haben. Wenn man diese Ergebnisse nach dem Facharztjahr schichtet, zeigt sich sowohl eine Tendenz zur besseren Bewertung bei den jüngeren Jahrgängen als auch ein leicht sinkender Anteil der autodidaktisch erworbenen Fähigkeiten (von 68% auf 59%).

Der letzte Fragenkomplex beschäftigte sich einerseits mit den Wünschen an eine Weiterbildung in operativer Dermatologie und zum anderen mit Vorstellungen für eine zukünftige Facharztausbildung. Die Auswertung ergab, daß im Rahmen der Weiterbildung die Übungskurse mit 67% aller Angaben ganz hoch im Kurs standen, gefolgt von Hospitationen (52%). Vorträge waren mit 21% weit weniger wichtig.

Abbildung 2 zeigt, aufgelistet nach der Häufigkeit, die Themenbereiche, die für die Ausbildung bzw. Weiterbildung genannt wurden. Ein erster großer Komplex ist die Tumorchirurgie mit Lappenplastikentransplantaten und Nahttechniken, gefolgt vom Wunsch nach mehr Ausbildung in operativen Eingriffen am Venensystem. Erst dann folgen Wünsche nach plastischen Operationen, Lasertherapie, Kryotherapie, Dermabrasio und kosmetischen Operationen (s. Abb. 2). In der Wunschliste zur Facharztausbildung steht die Anleitung mit 77% obenan, gefolgt von dem Wunsch nach selbständigem Operieren in der Ausbildung mit 63%. Die Erweiterung der Lehre halten 19% der Kollegen für wünschenswert.

Diskussion

Ohne Zweifel bestätigt die Umfrage die Zunahme des Leistungsspektrums der operativen Dermatologie innerhalb dermatologischer Praxen sowohl qualitativ als auch quantitativ bei jüngeren Jahrgängen. Unzweifelhaft sind jedoch auch immer noch Lücken in der Ausbildung vorhanden, die in einem hohen Maße noch zu einer autodidaktischen Vorgehensweise zwingen. Das machen insbesondere die Wünsche an die Weiterbildung und Ausbildung deutlich, betreffend langjähriger ausgereifter Techniken wie Lappenplastiken-Transplantate, Nahttechniken im Rahmen plastisch-chirurgischer Vorgehensweise. Keiner wird behaupten können, daß es diese Techniken während der Ausbildung noch nicht gegeben hätte. Hier besteht also ein besonderer Nachholbedarf für die Ausbildungsstätten. Die genannten Techniken lassen sich, wie die Erfahrung zeigt, allerdings auch in individuellen Übungskursen an Übungsmaterial in Grundzügen erlernen.

Die VOD hat erstmals bei der 15. Tagung in Köln 1992 solche Übungskurse fest ins Programm aufgenommen, um dem deutlichen Wunsch nach mehr praktischer Ausbildung Rechnung zu tragen. Dabei sind auch Kenntnisse moderner Tumorchirurgie von großer Bedeutung. Andere neue Techniken, wie z.B. Lasertherapie, die selbstverständlich für Kollegen mit abgeschlossener Facharztausbildung nur im Rahmen einer Fortbildung erlernt werden können, fallen demgegenüber zahlenmäßig auf der Wunschliste nicht so sehr ins Gewicht. Aber auch die meisten dieser Neuerungen sind auf Fortbildungskursen erlernbar.

Anders ist dies bei Eingriffen am Venensystem. Bezüglich dieser Eingriffe fällt eine besonders große Diskrepanz auf zwischen dem Anteil der durchgeführten Eingriffe in der Praxis und dem Wunsch nach Weiterbildung bzw. Ausbildung. Dies ist erklärbar durch das in den letzten Jahren zunehmende Interesse an phlebologischen Fragestellungen innerhalb der Dermatologie auch in Zusammenhang mit fest etablierten operativen Therapiestandards. Gerade auf dem Gebiet der Venenchirurgie können aber Versäumnisse der Facharztausbildung nicht unbedingt im Rahmen einer Weiterbildung ausgeglichen werden, da hier wegen des höheren Gefährdungspotenzials die Einübung operativer Techniken mit Anleitung eines erfahrenen Operateurs nicht zu ersetzen ist.

Schlußfolgerung

Es ist nicht möglich, alle notwendigen Fertigkeiten in Kursen zu lernen. Die Ausbildung an den Kliniken und Lehrkrankenhäusern im OP-Bereich muß also dringlich auf eine breitere Basis gestellt werden, damit mehr selbständiges Operieren unter erfahrener Anleitung möglich wird. Vorgaben für diese Ausbildung gibt der neu erstellte OP-Katalog, der innerhalb der Facharztausbildung abgeleistet werden muß. Um diesem Leistungsanspruch gerecht zu werden, bedarf es in der Zukunft noch großer Anstrengungen.

Was gibt es Neues in der operativen und onkologischen Dermatologie?

Tumeszenzanästhesieverfahren in der Dermatochirurgie*

G. SATTLER, K. MÖSSLER und M. HAGEDORN

Zusammenfassung

Der Einsatz der Tumeszenzanästhesie erlaubt in der Dermatologie die Durchführung ausgedehnter Eingriffe unter Verwendung geringer Mengen von Lokalanästhetika. Gleichzeitig verringert sich das Risiko narkosebedingter sowie intra- und postoperativer Komplikationen wie Blutung, Hämatombildung und Wundinfektion. Hierbei sind Lokalanästhetika in Konzentrationen von 0,05% bis 0,08% ausreichend. Dermatochirurgische Eingriffe in Tumeszenzanästhesie verlaufen schmerzarm bzw. schmerzfrei, sie sind ambulant durchführbar und leisten darüberhinaus einen nicht unerheblichen Beitrag zur Kostendämpfung.

Einleitung

Der Einsatz der Tumeszenztechnik ermöglicht die Durchführung ausgedehnter operativer Eingriffe unter ambulanten Bedingungen. Tumescere, lateinisch, heißt aufblasen, aufdehnen. Hierbei wird eine geringe Dosis eines Lokalanästhetikums in großen Mengen physiologischer Kochsalzlösung verabreicht. Da Lokalanästhetika lipophil sind, ist es möglich, große Bezirke fettreichen Gewebes nachhaltig und komplett zu analgesieren. Die von uns verwendete Rezeptur enthält Lidocain, Suprarenin, Natriumbikarbonat, Triamcinolonacetonid (fakultativ) und physiologische Kochsalzlösung. In Tabelle 1 werden die entsprechenden Mengen und Konzentrationen, wie sie von uns verwendet werden, angegeben. Die Nebenwirkungen einer Lidocainintoxikation in Abhängigkeit vom Serumspiegel werden in Tabelle 2 beschrieben [1, 2].

Tabelle 1. Rezepturbeispiel für eine Tumeszenzlokalanästhesielösung

Bestandteil	Menge
Lidocain %	80 ml
Suprarenin	1 ml
Natriumbikarbonat 8,4%	50 ml
Triamcinolonacetonid (10 mg)	1 ml
NaCl 0,9%	1000 ml
Tumeszenz-LA 0,071%	1132 ml

* Vorgetragen im Rahmen der 16. Jahrestagung der Vereinigung für Operative und Onkologische Dermatologie, Berlin, 21. bis 23. Mai 1993

Tabelle 2. Tumeszenzlokalanästhesie: Plasma-Lidocainspiegel und Toxizität. (Nach [1, 2])

Plasmaspiegel	Klinische Symptomatik
3–6 μg/ml	Subjektive Symptome
5–9 μg/ml	Objektive Symptome
8–12 μg/ml	Zerebrale Krampfanfälle, Herz-Kreislauf-Störungen
12 μg/ml	Koma
20 μg/ml	Atemstillstand
26 μg/ml	Herzstillstand

Toxikologische Überlegungen bei der Verwendung von Lidocain

Die vom Hersteller angegebene Höchstdosis für Lidocain beträgt 7 mg/kg Körpergewicht und sollte 500 mg als Gesamtdosis nicht überschreiten. Diese Empfehlung geht auf das Jahr 1948 zurück, als Lidocain erstmals zugelassen wurde. Damals wurde angenommen, daß die sichere Maximaldosis für Lidocain sehr wahrscheinlich die gleiche ist wie für Procain. Diesbezüglich wurden jedoch keine Studien durchgeführt.

Den Untersuchungen von Jeff Klein ist es zu verdanken, daß es zu einer Klärung dieser Problematik kam [1, 2]. Er konnte zeigen, daß nach langsamer Applikation einer verdünnten Lidocainformulierung in gering vaskularisiertes Gewebe nur ein unwesentlicher Anstieg des Plasma-Lidocainspiegels zu beobachten war [2]. Bei einem 75 kg schweren Patienten wurde eine Tumeszenzlösung von 35 mg Lidocain/kg KG subkutan injiziert und stündlich der Plasma-Lidocainspiegel ermittelt. Der Höchstwert von 2,39 μg Lidocain/ml wurde nach 14 h gemessen. 3 Wochen später erfolgte bei demselben Patienten eine vergleichbare Tumeszenzlokalanästhesie mit anschließender Fettabsaugung. Nach 11 h zeigte sich ein maximaler Lidocain-Plasmaspiegel von 1,87 μg/ml; beide Werte lagen deutlich unterhalb der Toxizitätsgrenze von 5 μg/ml [2]. Zu bemerken ist, daß Jeff Klein die vom Hersteller empfohlene Höchstdosis um mehr als das 5fache überschritten hatte.

Die verzögerte Resorption von Lidocain erklärt sich durch die Zugabe des Vasokonstriktors in Verbindung mit der langsam durchgeführten Infiltration [1, 2]. Infolge der lipophilen Eigenschaften von Lidocain kommt es zu einer längeren Verweildauer im subkutanen Fettgewebe [1, 2]. Mittlerweile wurden weltweit über 10000 operative Eingriffe, zumeist Fettabsaugungen, in Tumeszenztechnik durchgeführt, und es wurde nie über eine Komplikation im Zusammenhang mit dieser Lokalanästhesie berichtet.

Die Bedeutung von Natriumbikarbonat bei der Lokalanästhesie

Ursprünglich wurde im Rahmen der Lokalanästhesie Natriumbikarbonat zur Anhebung des pH-Wertes des sauren Lidocains verwendet, um das bekannte unangenehme Brennen bei der Injektion zu vermeiden oder zu vermindern [6, 7].

Lokalanästhetika zeichnen sich darüberhinaus in geringem Maße durch lokalbakteriologische Eigenschaften aus [3, 4, 5], die durch die Zugabe von Natriumbikarbonat (8,4%) verstärkt werden [6, 7]. Thompson untersuchte das Wachstumsverhalten von 6 Bakterienstämmen unter dem Einfluß von Lidocain, Lidocain mit Epinephrin bzw. einer Lidocain-Natriumbikarbonatmischung [8]. Gegenüber der einfachen Lidocain-Applikation zeigte sich bei Kombination mit Natriumbikarbonat eine konzentrationsabhängig verminderte Überlebenszeit bzw. eine quantitative Reduktion aller untersuchten Bakterienstämme um mehr als 99% [8].

Methode

Die Lokalanästhesielösung wird manuell mittels Pump-Saug-Spritze oder elektrisch mit einer Pumpe unter Verwendung eines Infusionssystems in das subkutane Fettgewebe injiziert, bis das Gewebe prall infiltriert ist. Nach einer Ruhe- und Einwirkzeit von 5–10 min kann mit dem operativen Eingriff begonnen werden. Es ist zu beachten, daß die Inzisionslinien mit einer handelsüblichen Lokalanästhesielösung, der ebenfalls Natriumbikarbonat beigefügt werden kann, analgesiert werden.

Diskussion

Durch die subkutane Applikation von größeren Flüssigkeitsmengen werden anatomisch definierte Gewebeschichten bereits präoperativ separiert bzw. ihre intraoperative Präparation erleichtert. Dieser Umstand kommt vor allem bei fasziennahen Eingriffen und Operationen im Gesichts-Halsbereich zum Tragen. Bei Spalthautentnahmen und der Dermabrasion unterstützt das pralle Hautödem die Spannung der Haut, so daß diese Eingriffe erleichtert durchzuführen sind.

Bei großen Tumorexzisionen mit den notwendigen plastischen Rekonstruktionen am Stamm oder Gesicht und bei phlebochirurgischen Eingriffen wie der Stripping-Operation der Stammvenen, der Exhairese der varikösen Seitenäste und der paratibialen Fasziotomie kann mit Hilfe der Tumeszenzlokalanästhesie eine Allgemeinnarkose in vielen Fällen umgangen werden.

Domäne der Tumeszenzlokalanästhesie ist bis heute das Fettgewebskompartiment. Insbesondere die Fettabsaugung wird hierdurch technisch vereinfacht, auffallend risikoarm, und das kosmetische Resultat ist nicht nur objektiv besser sondern kann bereits präoperativ leichter eingeschätzt werden. Auch Lipome lassen sich rasch mobilisieren, selbst wenn sie von größerem Ausmaß und gekammert sind.

Die wesentlichen Vorteile der Methode bestehen einerseits in der großzügigen Analgesie bei einer geringen Gesamtmenge des verwendeten Lokalanästhetikums und andererseits in dem ausgeprägten antibakteriellen Effekt, der durch den Zusatz von Natriumbikarbonat erreicht wird. Daneben überraschen die schmerzfreie Applikation der Lösung, die durch die pralle Infiltration hervorgerufene Separation von anatomischen Gewebeschichten und die deutlich geringere Ausbildung von postoperativen Hämatomen durch den Einsatz großer Mengen physiologischer Kochsalzlösung. Auf der anderen Seite können die anfänglich bestehenden veränderten Gewebeverhältnisse auch als nachteilig angesehen werden, des weiteren kommt es postoperativ zu einer kurzfristigen Zunahme der Exsudation aus den primär verschlossenen Operationswunden, auf welche der Patient vorbereitet werden sollte. Der zunächst höher erscheinende zeitliche Aufwand und der größere Materialeinsatz relativieren sich, wenn man berücksichtigt, daß einmal zubereitete Tumeszenzlösungen für mehrere operative Eingriffe verwendet werden können.

Im Hinblick auf das ambulante Operieren in der Dermatochirurgie ermöglicht die Tumeszenzlokalanästhesie bei großen Eingriffen den Verzicht auf eine Allgemeinnarkose mit ihren bekannten Risiken, so daß letztendlich ein breites Spektrum dermatochirurgischer Eingriffe ambulant durchgeführt werden kann.

Literatur

1. Klein JA (1990) Tumescent technique for regional anesthesia permits lidocaine doses of 35 mg/kg for liposuction. J Dermatol Surg Oncol 16:248–263
2. Klein JA (1992) Tumescent technique for local anesthesia improves safety in large volume liposuction. 8th Annual Meeting of the American Academy of Cosmetic Surgery, 14.2.1992, Los Angeles
3. Murphy JT, Allen HF, Mangiaracine AB (1955) Preparation, sterilization and preservation of ophtalmic solutions. Arch Ophtal 53:63–78
4. Ravin CE, Latimer JM, Matsen JM (1977)) In vitro effects of lidocaine on anaerobic respiratory pathogens and strains of Hemophilus influenzae. Chest 72:439–441
5. Schmidt RM, Rosenkranz HS (1970) Antimicrobial activity of local anesthetics: lidocaine and procaine. J Invect Dis 121:597–607
6. Stewart JH, Cole GW, Klein JA (1989) Neutralized lidocaine with epinephrine for local anesthesia. J Dermatol Surg Oncol 15:1081–1083
7. Stewart JH, Chinn SE, Cole GW, Klein JA (1990) Neutralized lidocaine with epinephrine for local anesthesia-II. J Dermatol Surg Oncol 16:842–845
8. Thompson KD, Welykyj S, Massa MC (1993) Antibacterial activity of lidocaine in combination with a bicarbonate buffer. J Dermatol Surg Oncol 19:216–220

Klinische Anwendung mittels Tiefkühlung konservierter Haut-Autotransplantate

C. BERTÉNYI und J. HUNYADI

Zusammenfassung

Die Verfasser wenden zur zweizeitigen Defektdeckung tiefgekühlte konservierte Spalthauttransplantate an. Es konnte histologisch bewiesen werden, daß die bei –70°C gelagerten Spalthauttransplantate keine biologischen Wundverbände, sondern körpereigene Haut sind.

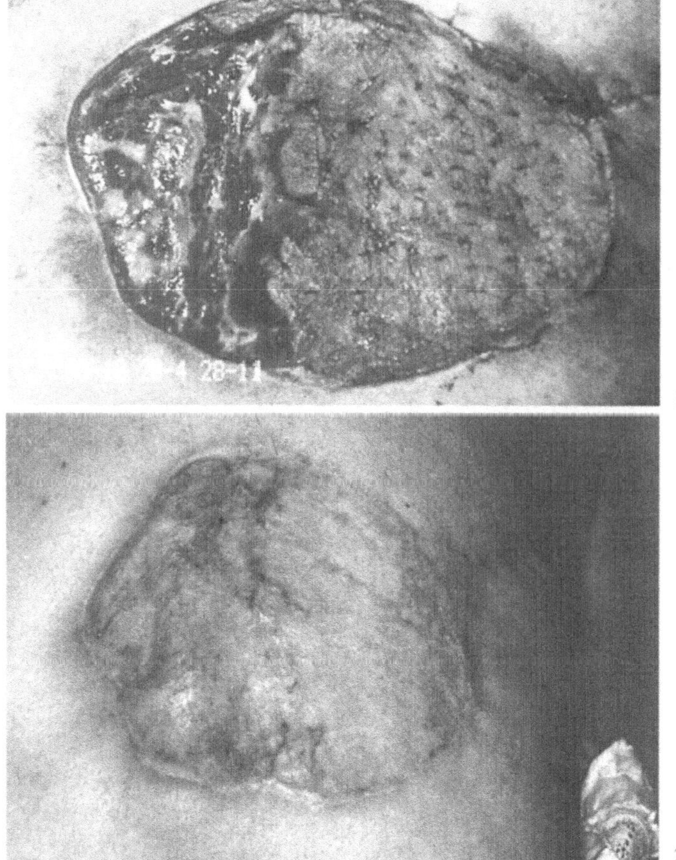

Abb. 1. Auflegen des Transplantates

Abb. 2. Transplantat nach der Einheilung

Die Defektdeckung verschiedener Art wird in Deutschland häufig zweizeitig durchgeführt [3]. Petres (pers. Mitteilung) wendet bei der Primärexstirpation von Melanomen Cutinova an, um eine ausreichende Granulation hervorzurufen. Da das Verfahren ästhetische Vorteile bietet, bedeutet es allerdings zwei Operationen, da die definitive Deckung einige Wochen später erfolgt. Obgleich wir möglichst für eine Sofortdeckung sind, gibt es aber häufig damit Schwierigkeiten am Rumpf. Die ungünstigste Region für eine Soforttransplantation ist die Wirbelsäulenregion zwischen den Schulterblättern. Der Wunsch, Exstirpation und Spalthauttransplantationen in einer Sitzung durchzuführen, entstand bei solchen Melanomfällen, die sich an einem Ort finden, der für eine erfolgreiche Sofortdeckung eine geringe Chance bietet.

Eine Kurzkonservierung von Hauttransplantaten [1, 2, 6] ist bekannt. Zwei bis drei Wochen ist Spalthauttransplantat bei 4° C im vitalen Zustand haltbar. Bei einem

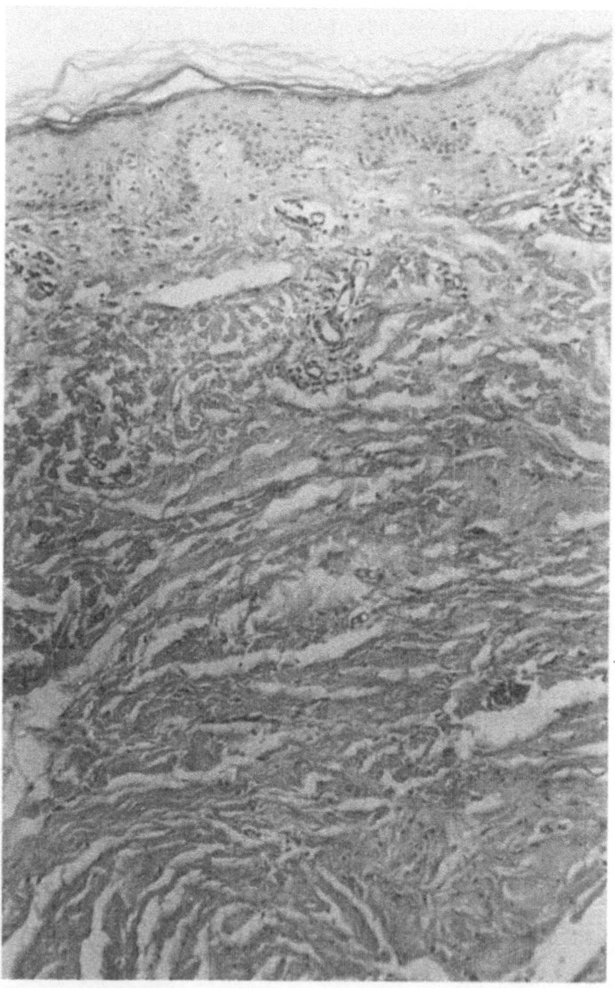

Abb. 3. Histologisches Bild des Transplantates

Riesentierfellnävus ergab sich die Notwendigkeit, die Spalthauttransplantate für den späteren Gebrauch tiefgekühlt aufzubewahren. Diese Transplantate wurden sechs Wochen später verwendet. Im Schrifttum wurde über ähnliche Versuche berichtet [4, 5]. Entscheidend war die Ausarbeitung spezieller Konservierungsverfahren: Einweichen des Spalthauttransplantates 120 min in einem 15% glyzerinenthaltenden AV-Puffer, (8 g NaCl, 0,4 g KCl, 1 g Dextrose, 0,58 g $NaHCO_3$, 0,5 g Trypsin, 0,2 g Na_2 EDTA, in 1000 ml destilliertem Wasser). Lagerung im Tiefkühlschrank bei −70° C. Vor Anwendung: Inkubation 30 min im AV-Puffer, der zusätzlich 10% Serum (AB Rh+) enthält. Das so vorbereitete Transplantat wird bei Bedarf als Mesh-graft-Transplantat verwendet (Abb. 1). Das Auflegen des Transplantates ist einfach und schmerzfrei. Deshalb wird keine Lokalanästhesie benötigt. In relativ kurzer Zeit kam es zur Anheilung bei komplikationslosem postoperativen Verlauf (Abb. 2). Die histologische Kontrolle zeigte eine vollständige und vollwertige Epitheldecke (Abb. 3). Bei der Verwendung tiefgekühlter konservierter Spalthauttransplantate zur Defektdeckung handelt es sich somit nicht um eine Form des biologischen Wundverbandes sondern um eine autologe Hauttransplantation mit Ausbildung einer körpereigenen Hautbedeckung.

Literatur

1. Brown JB, Fryer MP, Zaydon TJ (1955) A skin bank for postmortem homografts. Surg Gynecol Obstet 101:401–412
2. Brown JB, Mc Dowel F (1958) Skin grafting, 3rd edn. Lippincott, Philadelphia
3. Kaufmann R, Landes E (1987) Dermatologische Operationen. Farbatlas und Lehrbuch der Hautchirurgie. Thieme, New York
4. Lehr HB, Berggren RB, Summers AL, Lotke PA (1964) Freezing and thawing of large organs. Cryobiology 1:150
5. Perry VP (1966) A review of skin preservation. Cryobiology 3:109
6. Rudolph R, Fischer JC, Ninnemann JL (1979) Skin grafting. Little Brown, Boston

Keratinozytentransplantation nach Dermabrasion bei therapierefraktärer Akne

H. Winter, K. Böhm und N. Sonnichsen

Zusammenfassung

Trotz beachtlicher Fortschritte auf dem Gebiet der topischen und systemischen Aknetherapie gehören auch noch heute operative Eingriffe in unterschiedlichen Stadien der Erkrankung zum Aufgabenspektrum der Dermatochirurgie. Schon frühzeitig finden sich Hinweise im Schrifttum, die narbigen Folgezustände („ausgebrannte" Akne) mittels Dermabrasion zu behandeln. Demgegenüber wird die Schleifbehandlung bei erheblicher Restaktivität, besonders bei therapierefraktären floriden Akneformen, wegen der theoretisch möglichen Gefahr einer bakteriellen Kontamination allgemein nicht empfohlen. Die bisherigen Ergebnisse nach Schleifbehandlung sind bei kritischer Wertung nicht immer befriedigend. Seit 1989 wurde deshalb ein neuartiges operatives Therapiekonzept erprobt. Nach tiefreichender Dermabrasion wurde zusätzlich eine autologe Keratinozyten-Zellsuspension auf die frischen Wundflächen aufgetragen. Bisher wurden insgesamt 20 Patienten mit floriden Akneformen behandelt. Bereits 3–5 Tage nach der Operation war die Epithelisierung der Wundflächen abgeschlossen. Wundinfektionen wurden nicht beobachtet. Hauptgründe für die komplikationslose Abheilung florider Akneformen dürften nicht nur in einer besonders schnellen Epithelisierung ohne Narbenbildung trotz tiefreichender Dermabrasion zu suchen sein, sondern auch auf eine mögliche Mediatorenfunktion der transplantierten Keratinozyten bei bekannter Donordominanz beruhen.

Einleitung

Die Acne vulgaris mit ihren unterschiedlichen klinischen Erscheinungsformen zählt zu den häufigsten dermatologischen Krankheitsbildern [3, 4, 7, 13, 14]. Nach einer Infratest-Umfrage haben 93% der Bundesbürger im Laufe ihres Lebens mindestens einmal Akneprobleme gehabt. Die Ätiopathogenese der Erkrankung ist multifaktoriell und bestimmte kausale Zusammenhänge sind noch immer nicht vollständig geklärt. Trotz beachtlicher Fortschritte auf dem Gebiet der topischen und systemischen Aknetherapie gehören auch noch heute operative Eingriffe in unterschiedlichen Stadien der Erkrankung zum Aufgabenspektrum der Dermatochirurgie. Schon frühzeitig finden sich Hinweise im Schrifttum, die narbigen Folgezustände („ausgebrannte" Akne) mittels Dermabrasion zu behandeln [1, 2, 6, 8, 9, 10, 11]. Gegenwärtig zählen derartige Narbenbildungen zu den häufigsten Indikationen für eine Schleifbehandlung. Demgegenüber wird die Dermabrasion bei erheblicher Restaktivität, besonders aber bei therapierefraktären floriden Akneformen, wegen der theoretisch möglichen Gefahr einer bakteriellen Kontamination allgemein nicht empfohlen. Interessant sind in diesem Zusammenhang Berichte einiger Autoren, die auch im Entzündungsstadium der Erkrankung überraschend günstige Ergebnisse nach Dermabrasion erzielen konnten [1, 6, 9, 10, 12]. Friederich ist einer der wenigen Dermatologen, der sich in seinem 1992 erschienenen Buch „Praxis der Akne-Therapie“ eindeutig für die Durchführung planierender Operationen auch bei der floriden Acne vulgaris ausspricht [3]. Was durch konservative Therapieformen in Tagen bzw. Wochen erreicht wird, kann nach seiner Erfahrung durch eine regelrecht ausgeführte Dermabrasion in Minuten erzielt werden. Die Dermabrasion bei florider Akne führt nicht nur zu einer „nahezu“ kurativen Lösung der Problematik, sondern kann auch als eine „echte Prophylaxe der unvermeidbaren Gewebezerstörung“ angesehen werden.

Die Angaben im Schrifttum über die Erfolge nach alleiniger Schleifbehandlung können im wesentlichen bestätigt werden. Dennoch sind die Spätergebnisse bei kritischer Wertung nicht immer befriedigend. Nach einer längeren Phase der Besserung des Leidens sind die ästhetisch störenden und den Patienten psychisch stark belastenden Narbenbildungen wieder deutlicher sichtbar und erneut ist mit Aktivitätszeichen der Akne im Bereich der Dermabrasionsgebiete zu rechnen. Unser Bestreben war es deshalb, durch Erweiterung und Ergänzung der operativen Möglichkeiten die Behandlungsergebnisse nachhaltig zu verbessern.

Operatives Therapiekonzept

Unter Berücksichtigung der wenigen aber überzeugenden Ergebnisse nach Schleifbehandlung florider Akneformen im Schrifttum und ausgehend von eigenen Erfahrungen wurde seit 1989 an der Universitäts-Hautklinik der Charité in Berlin ein neuartiges operatives Therapiekonzept bei therapierefraktärer Akne erprobt.

Nach Dermabrasion der floriden Aknebezirke bis in die tieferen Schichten des Stratum papillare cutis in Allgemeinanästhesie und sorgfältiger Blutstillung mit POR-8 sowie mit Thrombinlösung getränkten Kompressen wird zusätzlich eine autologe Keratinozyten-Zellsuspension auf die frischen Wundflächen aufgetragen. Vor Beginn und nach Beendigung der Schleifbehandlung wird zur histologischen Sicherung der Diagnose bzw. zur exakten Beurteilung der Schleiftiefe eine Stanzbiopsie durchgeführt. Abschließend wird das gesamte Dermabrasionsgebiet mit Fibrinkleber (Tissucol Duo S) gleichmäßig „versiegelt“ (Sprayverfahren) und mit durchsichtiger Polyurethan-Klebefolie abgedeckt. Die Herstellung der erforderlichen Keratinozyten-Zellsuspension erfolgt nach einem standardisierten Spezialverfahren aus Spalthaut, die am Vortag in Lokalanästhesie von der Innenseite des linken Oberarms des Patienten mit dem Elektrodermatom in einer Dicke von 0,2–0,3 mm entnommen wird. Die Größe des Spalthauttransplantates richtet sich nach der Gesamtfläche des geplanten Dermabrasionsgebietes. In der Regel beträgt sie etwa $^{1}/_{10}$ der voraussichtlichen Dermabrasionsfläche. Die Spalthaut wird zunächst in Dulbecco-Puffer gespült und anschließend für 16 Stunden bei 4°C in einer Mischung von Dulbecco-Puffer mit 0,02% EDTA und 0,25% Trypsin inkubiert. Danach erfolgt die Trennung der Epidermis von der Dermis sowie die Gewinnung der Basalzellen durch vorsichtiges Abschaben mit dem Skalpell in einer Petrischale, in der sich 1–2 ml Dulbecco-Puffer mit 20% Eigenserum des Patienten befinden. Durch häufiges Pipettieren werden die Zellen vereinzelt. Die Vitalität der so gewonnenen Zellen, geprüft mit Trypanblau-Ausschlußtest, betrug bei allen Patienten mehr als 95%. Abschließend wird die Suspension auf eine Zellzahl von $5 \cdot 10^5$ Basalzellen/ml eingestellt und mit einer sterilen Spritze aufgezogen, die dann dem Operateur übergeben wird.

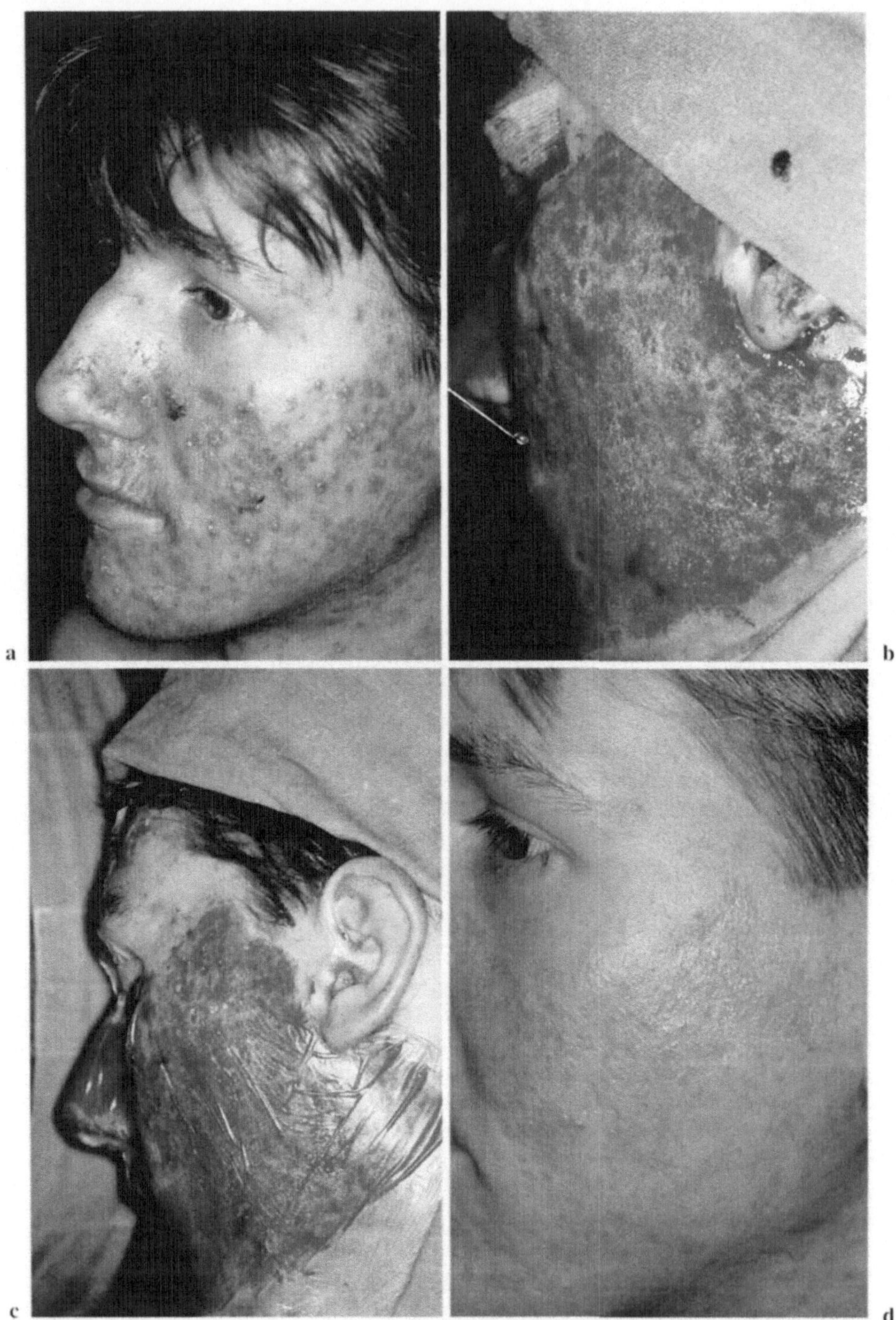

Abb. 1. **a** 20jähriger Patient mit therapierefraktärer florider Acne papulo-pustulosa. **b** Nach tiefreichender Dermabrasion Aufbringen einer autologen Keratinozytensuspension. **c** Abdecken des Operationsgebietes mit selbstklebender Polyurethanfolie. **d** Ergebnis 1 Jahr nach Dermabrasion mit Keratinozytentransplantation

Patienten

Seit 1989 wurden insgesamt 20 Patienten mit ausgeprägten Aktivitätszeichen einer Acne vulgaris nach diesem neuartigen operativen Therapiekonzept behandelt. Es handelte sich um 11 Männer und 9 Frauen im Alter zwischen 18 und 51 Jahren (Durchschnittsalter 26 Jahre). Dermabrasionen mit Keratinozytentransplantation wurden überwiegend im Gesichtsbereich (15 Patienten) durchgeführt. Bei 4 Patienten wurden derartige operative Eingriffe ausschließlich am Rücken vorgenommen und bei einem Patienten erfolgte die Behandlung sowohl am Rücken als auch im Gesicht. 10 Patienten wurden wegen schwerer narbiger Folgezustände mit erheblicher Restaktivität im Gesicht (6 Patienten) sowie am Rücken (4 Patienten) operativ behandelt. Ebenfalls 10 Patienten zeigten zum Zeitpunkt der operativen Behandlung therapierefraktäre floride Akneformen. Selbst durch intensive konservative Behandlungsbemühungen war bei diesen Patienten keine anhaltende Besserung des Leidens zu erzielen. 6 dieser Patienten boten das typische Bild der Acne papulo-pustulosa im Gesicht (Abb. 1 a–d); darunter ein Patient mit Lokalisation im Gesicht und am Rücken. 1 Patientin hatte eine Acne nodulo-cystica und bei 3 Patienten war eine Acne conglobata in unterschiedlich starker Ausprägung im Gesichtsbereich nachweisbar (Abb. 2 a und b).

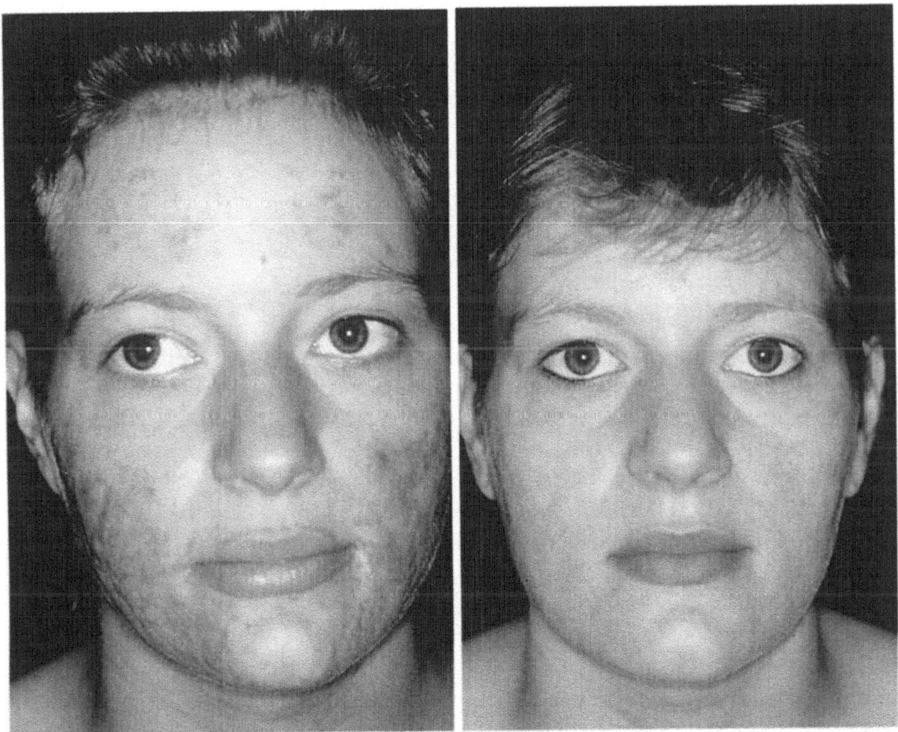

Abb. 2. a 21jährige Patientin mit therapierefraktärer floriden Acne conglobata. **b** Ergebnis 1 Jahr nach Dermabrasion mit Keratinozytentransplantation

Ergebnisse

Postoperativ kam es trotz der unvermeidbaren Kontamination der Wundflächen zu keiner Wundinfektion, selbst bei den Patienten mit stark entzündlichen Akneformen. Eine topische oder systemische Antibiotikaprophylaxe wurde nicht durchgeführt. Unter dem Folienverband klagte keiner der Patienten über postoperative Schmerzzustände. Bereits 3–5 Tage nach der Operation war die Epithelisierung der Wundflächen abgeschlossen. Die Polyurethan-Klebefolie wurde zwischen dem 5. und 7. postoperativen Tag entfernt. Insgesamt war der postoperative Verlauf bei allen Patienten ohne Komplikationen, und es kam in relativ kurzer Zeit zur vollständigen Abheilung.

Zur Nachbehandlung erhielten die Patienten weder topisch noch systemisch aknespezifische Therapeutika. Zur Hautpflege wurden lediglich indifferente Dermatika empfohlen. Um Pigmentunregelmäßigkeiten zu vermeiden, sollten, besonders in den lichtreichen Monaten des Jahres, Lichtschutzmittel mit hohem Lichtschutzfaktor für die Dauer von 3 Monaten verordnet werden. Zum Abdecken der rötlich erscheinenden frisch epithelisierten Dermabrasionsgebiete hat sich bei Frauen Aknefug-Emulsion N und bei Männern Aknefug-simplex bewährt.

Bei der Nachuntersuchung der Patienten – 1 bis 4 Jahre nach dem operativen Eingriff – wurden bei 4 Patienten geringfügige Zeichen von Restaktivität festgestellt, die durch konservative Behandlung erfolgreich behandelt werden konnten. 3 Patienten zeigten leichte Pigmentunregelmäßigkeiten und bei 2 Patienten wurden in den ersten postoperativen Monaten im Bereich der Dermabrasionsgebiete vereinzelt Milien gefunden. Das ästhetische Ergebnis konnte unter Berücksichtigung des Ausgangsbefundes bei 13 Patienten mit sehr gut bewertet werden und bei den restlichen 7 Patienten war eine deutliche Besserung erzielt worden. Alle Patienten waren mit dem Ergebnis der operativen Aknebehandlung zufrieden.

Diskussion

In Übereinstimmung mit Schnyder und Sheikh [10] sowie Friederich [3] stellen akute Akneformen keine Kontraindikation für eine Dermabrasion dar. Trotz der unvermeidbaren bakteriellen Kontamination kommt es nach Dermabrasion und Keratinozytentransplantation zu keiner Infektion im Bereich der großflächigen Wundgebiete. Das pathogene Potential der ortsständigen Mikroorganismen scheint relativ gering zu sein. Darüber hinaus unterstreichen eigene Beobachtungen die Hypothese, daß durch das Auftragen von lebenden Keratinozyten und durch eine schnelle Epithelisierung derartige Wundinfektionen wirksam verhindert werden können.

Bei Patienten mit therapierefraktären floriden Akneformen ist in relativ kurzer Zeit eine vollständige Abheilung nachweisbar. Nach Abtragung der oberflächlichen Hautschichten mittels Dermabrasion ist eine ungehinderte Entleerung der aufgestauten und infizierten Talgmassen durch die erweiterte Follikelmündung möglich. Darüber hinaus ist die drohende Gefahr einer Ruptur von geschlossenen Komedonen sowie die Ausbreitung entzündlicher Begleiterscheinungen gebannt. Gleichzeitig kann das Propionibacterium acnes mit den von ihm gebildeten Enzymen seine gefährliche biochemische Aktivität nicht mehr entfalten [3].

Durch die zusätzliche Keratinozytentransplantation nach Dermabrasion ergeben sich weitere Vorteile. Selbst bei Dermabrasion bis in die tieferen Schichten des Stratum papillare cutis kommt es zu einer relativ schnellen und komplikationslosen Epithelisierung ohne die sonst befürchtete zusätzliche Narbenbildung. Der Retentionsproliferationshyperkeratose des Follikelepithels im Bereich der infrainfundibulären Abschnitte sollte eine Schlüsselposition in der Ätiopathogenese der Akne zugeordnet werden. Durch die bei Anwendung dieser Methode mögliche tiefreichende Dermabrasion werden wesentliche Anteile des Infrainfundibulums abgeschliffen und somit der Follikelausgang entscheidend erweitert. Auch nach erfolgter Epithelisierung im Bereich des Infrainfundibulums unter Mitwirkung der transplantierten Keratinozyten ist ein längeranhaltender positiver Effekt auf die gestörten Verhornungsprozesse zu erwarten. Bisherige Beobachtungen, besonders die günstigen Spätergebnisse, sprechen dafür, daß die transplantierten Keratinozyten positive pathophysiologische Einflüsse auf den Krankheitsverlauf haben könnten. Der Keratinozyt ist nach neueren Erkenntissen eine pluripotente, immunologisch aktive Zelle [5, 15]. Neben seinen phagozytären Leistungen besitzt er die Fähigkeit zur Produktion und Sekretion unterschiedlicher Zytokine sowie die der Expression ausgewählter Oberflächenrezeptoren. Darüber hinaus werden vielseitige Wechselwirkungen zwischen den transplantierten Keratinozyten und dem dermalen Wundbett vermutet. So führen transplantierte epidermale Zellen zu einem stark gesteigerten Kollagenumbau im direkt angrenzenden dermalen Bindegewebe, wahrscheinlich eingeleitet durch Freisetzung von Kollagen oder eines entsprechenden kollagenolytischen Enzyms [15]. Ein anderer Aspekt ist die Bedeutung der Entnahmestelle. Die Entnahme der Spalthaut und damit der Keratinozyten erfolgt stets von der Innenseite der Oberarme, d.h. von einer Region, die nur extrem selten Akneerscheinungen zeigt. Bekanntlich bewahren transplantierte Epidermisanteile und somit auch die Keratinozyten ihre ursprünglichen und ortsständigen Eigenschaften, auch bei Transplantation in andere Körperregionen (Prinzip der Donordominanz). Hauptgründe für den Erfolg dieses neuartigen operativen Akne-Therapiekonzepts dürften deshalb nicht nur in einer relativ schnellen und komplikationslosen Epithelisierung der tiefreichenden Dermabrasionsgebiete ohne störende zusätzliche Narbenbildung zu suchen sein, sondern auf einer möglichen Mediatorenfunktion der transplantierten Keratinozyten bei evtl. vorhandener Donordominanz beruhen. Die Keratinozytentransplantation nach Dermabrasion bei therapierefraktären floriden Akneformen wäre somit eine erfolgversprechende kausale Behandlungsmethode.

Literatur

1. Blau S (1954) Dermabrasion of acne pit. Arch Derm Syph 70:754–766
2. Friederich HC (1977) Dermabrasion. In: Plewig G, Kligmann AM (eds) Acne Morphology and Treatment. Springer, Berlin Heidelberg New York
3. Friederich HC (1992) Praxis der Aknetherapie. Wissenschaftliche Verlagsgesellschaft, Stuttgart
4. Kammerer Ch (1993) Kombinierte Akne-Therapie-Ergebnisse einer dermatologischen Anwendungsbeobachtung. Hautnah Derm 6:585–589
5. Knopf B, Wollina U (1990) Der Keratinozyt – eine biologisch aktive Zelle. Derm Mon Schr 176:453–459
6. Kurtin (1953) Corrective surgical planing of skin. Arch Derm 68:389–397

7. Leyden JJ, Shalita RS (1986) Rational therapy for acne vulgaris. Br J Dermatol 108: 907–915
8. Mc Evitt WL (1950) Treatment of acne pits by abrasion with sandpaper. JAMA 162: 647–648
9. Olsson K (1959) Some experiences of dermabrasion. Acta Derm Venerol 39:421–427
10. Schnyder VW, Sheikh MM (1977) Dermabrasion des Gesichtes. Hautarzt 28:241–245
11. Schreus HTh (1950) Hochtouriges Schleifen der Haut. Z Haut Geschlkr 8:151–156
12. Schreus HTh (1956) Schleifen und Fräsen der Haut. Aesthet Med in Einzeldarstellungen, Bd 2. Hüthig, Heidelberg
13. Schulz H (1991) Akne, akneähnliche Erkrankungen und deren Therapie. Hautnah Derm 4:4–23
14. Winter H, Böhm K, Sönnichsen N (1992) Neue Aspekte der operativen Akne-Therapie. In: Neumann J-J (Hrsg) Möglichkeiten und Grenzen der ästhetisch-plastischen Gesichtschirurgie. Einhorn, Reinbeck, S 187–190
15. Zilka J, Rudolph R, Klein L (1973) Autoradiographic distribution of Collagen Loss in skin grafts. Anat Rec 177:377–382

Der umgedrehte Faszienlappen

B. MARI

Zusammenfassung

Nach dem Herausschneiden eines Strahlenulkus im distalen Drittel des Unterschenkels haben wir einen umgedrehten Faszienlappen in die Lücke gelegt, den wir mit einem freien Hauttransplantat bedeckt haben.

Eine der schwersten Aufgaben eines Dermatochirurgen ist das Ersetzen eines Hautdefektes des distalen Drittels des Unterschenkels. Ein noch größeres Kopfzerbrechen bedeutet es, wenn dieser Defekt durch Röntgenbestrahlung entstanden ist. Am Unterschenkel unserer 78jährigen Patientin ist infolge der Bestrahlung eines Basalioms auf der medialen Oberfläche des distalen Drittels ein 4 × 4 cm großes, tiefes Strahlenulkus entstanden, das allen konservativen Therapieverfahren getrotzt hat (Abb. 1). Beim Herausschneiden des Ulkus stellte sich heraus, daß als Ursache nicht nur die Bestrahlung in einer relativ geringen Dosis (5000 r)), sondern auch die unter dem Ulkus befindliche insuffiziente Cockett-Perforans eine Rolle gespielt hat (Abb. 2). Danach haben wir die Entstehung eines zur Aufnahme eines freien Transplantates geeigneten Granulationsgewebes erhofft (**Epigard**). Aber leider erfüllte sich diese Hoffnung auch nach 8 Wochen nicht. Von den Rändern her begann zwar eine geringe Granulationsgewebe- und Epidermisbildung, die Narbe in der Mitte aber hat sich nur verdickt. Eine erneute Operation wurde also notwendig. Von den bekannten operativen Verfahren erschien uns aber keines als zweckentsprechend: weder der lokale Lappen, noch der Fernlappen, noch der wandernde Rundstiellappen, noch das freie Transplantat. Die ausschließenden Gründe dafür: 1. Eine relativ alte und adipöse Patientin mit multiplen Risikofaktoren. Deshalb haben wir den lokalen fasziokutanen Lappen (aus anatomischen Gründen) auch wegen Platzmangel abgelehnt; 2. eine Radiodermatitis in der unmittelbaren Umgebung des Ulkus. Dieses schließt die Möglichkeit eines lokalen Lappens ebenfalls aus, da die Vitalität des Lappens unberechenbar ist; 3. das hohe Alter und Radiodermitis. Diese beiden Ursachen gemeinsam (aber auch einzeln) schließen die Möglichkeit eines gekreuzten fasziokutanen Unterschenkellappens ebenso aus, wie die eines wandernden Rundstiellappens sowie eines freien Lappens, da die Bedingungen zur Herstellung aller drei Lappen das junge Alter, bewegliche Gelenke und eine intakte lokale und allgemeine Durchblutung sind. Außerdem muß bei den ersten beiden Lappen früher oder später der Stiel durchgeschnitten werden, nachdem der Lappen die Blutversorgung von der Aufnahmestelle erhält, die durch die Strahlenbeschädigung lädiert ist. Das freie Transplantat ist wegen der Schädigung der örtlichen Durchblutung mit Radiodermatitis auch nicht in

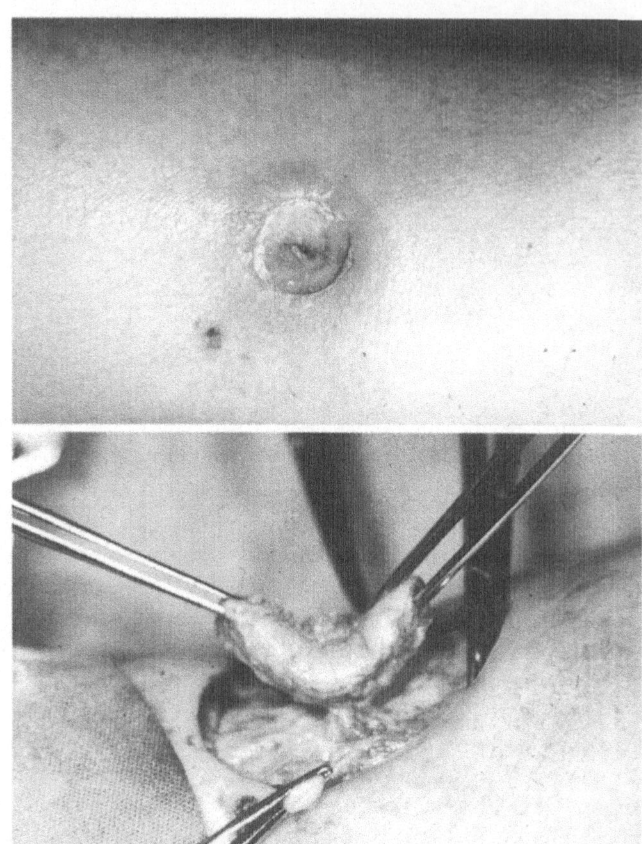
1
2

Abb. 1. Strahlenulkus am Unterschenkel

Abb. 2. Das herausgeschnittene Ulkus und die Cockett-Perforans

Frage gekommen. Die Aufgabe bestand darin, von Strahlenschädigungen freies Gewebe mit einer guten Blutversorgung und mit einem zu erhaltenden Stiel zu verlagern, was zur späteren Aufnahme eines freien Transplantates geeignet ist. Neben dem hohen Alter und der Adipositas gab es auch einen positiven Faktor. Die Patientin hatte nie geraucht, und so konnte man auf eine gute Mikrozirkulation hoffen. Die Idee der Bildung fasziokutaner Lappen kam von Pontén (1981). Ich bin von der Tatsache ausgegangen, daß ein durch die perforierenden Arterien versorgter epifaszialer Plexus auch den distal gestielten fasziokutanen Lappen ernähren kann. Außerdem habe ich auf die Beobachtungen von McCraw, Dibbel, Tolhurst und Barclay gebaut, die beschrieben haben, daß es auch auf der inneren Oberfläche der Faszie einen auch mit bloßem Auge zu sehenden Plexus gibt. Auf Grund dieser Tatsachen bin ich zu der Folgerung gekommen, daß die tiefe Faszie auch selbständig zur Anfertigung von gestielten Lappen geeignet ist, vorausgesetzt, daß wir sowohl den epifaszialen als auch den subfaszialen Plexus und mindestens ein perforierendes Gefäßpaar erhalten. Andererseits sind beide Oberflächen eines so präparierten Faszienlappens zur Aufnah-

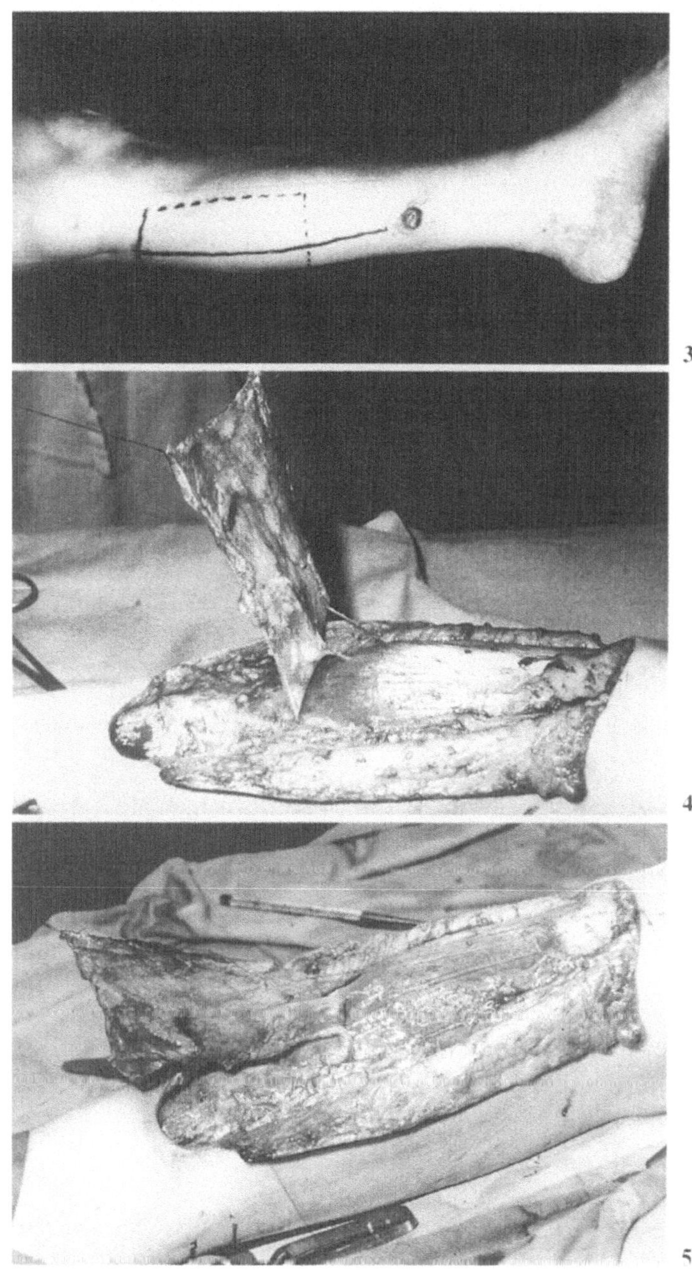

Abb. 3. Der Operationsplan

Abb. 4. Der hochgehobene Lappen

Abb. 5. Der in die Lücke gelegte Lappen

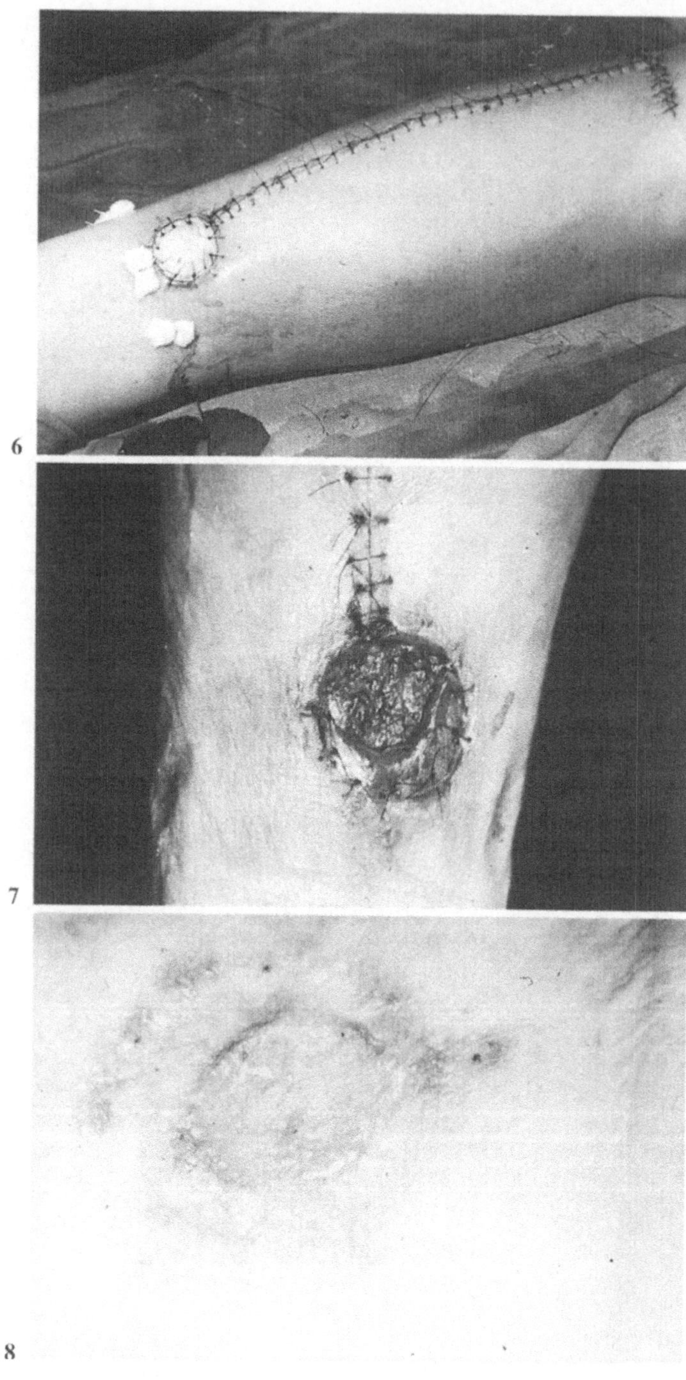

Abb. 6. Schlußbild

Abb. 7. Die Hälfte des Transplantats ist nekrotisiert

Abb. 8. Das angewachsene Transplantat

me eines freien Hauttransplantats geeignet. Nach solchen Überlegungen haben wir das Ulkus mit der Narbe zusammen erneut herausgeschnitten, danach oberhalb des Musculus gastrocnemius medialis einen 16 cm langen und 8 cm breiten distal gestielten Faszienlappen gefertigt (Abb. 3 und 4), den epi- und subfaszialen Plexus und die beiden distalen Gefäßpaare erhalten. Danach haben wir den Lappen türflügelähnlich hinuntergeklappt, in die Lücke gelegt und dort mit einigen transkutanen Stichen fixiert (Abb. 5). Der Drehpunkt des Lappens lag 8 cm von der Lücke proximal, und das in die Lücke transponierte proximale Ende des Lappens war 16 cm von der Lücke entfernt. In den Defekt wurde also ein von Strahlenschädigungen freies Gewebe verlagert. Wir haben soviel Vertrauen zum Lappen gehabt, daß wir auf den subfaszialen Plexus, welcher den Grund des Defektes dargestellt hat, ein freies Vollhauttransplantat transplantiert haben (Abb. 6). Nur die Hälfte des Transplantates ist angewachsen (Abb. 7). Auf dem Grund des Restdefektes aber ist in 2 Wochen ein schönes Granulationsgewebe entstanden, auf das wir ein freies Spalthauttransplantat transplantiert haben, welches jetzt schon restlos angewachsen ist (Abb. 8).

Besprechung

Die primäre Deckung des umgedrehten Faszienlappens mit einem freien Transplantat ist sicher nicht genug. Es lohnt sich, mit der Transplantation 2 Wochen zu warten, bis sich ein gleichmäßiges Granulationsgewebe bildet. Der Faszienlappen unterscheidet sich vom fasziokutanen Lappen unter anderem darin, daß beim ersteren sowohl der epifasziale als auch der subfasziale Plexus auf dem Lappen bleibt, beim letzteren der subfasziale Plexus von der Faszie abgetrennt auf dem Muskel gelassen wird. Dieses ist die Sicherheit für ein Anwachsen des freien Transplantates. Bei dem Faszienlappen gibt es keine Sekundärlücke. Veröffentlichungen über verkehrte Faszienlappen haben wir in der uns zur Verfügung stehenden Literatur nicht gefunden.

Literatur

1. Haertsch P (1981) The surgical plane in the leg. Br J Plast Surg 34:464–469
2. Pontén B (1981) The fasciocutaneous flap: its use in soft tissue defects of the lower leg. Br J Plast Surg 34:215–220
3. Tolhurst DB, Haeseker A, Zeemann RJ (1983) The development of the fasciocutaneous flap and its clinical applications. Plast Reconstr Surg 71:597–605

Gepulste Lasersysteme – Neue Wege zur narbenfreien Therapie?

R. KAUFMANN

Zusammenfassung

Im Rahmen der dermatologischen Therapie werden verschiedene Dauerstrichlaser als vaporisierende (CO_2-Laser) und koagulierende (Argon-, Nd:YAG-Laser) Instrumente eingesetzt. Unerwünschte Begleiteffekte sind thermische Schädigungen angrenzender gesunder Hautpartien mit der Gefahr von Narbenbildungen. Der Einsatz gepulster Lasersysteme (Minimierung der thermischen Diffusionszeiten) hingegen zielt unter Auswahl geeigneter Wellenlängen (selektivere Absorption im erkrankten Zielgewebe) auf eine spezifischere Zerstörung erkrankter Gewebeareale. So gelingt eine gefäßlimitierte Koagulation durch den Einsatz gepulster Farbstoff- oder Kupferdampflaser, die u.a. die Möglichkeit einer Behandlung von Nävi flammei bereits im Kindesalter ermöglichen. Zum Schneiden und Abtragen der Haut sind ebenfalls gepulste Systeme in Erprobung, beispielsweise im mittleren Infrarotbereich emittierende Erbium-Laser, die ein präzises Abtragen (Laserablation) und Schneiden von Gewebe mit nur minimaler Randschädigung ermöglichen. Eine weitere Perspektive eröffnet die sog. selektive Pigmentphotothermolyse mittels gütegeschalteter Lasersysteme. Hierzu zählen gepulste Rubin-, Nd:YAG- und Alexandritlaser. Der gütegeschaltete Nd:YAG-Laser hat sich in eigenen vergleichenden Untersuchungen als geeignetes Instrument zur narbenfreien Entfernung tiefgelegener Laientätowierungen erwiesen.

Einführung

Im Rahmen der dermatologischen Therapie sind die Indikationsgebiete verschiedener Lasersysteme heute gut definiert (Tabelle 1) [10]. So wird der Argonlaser (Emissionlinien 488, 514 nm) vorzugsweise zur oberflächlichen Koagulation eingesetzt [14, 16], seltener auch der Neodym-YAG-Laser (1060, 1320 nm) zur tieferreichenden Destruktion vaskulärer Neu- und Fehlbildungen [3]. Der CO_2-Laser (10600 nm) hingegen dient zum Schneiden der Hautoberfläche oder zur Vaporisation superfizieller Hautveränderungen [15, 17].

Dauerstrichlaser führen allerdings in Abhängigkeit der Bestrahlungsparameter zu unterschiedlich ausgeprägten thermischen Wirkungen (Koagulation, Karbonisation, Vaporisation) [10]. Unerwünschte Begleiteffekte sind daher Schädigungen angrenzender gesunder Hautpartien mit der Gefahr von Narbenbildungen, die sich auch durch optimierte Behandlungsparameter und sorgfältige Indikationsselektion nicht immer vermeiden lassen. Die Entwicklung neuerer Lasersysteme verfolgt daher das Ziel einer spezifischeren Zerstörung erkrankter Gewebeareale unter gleichzeitiger Schonung der benachbarten unbefallenen Hautstrukturen und/oder der Hautoberfläche. Dies wird angestrebt durch den Einsatz einer gepulsten Laserstrahlung (Minimierung der thermischen Diffusionszeiten) bei gleichzeitiger Auswahl geeigneter

Tabelle 1. Lasertherapie an Haut und Übergangsschleimhäuten (*Qs* Q-switch)

Therapeutisches Ziel	Indikations-beispiel(e)	Bevorzugte(r) Laser	Wellenlänge(n) [nm]
Koagulation			
superfiziell	Naevus flammeus kleine Angiome Teleangiektasien	Argon	488, 514
tief	nodöse Angiome	Nd-YAG	1064/1320
gefäßselektiv	Naevus flammeus (Kindesalter) Besenreiser	Kupferdampf (gepulst) Farbstoff (gepulst)	578 585
Vaporisation/Schneiden			
mit Randkoagulation	Präkanzerosen Papillome superfizielle Rumpfhaut-basaliome Tätowierungen	CO_2	10600
„kalte“ Ablation	Profitätowierungen?	Erbium:YAG (gepulst)[a]	2940
Selektive Pigmentphotothermolyse			
Melanin	Lentigines	Qs-Rubin gepulster Farbstofflaser	694 510
	Epheliden Naevus Ota		
Pigmentpartikel	Schmutztätowierungen Profitätowierungen	Qs-Nd:YAG gütegeschalteter Rubin gepulster Farbstofflaser	1064 694 510
	Laientätowierungen – schwarz	Qs-Nd:YAG Qs-Rubin	1064 694
	– rot	Qs-Nd:YAG	532
	– grün	Qs-Rubin	694
	– blau	Qs-Alexandrit	755

[a] In klinischer Erprobung und/oder gegenwärtig nur an wenigen Zentren eingeschränkt verfügbar.

Wellenlängen (selektivere Absorption im erkrankten Zielgewebe). Beispiele sind die selektive Photothermolyse von Tätowierungspigmenten mit gütegeschalteten Lasern, die Behandlung von Naevi flammei mittels gepulster Farbstoff- und Kupferdampflaser oder auch die „kalte“ Photoablation der Hautoberfläche mit gepulsten Infrarotlasern. Nachfolgend werden potentielle Indikationen und Perspektiven der gepulsten Lasersysteme aufgezeigt.

Einsatz gepulster Laser zur selektiven Photothermolyse

Einige neuere Laser ermöglichen aufgrund ihrer Wellenlänge und der damit verbundenen Absorption in bestimmten Zielchromophoren (Hb, Melanin, Gewebewasser,

Tätowierungspigmente) eine spezifische Zerstörung definierter Strukturen. Durch einen gepulsten Applikationsmodus lassen sich thermische Schäden minimieren. Beispiele dieser sog. selektiven Photothermolyse [1] sind die Wirkungen einzelner Laser auf Tätowierungen oder auf Melanin, ferner diejenige des gepulsten Kupferdampf- oder Farbstofflasers auf Gefäße.

Selektive Therapie pigmentierter Läsionen

Neben dem gepulsten Farbstofflaser bei einer Wellenlänge von 510 nm erlauben verschiedene Festkörperlaser im gütegeschalteten („Q-switched") Betriebsmodus (Rubin 694 nm, Alexandrit 755 nm, Nd: YAG 532 und 1064 nm) die Applikation extrem kurzer hochenergetischer Laserpulse im Nanosekundenbereich und werden wellenlängenabhängig in verschiedenen Pigmenten stark absorbiert. Ihr bevorzugter Einsatz sind daher melaninhaltige Pigmentläsionen und Tätowierungen.

Melaninpigment weist eine gute Absorption im Spektralbereich vom UV bis zum nahen Infrarot auf. Daher wurde eine selektive Zerstörung von Melanosomen auch

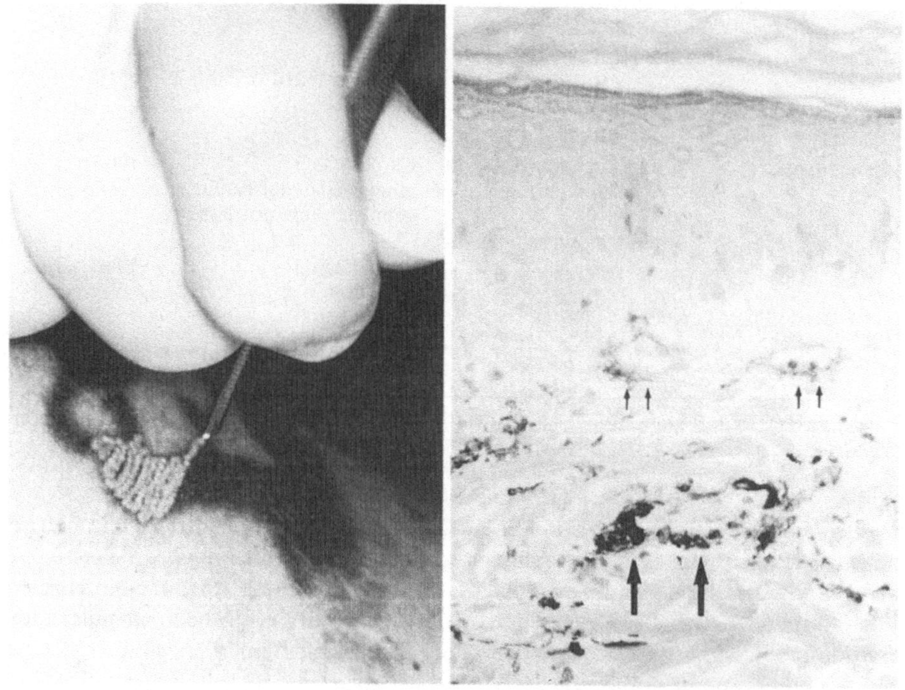

Abb. 1 a, b. Einsatz des gütegeschalteten Nd: YAG Lasers (1064 nm) zur selektiven Photothermolyse von Tätowierungspigmenten. **a** Behandlungssitus. Unmittelbares Ausbleichen der Behandlungspunkte. Posttherapeutisch kommt es zu einem Ödem und Erythem gefolgt von einem partiellen Wiedererscheinen der Tätowierung. Eine klinische Aufhellung mit komplettem Verschwinden des Motivs erfordert mehrere Sitzungen. **b** Histologie. Ausbleichen oberflächlicher Pigmente perivaskulär im Stratum papillare (*kleine Pfeile*). Tiefergelagerte Tätowierungspartikel imponieren noch kräftig schwarz (*große Pfeile*)

durch kurzgepulstes Laserlicht verschiedener Wellenlängen erfolgreich demonstriert [2]. Zur Beseitigung störender melaninhaltiger Hyperpigmentierungen (z. B. Café au lait Flecken, Lentigines, postinflammatorische Hyperpigmentierungen) werden klinisch vor allem der gepulste Farbstofflaser [6, 8, 23] im blaugrünen und der gütegeschaltete Rubinlaser (694) eingesetzt [13], der im roten Wellenlängenbereich idealerweise keine interferierende Absorption durch Hämoglobin besitzt.

In der Behandlung von Tätowierungspigmenten allerdings kann die simultane Zerstörung epidermaler Melanozyten zu langanhaltenden und störenden Depigmentierungen im Behandlungsareal führen, eine Nebenwirkung, die insbesondere vom Rubinlaser bekannt geworden ist [13, 18]. Neben diesem hat sich der gütegeschaltete Nd: YAG (1064 nm) Laser aufgrund seiner weniger ausgeprägten Melaninwirkung und infolge seiner größeren Eindringtiefe als vorteilhaft zur Entfernung tiefgelegener schwarzer Laientätowierungspigmente erwiesen [4, 11]. Die Laserapplikation führt hierbei zu einem initialen Ausbleichen der behandelten Areale (Abb. 1 a). Dies korreliert histologisch mit einem Ödem und unmittelbarem Ausbleichen, möglicherweise auch einer selektiven Destruktion oberflächlicher Pigmentpartikel (Abb. 1 b). Wenige Tage posttherapeutisch jedoch werden die tiefer verbleibenden resuiduellen Tätowierungspigmente klinisch wieder sichtbar, so daß in der Regel zahlreiche Behandlungssitzungen zur Erzielung eines akzeptablen Ergebnisses erforderlich sind. Nicht alle Laientätowierungen sprechen auf diese Behandlung gleich gut an. Eigene Vergleichsuntersuchungen haben gezeigt, daß der in dieser Indikation ebenfalls propagierte Alexandritlaser aufgrund seiner größeren Pulslängen und damit einhergehenden niedrigeren Leistungsdichte, aber auch infolge der ungünstigeren Strahlpenetration (755 nm) in seiner Wirkung bei Laientätowierungen unterlegen ist [11].

Bei farbigen Motiven ist die Wellenlänge des roten Rubinlasers zur Entfernung grüner Tätowierungspigmente bevorzugt geeignet, bei blauen Läsionen diejenigen des Alexandritlasers und bei roten Farbstoffen kann der frequenzgedoppelte gütegeschaltete Nd: YAG Laser (532 nm) eingesetzt werden (Tabelle 1).

Selektive Therapie vaskulärer Läsionen

In der Vorstellung einer selektiveren vaskulären Destruktionsmöglichkeit mit verbesserter Schonung gefäßbenachbarter dermaler und epithelialer Strukturen wird seit einigen Jahren alternativ zum Argonlaser bevorzugt bei Naevi flammei der gepulste Farbstoff- und Kupferdampflaser eingesetzt [5, 7, 20]. Günstige klinische Erfahrungen liegen hierbei mit gelbem Licht bei 577 und 585 nm, einem der Hb-Absorptionsgipfel vor. Dieses erlaubt aufgrund einer geringeren thermischen Umgebungsschädigung den risikoärmeren Einsatz bereits im Kindesalter [21, 22]. Insbesondere die blassrosafarbenen Naevi flammei der Kinder und Jugendlichen, die mit Hilfe der Argonlaserkoagulation in der Regel nicht befriedigend zu therapieren sind, stellen Vorzugsindikationen für gepulste Laser dar. Zentrofazial lokalisierte Naevi flammei (Wangenmitte, Nase, Oberlippe) sprechen hierbei allerdings schlechter an als anders lokalisierte Läsionen [19].

Bei zahlreichen vaskulären Neu- und Fehlbildungen jedoch lassen sich auch mit dem wesentlich kostengünstigeren Argonlaser im Dauerstrichmodus bei der Auswahl geeigneter Bestrahlungsparameter bekanntermaßen hervorragende kosmeti-

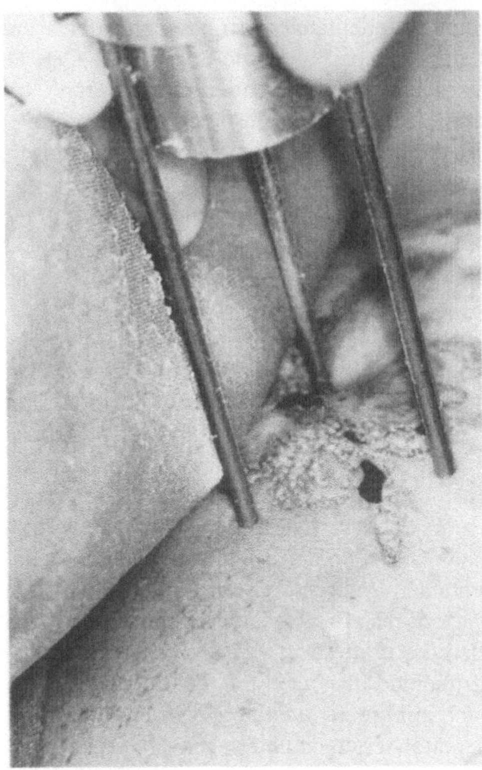

Abb. 2. Photoablation mit einem gepulsten Erbium:YAG Laser (2940 nm). Dieser Infrarotlaser trägt Haut ohne thermische Schädigung ab (Beispiel Profitätowierung). Abgetragene Gewebepartikel sind daher mehlstaubartig (keine Karbonisation, keine Rauchentwicklung) am Op.-Tuch erkennbar. Beachte die Blutungen (*schwarze Flecken*) aus eröffneten Papillargefäßen

sche Ergebnisse, vor allen Dingen im Gesichtsbereich, erzielen [10, 14]. Trotz der selektiveren Gefäßabsorption und weniger ausgeprägter Schädigungsmuster der neuen gepulsten Systeme sind diese Entwicklungen daher für Indikationen wie Naevi aranei, senile Angiome, Morbus Osler oder essentielle Teleangiektasien nicht zwingend erforderlich.

Zweifelhaft bleibt auch noch, ob die gepulsten Lasersysteme bei Besenreiservarizen tatsächlich befriedigendere Resultate als der in dieser Indikation überwiegend enttäuschende Argonlaser liefern können. Nach bisherigen Erkenntnissen werden Besenreiservarizen auch weiterhin eine Domäne der Sklerosierungsbehandlung bleiben und die Photokoagulation ergänzend bei Einzelfällen (ungünstiges Sklerosierungsresultat, ergänzend zur Sklerosierung bei zartrosa superfiziellen Gefäßen, für Sklerosierung ungeeignete topographische Region).

Einsatz gepulster Laser zur Photoablation der Hautoberfläche

Die hohe Absorption bestimmter UV-Wellenlängen in Gewebeproteinen, aber auch der Absorptionsgipfel von Wellenlängen im mittleren Infrarot für Gewebewasser favorisiert gepulste Laser mit Emissionslinien in diesen Bereichen für eine besonders schonende Abtragung superfizieller Hautläsionen ohne thermische Tiefenwirkung. Zur gepulsten Hautablation liegen experimentelle Erfahrungen mit verschiedenen

UV- und Infrarotlaser vor. Unter diesen ermöglicht der Erbium-YAG-Laser (2940 nm) eine im Gegensatz zu den UV-Lasern unbedenkliche Anwendung mit einer präzisen hautablativen und schneidenden Wirkung [9, 12]. Hierbei läßt sich Gewebe analog einer punktuellen Dermabrasion in eng umschriebenen Arealen ohne thermische Begleiteffekte abtragen. Die fehlende koagulierende Wirkung führt allerdings zu punktuellen Blutungen nach Eröffnen der abgetragenen Papillarkörper, so daß eine tiefere Ablation (z.B. Schneiden, Abtragen von Profitätowierungen) hierdurch zwar erschwert wird, andererseits aber optimale Voraussetzungen für eine ungestörte Wundheilung bestehen. Potentielle Einsatzgebiete der Laserablation sind superfizielle umschriebene Läsionen (z.B. Syringome) oder zur flächenhaften Abtragung auch epidermale Naevi und professionelle Tätowierungen (Abb. 2).

Literatur

1. Anderson RR, Parrish JA (1983) Selective photothermolysis: precise microsurgery by selective absorption of pulsed radiation. Science 220:524–527
2. Anderson RR, Margolis RJ, Watanabe S et al. (1989) Selective photothermolysis of cutaneous pigmentation by Q-switched Nd:YAG pulses at 1064, 532 and 355 nm. J Invest Dermatol 93:28–32
3. Bahmer FA (1991) The neodym YAG laser in dermatology. In: Steiner R, Kaufmann R, Landthaler R, Braun-Falco O (eds) Lasers in Dermatology. Springer, Berlin Heidelberg New York Tokyo, pp 73–84
4. Brunner F, Hafner R, Giovanoli R, et al. (1987) Entfernung von Tätowierungen mit dem Nd:YAG-Laser. Hautarzt 38:610–614
5. Dinehart SM, Waner M, Flock S (1993) The copper vapor laser for treatment of cutaneous vascular and pigmented lesions. J Dermatol Surg Oncol 19:370–375
6. Fitzpatrick RE, Goldman MP, Ruiz-Esparza J (1993) Laser treatment of benign pigmented epidermal lesions using a 300 nsecond pulse and 510 nm wavelength. J Dermatol Surg Oncol 18:341–347
7. Garden JM, Bakus AD (1993) Clinical efficacy of the pulsed dye laser in the treatment of vascular lesions. J Dermatol Surg Oncol 19:321–326
8. Grekin RC, Shelton RM, Geisse JK, Frieden I (1993) 510-nm pigmented lesion dye laser. Its characteristics and clinical uses. J Dermatol Surg Oncol 19:380–387
9. Kaufmann R, Hibst R (1990) Er:YAG laser skin ablation: experimental results and first clinical application. Clin Exp Dermatol 15:389–393
10. Kaufmann R, Landes E (1992)) Dermatologische Operationen, 2. Aufl. Thieme, Stuttgart New York, S 47–55
11. Kaufmann R, Boehncke WH, König K, Hibst R (1993) Comparitive study of Q-switched Nd:YAG and alexandrite laser treatment of tattoos. Laser Surg Med (Suppl) 5:54 (abstract))
12. Kaufmann R, Hartmann A, Hibst H (1994) Skin-ablative and cutting properties of midinfrared laser surgery. J Dermatol Surg Oncol 20:112–118
13. Kilmer SL, Anderson RR (1993) Clinical use of the Q-switched ruby and the Q-switched Nd:YAG (1064 nm and 532 nm)) lasers for treatment of tattoos. J Dermatol Surg Oncol 19:330–338
14. Landthaler M, Hohenleutner U, Donhauser G, Braun-Falco O (1991) The argon laser in Dermatotherapy. In: Steiner R, Kaufmann R, Landthaler R, Braun-Falco O (eds) Lasers in Dermatology, Springer, Berlin Heidelberg New York Tokyo, pp 44–59
15. Landthaler M, Hohenleutner U (1991) The CO2 laser in Dermatotherapy. In: Steiner R, Kaufmann R, Landthaler R, Braun-Falco O (eds) Lasers in Dermatology, Springer, Berlin Heidelberg New York Tokyo, pp 26–43
16. McBurney EI (1993) Clinical usefulness of the argon laser for the 1990s. J Dermatol Surg Oncol 19:358–362

17. Olbricht SM (1993) Use of the carbon dioxide laser in Dermatologic Surgery. A clinically relevant update for 1993. J Dermatol Surg Oncol 19:364–369
18. Reid WH, McLeod PJ, Ritchie A, Ferguson-Pell M (1983) Q-switched ruby laser treatment of black tattoos. Br J Plast Surg 36:455–459
19. Renfro L, Geronemus R (1993) Anatomical differences of port wine stains in response to treatment with the pulsed dye laser. Arch Dermatol 129:182–188
20. Strempel H (1991) The short pulse dye laser in the treatment of port-wine stains. In: Steiner R, Kaufmann R, Landthaler R, Braun-Falco O (eds) Lasers in Dermatology. Springer, Berlin Heidelberg New York Tokyo, pp 147–153
21. Tan OT, Sherwood K, Gilchrest BA (1989) Treatment of children with port-wine stains using the flashlamp-pulsed tunable dye laser. N Engl J Med 320:416–421
22. Tan OT, Stafford TJ (1992) EMLA for laser treatment of port wine stains in children. Las Surg Med 12:543–548
23. Tan OT, Morelli JG, Kurban AK (1992) Pulsed dye laser treatment of benign cutaneous pigmented lesions. Las Surg Med 12:538–542

Infrarotlichtkoagulation eines Naevus flammeus

J. P. Brodersen und U. Mrowietz

Zusammenfassung

Isolierte oder im Rahmen von Gefäßfehlbildungssyndromen vorkommende Naevi flammei sollten aufgrund ihrer starken kosmetischen Beeinträchtigung behandelt werden. Hierfür hat sich in den letzten Jahren insbesondere die Laser-Behandlung etabliert, die allerdings großen apparativen Aufwand erfordert. Eine weitere Möglichkeit zur Therapie dieser Erkrankungen stellt die Infrarotlichtkoagulation dar. Das von den hierfür verwendeten Geräten ausgestrahlte infrarote Licht besitzt eine Wellenlänge zwischen 500 und 2.000 nm mit einem Maximum zwischen 550–1.100 nm. Das Absorbtionsmaximum des Hämoglobins liegt bei 577 nm, wodurch es bei Bestrahlung der Erythrozyten mit Infrarotlicht dieser Wellenlänge aufgrund der Energieabsorbtion zu einer intravasalen Erwärmung und anschließender intravasaler Koagulation kommt. Zusätzlich kommt es aufgrund der hohen Wärmeentwicklung zu Eiweißdenaturierung und Gewebsnekrose. In mehreren aufeinanderfolgenden Sitzungen wurde ein Patient mit einem Sturge-Weber-Syndrom mit großem, teils knotigem und die rechte Gesichtshälfte subtotal erfassenden Naevus flammeus mittels Infrarotlichtkoagulation behandelt. Hierunter kam es zu einer Aufhellung der Haut mit narbigem Umbau, der zu einer weitgehenden Regression des Gefäßtumors führte.

Die Infrarotlichtkoagulation stellt ein effektives und preiswertes Therapieverfahren zur Behandlung gefäßreicher Hauttumoren dar, mit dem sich kosmetisch gute Ergebnisse erzielen lassen.

Einleitung

Die Behandlung von angiomatösen Fehlbildungen der Haut wird heute mittels Laserkoagulation erfolgreich durchgeführt. Nicht alternativ, sondern eher ergänzend soll in dieser Arbeit die Behandlungsmöglichkeit derartiger Erkrankungen mittels Infrarotlichtkoagulation anhand einer Kasuistik demonstriert werden. Während sich viele Hämangiome bereits im Kindesalter spontan zurückbilden oder durch geeignete Therapieverfahren behandelt werden können, so kann eine spontane Rückbildungstendenz beim Naevus flammeus des Gesichtsbereiches nicht beobachtet werden. Naevi flammei stellen für die Patienten häufig eine starke kosmetische und psychische Beeinträchtigung dar, weswegen bereits frühzeitig eine Behandlung erfolgen sollte. Neben der kostenintensiven Laserkoagulation soll hier die wesentlich kostengünstigere, aber ebenso erfolgversprechende Koagulation durch Infrarotlicht dargestellt werden.

Material und Methoden

Ein 45jähriger Patient, der im Rahmen eines Sturge-Weber-Syndroms an einem ausgeprägten, teils knotigen und kavernösen Naevus flammeus fast der gesamten rechten Gesichtshälfte litt, wurde über einen Zeitraum von mehreren Jahren durch Infrarotlichtbestrahlung im Kontaktverfahren behandelt. Vor der ersten Bestrahlung erfolgte eine operative Entfernung aller knotigen Anteile. Nachdem eine Probekoagulation in einem kleinen Areal ein gutes Behandlungsergebnis zeigte, entschlossen wir uns zur Koagulation des gesamten angiomatösen Areals in mehreren Sitzungen.

Zur Behandlung verwendeten wir einen Infrarotkoagulator (Fa. Lumatec), der Lichtleiter hatte einen Durchmesser von 10 mm und war mit einer Teflonkappe versehen. Die Bestrahlungsdauer der einzelnen Hautareale pro Sitzung lag je nach angenommener Hautdicke des bestrahlten Areals zwischen 0,25 s (Augenlid) und 0,7 s (Nase, Wange). Insgesamt wurden 6 Bestrahlungszyklen in Vollnarkose durchgeführt.

Ergebnisse

Nach der Infrarotlichtkoagulation kommt es unmittelbar im Bereich der höchsten Energieapplikation zur Ausbildung einer weißlichen Einziehung der Haut, auf der sich die Epidermis blasig abheben kann. Einige Tage später folgt eine Krustenbildung, die sich nach wenigen Tagen ablöst.

Durch die runde Form des Lichtleiters mit der dazugehörigen Applikationskappe wird eine punktförmige Nekrose gesetzt. Es ist daher notwendig, die verbliebenen

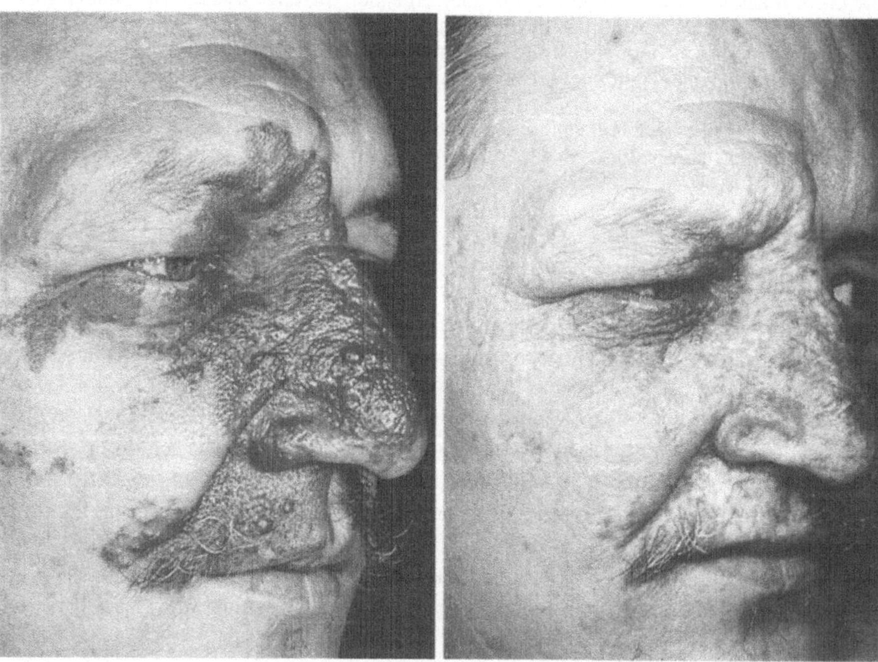

Abb. 1. Zustand nach Exzision kavernöser und knotiger Anteile auf dem Nasenrücken. Im Oberlippenbereich lateral ist das Areal der Probekoagulation erkennbar

Abb. 2. Abschließendes Ergebnis nach insgesamt 6 Zyklen der Infrarotlichtkoagulation mit wechselnden Bestrahlungszeiten zwischen 0,25 und 0,75 s

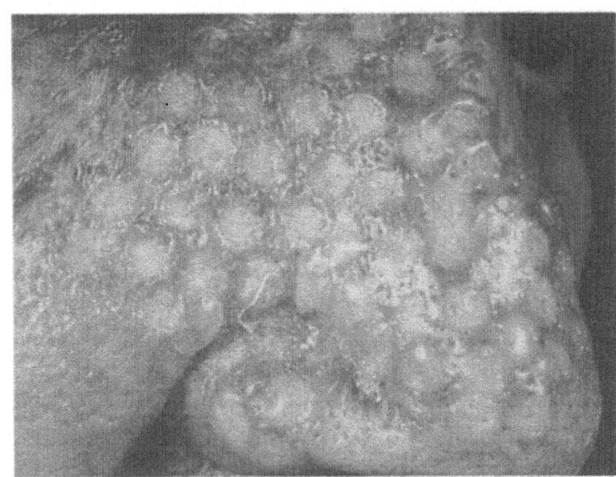

Abb. 3. Detailaufnahme zwei Tage nach Koagulation: Deutlich erkennbar die teilweise blasige Abhebung der Epidermis, sowie die netzartige Struktur bedingt durch die runde Form des Lichtleiters

naevoiden Anteile in weiteren Behandlungen ebenfalls zu koagulieren, bis keine kosmetisch störenden Strukturen mehr vorhanden sind (s. Abb. 3). Ähnlich wie beim Laser muß daher nach der Behandlung eine Zeit der Restitution folgen, ehe eine erneute Bestrahlung vorgenommen werden darf. Die Menge der applizierten Energie wird über die Bestrahlungsdauer reguliert, durch Erhöhen des Anpressdruckes der Teflon-Kontaktfläche am Lichtleiter können auch tiefergelegene Strukturen erreicht werden.

Die dargestellten Abb. 1–3 zeigen das Behandlungsergebnis im Verlauf von 5 Jahren. Nach insgesamt 6 Infrarotlichtkoagulationen in Vollnarkose ist die Behandlung jetzt vorerst abgeschlossen.

Besprechung

Zur Behandlung angiomatöser Tumoren der Haut finden heute meist Argon- oder Neodym-YAG-Laser Verwendung [3, 4], auch die chirurgische Behandlung mittels Exzision ist möglich. Bei der Infrarotlichtkoagulation ist die Dosierung der verabfolgten Energiemenge für das therapeutische Ergebnis entscheidend. Bei zu langer Bestrahlungszeit kann eine tiefreichende Schädigung mit nachfolgender Vernarbung entstehen. Bei zu geringer Energiemenge werden dagegen nur oberflächliche Gewebeanteile erreicht, der gewünschte Effekt bleibt aus [5]. Gegebenenfalls muß durch eine Probekoagulation die individuell notwendige Energiemenge, d.h. die optimale Bestrahlungsdauer ermittelt werden.

Ähnlich wie bei der Laserbehandlung wird auch bei der Infrarotlichtkoagulation eine umschriebene, punktförmige Gewebeschädigung gesetzt. Die Eindringtiefe entspricht wie bei dem Laser den verwendeten Wellenlängen [4, 5]. Stärker als bei einem vergleichbaren Laser wird jedoch durch Infrarotlichtkoagulation die Epidermis geschädigt, das blasige Abheben ist eine direkte Folge der starken Hitzeapplikation. Wie bei der Laserbehandlung ist auch hier durch vorherige Kühlung der Haut eine geringere Epidermisschädigung zu erwarten. Desweiteren können die verwendeten Lichtleiter mit Saphir- statt Teflonkappen an der Kontaktfläche bestückt werden, wodurch ebenfalls eine Kühlung der Epidermis erreicht wird.

Wir sind der Meinung, daß in Anbetracht des Behandlungsergebnisses die Infrarotlichtkontaktkoagulation eine einfache und preiswerte Methode zur Behandlung des Naevus flammeus darstellt. Auch aus wirtschaftlichen Gründen sollte in vielen Fällen diese Behandlungsmethode in Erwägung gezogen werden, der Preis eines solchen Gerätes liegt zwischen 2 und 4% eines vergleichbaren Laserpreises.

Literatur

1. Colver GB, Cherry GW, Dawber RPR, Ryan TJ (1985) Tattoo removal using infra-red coagulation. Br J Dermatol 112:481–485
2. Colver GB, Cherry GW, Dawber RPR, Ryan TJ (1986) The treatment of cutaneous vascular lesions with the infrared coagulator: a preliminary report. Br J Plast Surg 39:131–135
3. Fritsch P (1990) Dermatologie, 3. Aufl. Springer, Berlin Heidelberg New York Tokyo, S 492–497
4. Grotewohl J-H, Rast U (1993) Laseranwendungen in der Dermatologie, insbesondere bei vaskulären Veränderungen. Dtsch Dermatologe 1:31–43
5. Schmoll M (1981)) Die Behandlung kapillärer Hämangiome durch Infrarotkontaktkoagulation. Hautarzt 32:588–591
6. Venning VA, Colver GB, Millard PR, Ryan TJ (1987) Tattoo removal using infra-red coagulation: a dose comparison. Br J Dermatol 117:99–105

Chemochirurgische Behandlung mit Phenol

A. FRATILA und M. UERLICH

Zusammenfassung

Phenol-Rezepturen wurden bereits seit Anfang des Jahrhunderts als exfoliativ wirkende Agentien benutzt, um die Qualität und Beschaffenheit der Haut zu verbessern. Eine kontrollierte Ablation des Epithels wird induziert, mit dem Resultat einer Faltenreduktion und Entfernung von aktinischen Keratosen und Lentigines. Phenol penetriert tiefer als andere Peeling-Lösungen, und die Ergebnisse sind beeindruckend. Weil schwerwiegende Komplikationen auftreten können, sollten die Patienten und die Indikationen sehr sorgfältig ausgewählt werden.

Geschichtliche Entwicklung

Das Chemical-Peeling mit Phenol gehörte bereits zu Anfang des 20. Jahrhunderts zum Repertoire der Kosmetikerinnen in Südflorida. Es wurde als „Facelifting ohne Skalpell" zur Behandlung vorzeitiger Hautalterung durch langjährige Sonneneinstrahlung propagiert. Obwohl MacKee, ein englischer Dermatologe an der New Yorker Universität, bereits im Jahre 1903 Aknenarben mit Phenol behandelte, wurde die Wirkung des Phenol-Peeling auf die Haut wissenschaftlich erst Anfang der 60er Jahre von Thomas Baker in Miami untersucht [1]. Baker und Gordon haben 1961 eine 53%ige saponifizierte Phenol-Lösung entwickelt, die bis heute vorwiegend in den Vereinigten Staaten benutzt wird. Es handelte sich um die auf eigenen Untersuchungen und Erfahrungen basierende Weiterentwicklung von Kosmetikerinnenrezepturen. Die detaillierten histologischen und toxikologischen Arbeiten von Brown wurden berücksichtigt. Die klassische Rezeptur für das Phenol-Peeling enthält 53% wäßriges Phenol, daneben Flüssigseife, Hexachlorophen, Alkohol und Kroton-Öl [5].

Indikation

Der ideale Patient für das Phenol-Peeling ist die hellhäutige Frau mit dünner Haut. Ideale Indikationen sind die perioralen und periorbitalen Falten, die Lentigines, die Epheliden und die Hyperpigmentierungen (z.B. Chloasma). Auch postinflammatorische Hyperpigmentierungen sowie Hyperpigmentierungen nach Dermabrasion, die infolge inkorrekter postoperativer Führung oder mangelnder „Compliance" eingetreten sind, können mit Chemical-Peeling behandelt werden. Hyperpigmentierungen sind jedoch auch eine mögliche Komplikation bzw. Nebenwirkung des Chemical-Peeling, worauf jeder Patient hingewiesen werden muß. Oberflächliche Aknenarben lassen sich bekannterweise besser mit Dermabrasion als mit Chemical-Peeling behandeln, wobei die kombinierte Anwendung, auch als Chemabrasion bekannt, von einigen Autoren als die bessere Methode angesehen wird. Aktinische Keratosen können ebenfalls beseitigt werden, vorausgesetzt, es kommt zu einer vollständigen Ablation des Epithels, die jedoch nach unseren Erfahrungen allenfalls durch eine mehrfache Applikation der Phenol-Lösung zu erreichen ist.

Der Patient muß unbedingt die Vor- und Nachteile der Methode, den postoperativen Verlauf und die möglichen Komplikationen kennen, um eine gute „Compliance" zu gewährleisten. 20% der perkutan und respiratorisch resorbierten Phenol-Menge wird in der Leber zu Kohlendioxid und Wasser metabolisiert, während 80% unverändert oder konjugiert im Urin ausgeschieden werden. Sehr ernst zu nehmende Komplikationen des Phenols ergeben sich aus seiner Kardiotoxizität. Eine sorgfältige Anamnese und eine gründliche Untersuchung sind als präoperatives „Screening" obligatorisch, um Patienten mit kardialer, hepatischer und renaler Anamnese von der Behandlung auszuschließen [2]. Bei Herpes-simplex-Anamnese ist eine perioperative prophylaktische Behandlung mit Acyclovir bis zur kompletten Reepithelisierung zu empfehlen. Über ausgedehnte Hautnekrosen wurde berichtet, wenn ein Chemical-Peeling kurz nach einem Facelifting durchgeführt wurde, was auf eine schlechte Durchblutung der Haut zurückgeführt wird. Deswegen wird allgemein empfohlen, nach einem Facelifting 3–6 Monate zu warten, ehe man ein Chemical-Peeling durchführt. Männer, vor allem diejenigen, die eine stark seborrhoische Haut haben, sind keine guten Kandidaten für das Chemical-Peeling. Ein persistierender, nur durch Kosmetika abzudeckender postoperativer Pigmentverlust wird von Männern nicht akzeptiert.

Praktische Durchführung

Der Patient wird unter kardialem „Monitoring", Pulsoxymetrie, Sedierung und intravenöser Flüssigkeitszufuhr in Leitungs- bzw. Lokalanästhesie operiert. Ein gut gelüfteter Operationsraum ist besser geeignet als ein Operationssaal mit Klimaanlage, da ein schneller Luftaustausch die pulmonale Resorption der Phenoldämpfe sowohl für den Patienten als auch für den Operateur vermindert.

Vor der Applikation der instabilen Baker-Gordon-Lösung muß die Haut gründlich mit Seife bzw. Aceton gereinigt werden, um eine gleichmäßige und tiefe Penetration zu gewährleisten. Mindestens 2 l Flüssigkeit sollten intra- und postoperativ infundiert werden. Um die toxischen Nebenwirkungen zu vermeiden, werden kleine Hautareale in 15–20minütigen Intervallen nacheinander behandelt. Begonnen wird mit der Stirn. Die Lösung sollte auch an den Übergängen zur behaarten Kopfhaut sowie zu den Augenbrauen vorsichtig appliziert werden, um einen natürlichen Übergang zu erzielen. Es kommt sofort zu einer Weißfärbung mit einem angrenzenden Erythem der noch nicht behandelten Haut. Wenn nach einigen Minuten die weißliche Verfärbung in ein Erythem übergeht, kann von einem Anfänger die Behandlungsgrenze nicht mehr sicher beurteilt werden. Ein Überlappen der behandelten Regionen ist deswegen erforderlich, um zebraartige Streifen als postoperative unerwünschte Nebenwirkungen zu vermeiden. Die Lösung muß auch auf dem Lippenrot aufgetragen werden, um die tiefen perioralen Falten komplett beseitigen zu können. Während der 20minütigen Wartezeit wird der Okklusionsverband der zuletzt behandelten Region angelegt. Ideal dafür ist ein wasserfestes, nicht poröses Zinkoxid-Pflaster, obwohl wir keine Nachteile der Applikation von Leukostrips gesehen haben. Zuletzt werden die Oberlider bis 2 mm oberhalb des Tarsus-Randes, gefolgt von den Unterlidern bis 2 mm unterhalb der Wimpern behandelt. Die Penetration des Phenols wird durch Okklusion gefördert, die Auswirkungen der Okklusion auf das Ausmaß postoperativer Mißempfindungen werden jedoch unterschiedlich beurteilt. Während Cortez eine Verstärkung des Juckreizes und der Schmerzempfindungen unter Okklusion angibt, beobachtet Collins eine Reduktion der Symptomatik, die ohnehin den Patienten für mindestens 12 h postoperativ beeinträchtigt. Herzrhythmusstörungen und Larynxödem können in den ersten 24 h auftreten, so daß der Patient für mindestens 48 h intensiv beobachtet werden sollte. Insgesamt wird er 5 Tage hospitalisiert und für eine weitere Woche täglich gesehen. Nach 48 h wird die Maske unter Sedierung entfernt und die Haut mit antiseptischen Lösungen gereinigt. Die weitere Behandlung erfolgt am besten mit Hydrokolloid-Verbänden. Nach etwa einer Woche kann dann auf eine offene Creme-Behandlung übergegangen werden. Das zu diesem Zeitpunkt noch bestehende Erythem bildet sich, am Anfang unterstützt durch externe Kortikosteroide, später nur durch tretinoinhaltige Präparate, innerhalb von 2–3 Wochen zurück.

Histologische Untersuchungen

Unsere histologisch und elektronenmikroskopisch kontrollierten klinischen Erfahrungen sowohl mit dem Phenolum liquefactum als auch mit dem Baker-Gordon-Phe-

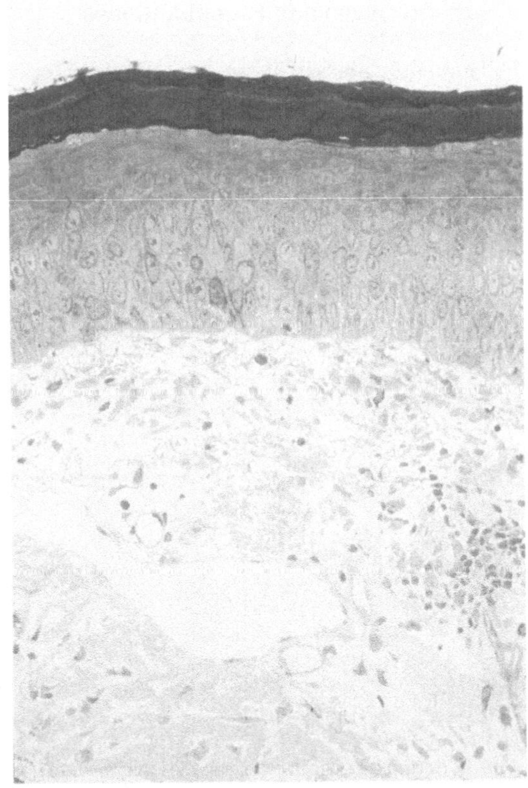

Abb. 1. Semidünnschnittpräparat 48 h nach Phenolum liquefactum

nol-Peeling zeigen bei einer tieferen Penetration der 53%igen wäßrigen Phenol-Lösung vor allem in den okkludierten Arealen überlegene klinische Ergebnisse verglichen mit dem Trichloressigsäure (TCA)-Peeling. Abb. 1 zeigt im Semidünnschnittpräparat den histologischen Befund 48 h nach offener Behandlung mit Phenolum liquefactum, während Abb. 2 die histologischen Veränderungen 48 h nach Baker-Phenol-Peeling unter Okklusion darstellt. In Abb. 1 sind neben einer Verdichtung der Hornschicht vor allem ein Ödem im Bereich des Bindegewebes und entzündliche Infiltrate zu sehen. Nach der Okklusion, wie Abb. 2 zeigt, sind jedoch deutlich ausgeprägtere Veränderungen festzustellen. Wesentliche Abschnitte des Epithels sind destruiert und abladiert. Nur die Basalzellschicht ist noch vital. Im Bindegewebe kommt es zu einer Degeneration des kollagenen und vor allem des elastischen Materials. Im weiteren Verlauf kommt es zu einer Fibrosierung des Bindegewebes in Form einer zarten oberflächlichen Narbenbildung. Da das basale Epithel nicht komplett abgetragen wird, persistieren präkanzeröse Epithelveränderungen, die Vorläufer erneuter Präkanzerosen sein können. Die zur Oberfläche hin parallelisierte Narbenbildung des kollagenen Bindegewebes und die Degeneration des elastischen Fasermaterials sind für die kosmetisch-optische Faltenreduktion maßgebend. Die histologischen Veränderungen im Bindegewebe sind nach Langzeituntersuchungen auch 20 Jahre postoperativ nachweisbar, was das langfristig zufriedenstellende kosmetische Resultat der Behandlung erklärt [3, 6].

Nebenwirkungen und Komplikationen

Die Patienten müssen über mehr oder weniger regelmäßig auftretende Nebenwirkungen aufgeklärt werden. Sie müssen verstehen und akzeptieren, daß die Haut nicht

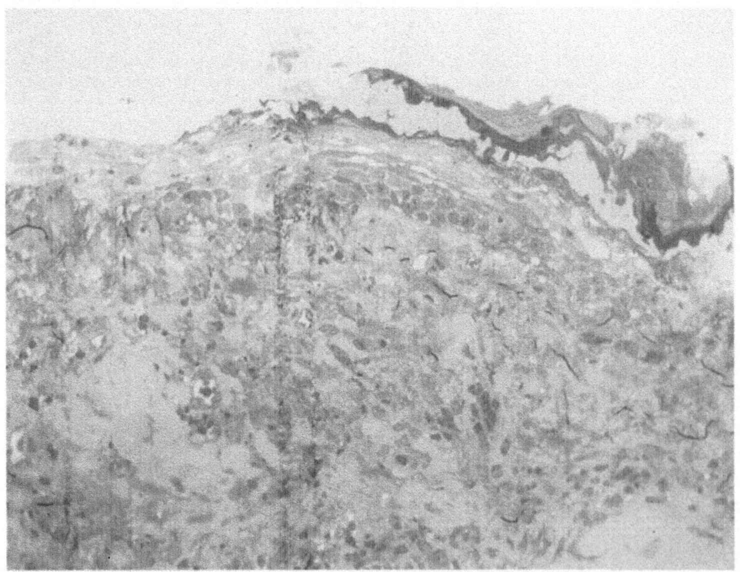

Abb. 2. Semidünnschnittpräparat 48 h nach Baker-Phenol-Peeling

mehr wie früher bräunen kann, daß sie heller erscheinen wird und daß Pigmentstörungen auftreten können [4]. Durch die Aufhellung der Haut erscheinen die bereits bestehenden Naevi dunkler. Cremes mit hohem Lichtschutzfaktor sollten auf Dauer angewandt werden. Hyperpigmentierungen können trotz dieser Sicherheitsvorkehrungen auftreten, wenn die Patienten Östrogen oder photosensibilisierende Medikamente einnehmen oder in den ersten sechs Monaten nach dem Peeling schwanger werden. Das postoperative Erythem bildet sich normalerweise nach maximal zwei Monaten komplett zurück. In seltenen Fällen kann ein persistierendes Erythem den Patienten über Monate sehr beeinträchtigen. Das gleiche gilt für postoperativen Pruritus und Mißempfindungen. Teleangiektasien können verstärkt postoperativ auftreten, wenn mit sportlichen Aktivitäten oder Kontrazeptivaeinnahme zu früh begonnen wird. Milien können postoperativ auftreten, wenn die Haut nicht mit tretinoinhaltigen Cremes vorbereitet wurde und diese nach kompletter Reepithelisierung nicht wieder eingesetzt wurden. Sie sprechen aber auch später gut auf tretinoinhaltige Cremes an. Die ganz großen und therapieresistenten Milien können geöffnet und exprimiert werden. Hypertrophe Narben und Narbenkontrakturen treten etwa 3 Monate postoperativ vor allem an folgenden Stellen auf: perioral und hier insbesondere an der Oberlippe, periorbital mit Ektropionieren des Unterlides (höhere Gefahr nach Blepharoplastik), an Hals, Dekolleté, Händen und Stirn, wenn in der Woche präoperativ Dauerwelle und Haarfarbe angewandt wurden. Ein Narbenektropium kann nach Phenol-Peeling auch ohne einen vorherigen chirurgischen Eingriff auftreten. Hautatrophien sind Komplikationen, die nach wiederholter Durchführung eines Phenol-Peeling auftreten können. Infektionen sind vor allem unter Okklusion möglich. Die häufigsten Erreger sind: Streptokokken, Staphylokokken und Pseudomonas aeruginosa. Die Gabe von Antibiotika sollte nach Antibiogramm erfolgen. Als seltene Komplikationen des Phenol-Peeling sollten noch erwähnt werden: die Epstein-Barr-Virus-Keratitis, das Toxic-shock-Syndrom, verursacht durch ein Exotoxin des Staphylokokkus aureus (Fieber, Hypertonus, Erbrechen, Durchfall sowie scarlatiniformes Exanthem ca. 4–6 Tage nach Peeling), das Larynxödem (hier sind insbesondere die Raucher gefährdet) und die Herzrhythmusstörungen.

Ergebnisse und Diskussion

Abschließend läßt sich feststellen, daß den dargestellten positiven Auswirkungen des Phenol-Peeling im kosmetischen Bereich die insuffiziente Beseitigung präkanzeröser Epithelveränderungen gegenüber steht. Am Beispiel einer 69jährigen Frau wollen wir sowohl das kosmetische Ergebnis der Faltenreduktion, als auch die Grenzen der Methode demonstrieren. In Abb. 3a sind vor allem multiple aktinische Keratosen zu erkennen, die zuvor histologisch gesichert wurden. Nach einmaliger Applikation von Baker's-Phenol unter Okklusion zeigt Abb. 3b, zwei Monate später, ein beeindruckendes kosmetisches Ergebnis. Vor allem Lentigines, aktinische Keratosen und Hyperpigmentierungen konnten mit gutem klinischen Resultat behandelt werden. Ein Jahr später, mit hoher Wahrscheinlichkeit aus verbliebenen Restanteilen des Epithels, bildete sich erneut eine aktinische Keratose an der rechten Wange (Abb. 3c). Die Verdachtsdiagnose wurde nach Shaving-Exzision histologisch gesichert. Es ist anzunehmen, daß eine vollständige Ablation des Epithels nur durch eine mehrfa-

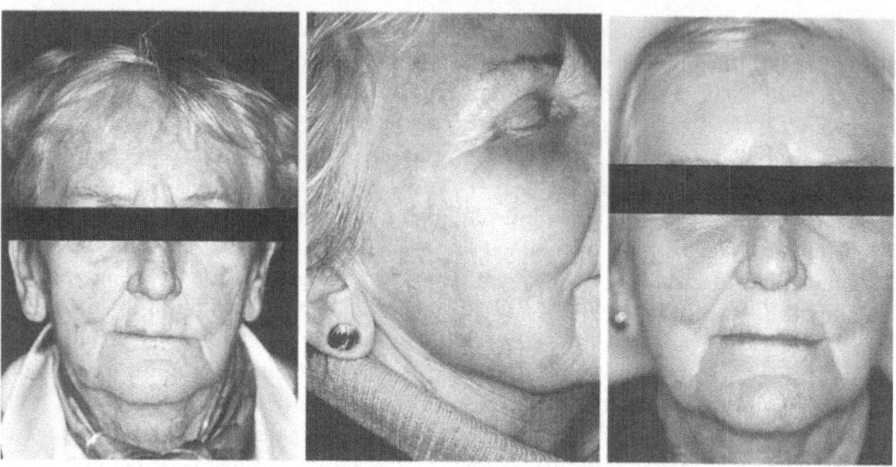

Abb. 3. a Multiple aktinische Keratosen vor dem Baker-Phenol-Peeling unter Okklusion. **b** Postpeelingergebnis, zwei Monate später. **c** Klinisches Bild, ein Jahr postpeeling mit rezidivierenden aktinischen Keratosen an der rechten Wange

che Applikation der wäßrigen Phenol-Lösung zu erreichen wäre, was wiederum eine erhöhte Narbenbildungs- und Hypopigmentierungsgefahr mit sich bringen würde. Baker's Phenol-Lösung ist das Peeling-Agens mit dem besten kosmetischen Resultat, aber auch mit den gravierendsten lokalen und systemischen Komplikationen. Diese Risiken können auf ein Minimum reduziert werden, wenn die Indikation sehr präzise gestellt wird, der Patient sehr sorgfältig untersucht wird und die Erwartungen realistisch bleiben.

Literatur

1. Baker TJ, Gordon HL (1961) The ablation of rhytids by chemical means: a preliminary report. J Florida Med Assoc 48:451
2. Brody HJ (1992) Chemical Peeling. Mosby Year Book, St. Louis, Baltimore, Boston, pp 1–5, 99–145
3. Kligman AM, Baker TJ, Gordon HL (1985) Long-Term Histologic Follow-Up of Phenol Face Peels. Plast Recostr Surg 75:652–659
4. McCollough EG, Beeson WH (1986) Chemical Peel. In: Beeson WH, McCollough EG (eds) Aesthetic Surgery of the Aging Face. C.V. Mosby, St. Louis, Toronto, pp 182–212
5. McCollough EG, Langsdon PR (1989) Chemical Peeling with Phenol. In: Roenigk RK, Roenigk HH Jr (eds) Dermatologic Surgery, Principles and Practice. Marcel Dekker, New York, Basel, pp 997–1016
6. Stegman SJ (1982) A Comparative Histologic Study of the Effects of Three Peeling Agents and Dermabrasion on Normal and Sundamaged Skin. Aesth Plast Surg 6:123–135

Erfahrungen mit neuartigen Hydrogelkompressen zur Wundkonditionierung

K.-P. Bellmann und H. Winter

Zusammenfassung

Hydrogelkompressen erweitern das Spektrum der verschiedenen Wundabdeckungen. Mit ihnen können die heilungsfördernden Vorteile einer feuchten Wundbehandlung genutzt werden. Sie eignen sich besonders für die Granulations- und Epithelisierungsphase der Wunde. Die Kompressen besitzen eine Polsterwirkung für Wunden in Problemzonen, während die Transparenz jederzeit die Beurteilung der Wunde erlaubt. Anhand ausgewählter klinischer Beispiele werden die guten Gebrauchseigenschaften und der positive Heilungsverlauf aufgezeigt.

Zur Wundkonditionierung liegen uns heute die unterschiedlichsten Wundabdeckungen vor [1, 2, 3]. Während früher in erster Linie trockene Mullkompressen verwendet wurden, haben tierexperimentelle und klinische Untersuchungen nachgewiesen, daß ein feuchtwarmes physiologisches Mikroklima an der Wundoberfläche den Heilungsprozeß deutlich beschleunigt.

Seit Anfang der 80er Jahre wurde mit Hydrogelkompressen ein neuer Wundverband entwickelt.

Tabelle 1. Indikationen zur Anwendung von Hydrogelkompressen

Indikation	*n*
Exzisionsdefekte nach Hauttumoroperationen	33
Postthrombotische Ulcera crurum	9
Nekrotisierendes Erysipel	1
Gesamt	43

Tabelle 2. Lokalisation der mit Hydrogelkompressen behandelten Wunden

Körperteil	*n*
Kopf/Hals	16
Obere Extremität	10
Untere Extremität	10
Rumpf	7
Gesamt	43

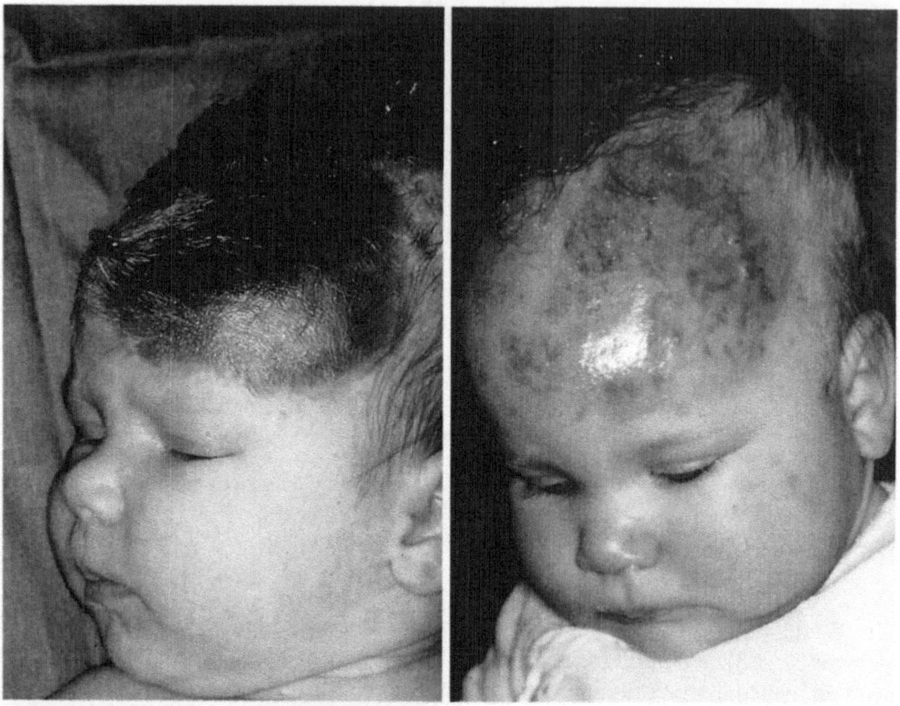

a

b

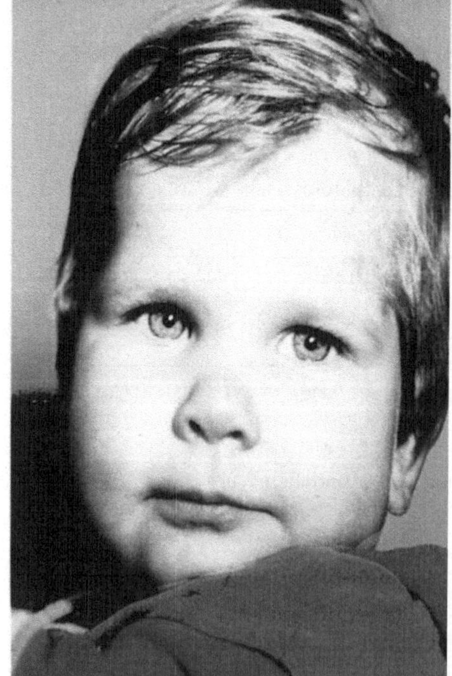

c

Abb. 1 a–c. a 3 Monate alter Säugling mit einem angeborenen großflächigen Naevus (Tierfellnaevus) am Kopf. **b** 9 Wochen nach Schleifung und Behandlung mit Hydrosorb. **c** Ergebnis 7 Monate postoperativ

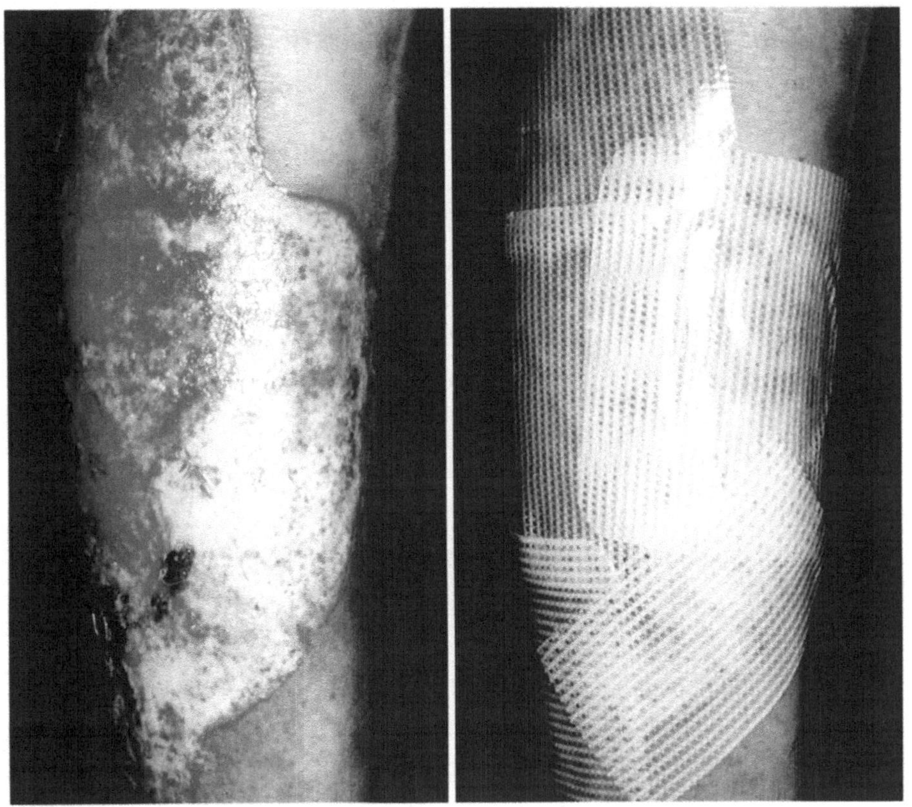

Abb. 2a–b. a 78jähriger Patient nach Laser-Dermabrasion wegen einer pagetoiden Retikulose am rechten Unterschenkel. **b** Abdeckung des Dermabrasionsgebietes mit Hydrosorb

Eine optimale Wundbehandlung muß nicht nur die allgemeinen Wundbedingungen berücksichtigen, sondern phasengerecht und individuell erfolgen.

Jede Wunde benötigt zur Heilung Feuchtigkeit, die vom Organismus durch das Wundsekret bereitgestellt wird, dadurch gelangen alle für den Reparationsprozeß nötigen Zellen, sowie Hormone, Enzyme und Wachstumsfaktoren in das Wundgebiet. Mit der Entwicklung von Hydrogelen können die heilungsfördernden Vorteile einer feuchten Wundbehandlung genutzt werden. Die hydroaktiven Materialien schützen die Wunde vor Feuchtigkeitsverlust, fördern die Flüssigkeitsaufnahme und verhindern sicher die Einwirkung äußerer Noxen. Unter dem Verband entsteht ein Mikroklima, das stimulierend und regulierend auf alle Zellaktivitäten und nutritiven Vorgänge während der einzelnen Wundheilungsphasen (Reinigungs-, Granulations-, Epithelisierungsphase) einwirkt.

Die von uns verwendeten Hydrogelkompressen Hydrosorb und Hydrosorb plus sind einzeln steril verpackt und bisher in 3 Größen im Handel. Im Gegensatz zu Hydrokolloidverbänden, die sich erst durch die Aufnahme von Wundsekret in ein Gel umwandeln, sind sie sofort voll funktionsfähig. Es ist ein fertiges Gel aus hydrophilen Polyurethan-Polymeren. In der dreidimensionalen Gelstruktur ist ein hoher Was-

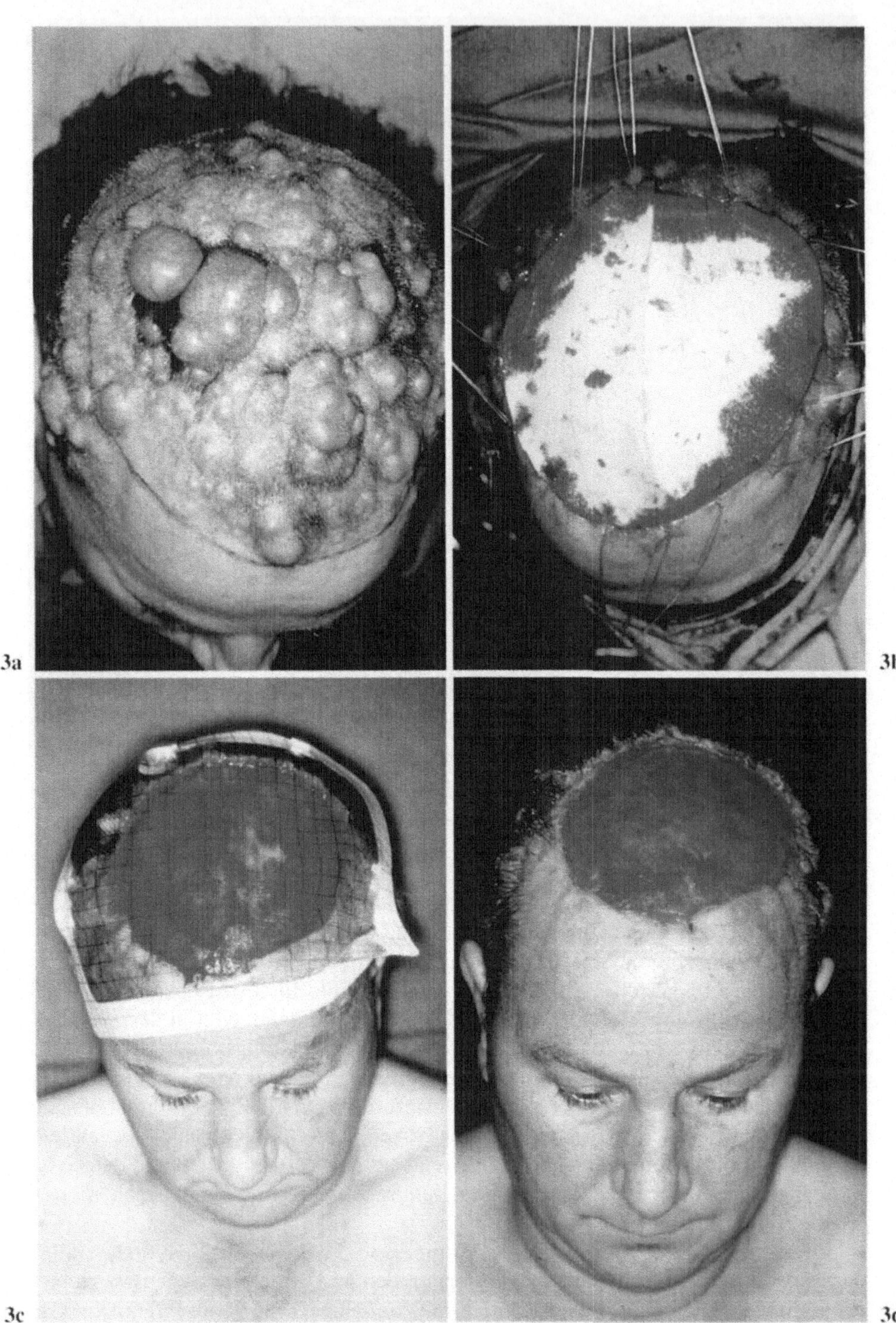

3a 3b 3c 3d

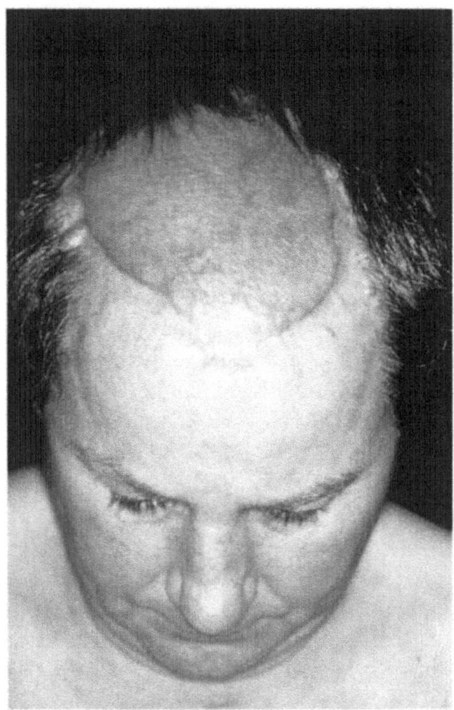
3e

Abb. 3 a–e. a 44jähriger Patient mit multiplen Zylindromen am Capillitium. **b** Postoperative Abdeckung des Defektes mit SYS-pur-derm. **c** Nach Entfernung des synthetischen Hautersatzpräparates, Wundkonditionierung mit Hydrosorb plus. **d** Transplantationsgerechtes Wundgebiet nach 3 Wochen Konditionierung. Anschließende Spalthauttransplantation (Mesh-graft-Technik). **e** Ergebnis 6 Monate nach der Transplantation

seranteil von ca. 60% eingelagert, so daß es von Anfang an eine feuchte Kompresse darstellt, die über gute Saugkraft verfügt und keimbeladene Wundsekretanteile in der Gelstruktur sicher einschließt. Ebenso zuverlässig absorbiert die Kompresse auch störende Gerüche, was für Patient und Pflegepersonal eine Erleichterung darstellt.

Als Barriere gegen Keimeinwanderung, Schmutz und Feuchtigkeit dient die semipermeable Deckschicht aus einer keim- und wasserdichten Polyurethan-Folie. Das neuartige Hydrogel hat die Eigenschaft, nicht mit der Wunde zu verkleben. Die Größe der Kompressen ist so zu wählen, daß der Verband die Wundränder um ca. 2 cm überragt. Das Wechseln der Gelplatte ist für den Patienten schmerzfrei.

Hydrosorb plus kann wegen seiner besonders dicken Gelschicht bis zu 7 Tage auf der Wunde bleiben. Die reduzierte Verbandwechselhäufigkeitt bedeutet mehr „Wundruhe“ und geringere Gefährdung durch Sekundärinfektionen, aber auch mehr Wirtschaftlichkeit.

Hydrosorb plus ist glasklar und bleibt das auch während des Gebrauchs. Ohne Manipulation am Verband läßt sich jederzeit der Zustand der Wunde ohne Probleme gut beurteilen. Das aufgedruckte cm-Raster ermöglicht eine genaue Wunddokumentation und macht den Heilungsfortschritt (oder -rückschritt) deutlich sichtbar.

Der breite Kleberand ist mit einem hypoallergenen Kleber beschichtet und sorgt für eine hautfreundliche, sichere Fixierung auch an Problemzonen des Verbandes. Mobile Patienten können mit dem Verband duschen.

Durch die elastische und voluminöse Gelstruktur wird außerdem eine ausgezeichnete Polsterwirkung der Wunde erreicht.

Innerhalb eines Zeitraumes von 15 Monaten haben wir bei 43 Patienten (24 Frauen und 19 Männer) Hydrosorb/Hydrosorb plus angewandt.

Die Verwendung der Hydrogelkompressen erfolgte in unserer Abteilung bei folgenden Indikationen (Tabelle 1).

Am häufigsten benutzten wir Hydrogelkompressen im Kopf-/Halsbereich (Tabelle 2).

Ziel der Behandlung war in den meisten Fällen die Konditionierung der Wundfläche, um diese in der Regel mit einem Spalthauttransplantat (Mesh-graft-Technik) zu decken oder eine Spontanheilung zu erreichen.

Anhand ausgewählter klinischer Beispiele sollen die guten Gebrauchseigenschaften und der positive Heilungsverlauf veranschaulicht werden (Abb. 1–3).

Nach unseren Erfahrungen eignen sich die Hydrogelkompressen besonders für die Granulations- und Epithelisierungsphase der Wunde. Kontraindiziert ist die Anwendung der Hydrogelkompressen bei stark mit Fibrin oder Nekrosen belegten sowie infizierten Wunden.

Hydrosorb plus verfügt über die gleichen physikalischen Wirkungsprinzipien wie Hydrosorb, unterscheidet sich jedoch in der Dicke der Gelschicht und besitzt einen selbsthaftenden Kleberand.

Hydrosorb bewährt sich auf großflächigen Wunden (z. B. Dermabrasio, Spalthautentnahmestellen), während sich Hydrosorb plus für Wunden in Problemzonen (z. B. Kopf-, Steißbein- und Fußbereich) durch den Kleberand anbietet und dabei bei Auflageflächen durch seine Dicke eine zusätzliche Polsterwirkung besitzt

Mit den Hydrogelkompressen sind die Möglichkeiten der Wundabdeckung um eine wertvolle Variante erweitert worden.

Literatur

1. Diem E (1991) Systematik, Methodik und Indikationsstellung des passageren Hautersatzes. Z Hautkr 66 (Suppl 3): 47–49
2. Winter H, Lehnert W (1984) Indikationen zur passageren Defektdeckung mit synthetischem Hautersatz nach Tumorentfernung im Kopf-Hals-Bereich. In: Müller RPA, Friedrich HC, Petres J (Hrsg) Fortschritte der operativen Dermatologie, Bd 1. Springer, Berlin Heidelberg New York, S 226–232
3. Winter H, Neuendorf D (1991) Wundkonditionierung mit Calciumalginat-Kompressen nach Hauttumoroperationen. Praxis J 10: 18–23

Möglichkeiten einer Immuno- und Zytokintherapie beim metastasierenden Melanom

M. ROUX und G. MAHRLE

Zusammenfassung

Es werden neue Antitumorstrategien dargestellt, welche sich z.T. schon in der klinischen Testung befinden. Hierzu gehören: 1. Die aktive Immunisierung mit Tumorlysaten oder mit virusinfizierten Tumorzellen; 2. Die Therapie mit murinen monoklonalen Antikörpern (MAk), die gegen tumorassoziierte Moleküle gerichtet sind; 3. Behandlung mit Zytokinen wie Interleukin-2 (Il-2), Tumornekrosefaktor alpha (TNF-α), die entweder direkt oder über zytotoxische T-Zellen auf den Tumor einwirken; 4. Behandlung mit extrakorporal lymphokinaktivierten Killerzellen (LAK) oder mit expandierten tumorinfiltrierenden Lymphozyten (TIL); 5. Behandlung mit molekularbiologisch veränderten, transfizierten Zellen.

Zum einen handelt es sich um eine Immunisierung mit Melanomzellen, die mit dem Il-2 Gen transfiziert wurden, zum anderen um eine Reinfusion von mit dem TNF-α Gen transfizierten TIL. Im ersteren Fall erwartet man durch die vermehrte Il-2 Produktion eine gesteigerte Aktivität von gegen den Tumor gerichteten Killerzellen, im zweiten Fall eine gezieltte TNF-α-Freisetzung am Tumor.

Klassische Chemotherapie beim metastasierenden malignen Melanom hat bisher keine zufriedenstellenden Ergebnisse bezüglich Remissionsinduktion und Verlängerung der Überlebenszeit gezeigt. Die Prognose des metastasierenden Melanoms mit einer durchschnittlichen Überlebenszeit von 5–6 Monaten und einer 1-Jahres-Überlebensrate von < 20% bei einer Ansprechrate auf Zytostatika von < 35% ist weiterhin sehr ungünstig. Sogenannte biologische Therapieformen, sowohl als Monotherapie oder in Kombination mit Zytostatika, werden daher schon seit geraumer Zeit auf ihre Wirksamkeit überprüft. Der Wunsch nach effizienteren Behandlungskonzepten beim metastasierenden malignen Melanom spiegelt sich auch darin wieder, daß Melanompatienten eine große Gruppe im Rahmen der begonnenen Gentherapien darstellen. An dieser Stelle soll ein Überblick über mögliche Behandlungsstrategien gegeben werden.

Die immunologischen Therapiekonzepte des malignen Melanoms beruhen letztlich auf der Hypothese, daß das Immunsystem bei der Erkennung von Tumorzellen versagt hat, diese also nicht rechtzeitig aus dem Organismus eliminiert hat. Die Behandlung mit Immunmodulatoren wie z.B. Il-2 verfolgt die Vorstellung, daß eine nicht adäquate Stimulation von T- und NK-Zellen durch eine exogene Zugabe dieser Mediatoren beziehungsweise In-vitro-Stimulation der Effektorzellen, den „Normalzustand" wiederherstellt und durch die somit erreichte zelluläre Immunantwort Tumorzellen effektiv aus einem Organismus entfernt werden können. Da die systemische Gabe z.B. von Il-2 neben den gewünschten Effekten einer Aktivitätssteigerung der gegen Tumorzellen gerichteten Zytotoxizität in den erforderlichen Dosen erhebliche systemische Nebenwirkungen entfalten kann, wird versucht, dies lokal zu begrenzen. Die Behandlungsstrategien entwickeln sich daher von den relativ unspezifischen Methoden (systemische Applikation von Immunmodulatoren) hin zu regional begrenzten (Perfusion) und im besten Fall Tumorzell-spezifischen Verfahren (Vakzinierung, somatische Gentherapie).

Aktive spezifische Immunisierung (ASI)

Das in einem Mausmodell entwickelte und dann zunächst beim humanen Kolonkarzinom eingesetzte Verfahren basiert auf der Steigerung der Antigenität von Tumorzellen nach deren Modifikation durch die Infektion mit dem apathogenen „Newcastle disease“ Virus (NDV). Hierzu werden autologe Melanomzellen postoperativ strahlungsinaktiviert und in vitro mit dem NDV infiziert. Danach erfolgt eine Impfung des Patienten durch sequenzielle intradermale Vakzinierung. Die Behandlung ist in der Regel für die Patienten ohne wesentliche schwerwiegende Nebenwirkungen behaftet.

Bei der Mehrheit der Patienten läßt sich durch ASI eine Typ IV-Reaktion gegen die Tumorzellvakzine induzieren. Diese korelliert auch mit In-vitro-Daten, nach denen eine gesteigerte Zytotoxizität gegen die Vakzine hervorgerufen wird im Vergleich zu nicht mit dem NDV infizierten Tumorzellen. Der Mechanismus der Steigerung der Antigenität durch die Virusinfektion ist bisher nicht geklärt. Möglicherweise trägt eine gesteigerte Synthese von Interferonen dazu bei [27].

Während beim Kolonkarzinom auch in vivo eine gewisse Ansprechrate aufgezeigt werden konnte, sind bei der palliativen Behandlung des metastasierenden Melanoms die Ergebnisse einer Pilotstudie unbefriedigend [28]. Einschlußkriterium waren hierbei Patienten mit ausgedehnter Metastasierung, welche für eine aggressivere Therapie nicht in Betracht kamen. ASI wurde hierbei parallel zu einer DTIC-Monotherapie angewandt [29]. Eine Studie zur adjuvanten Therapie, nun bei Patienten im klinischen Stadium III oder IV, die postoperativ makroskopisch tumorfrei sind, ist geplant.

Therapie mit monoklonalen Antikörpern

Die Hoffnung auf eine immunologische Therapie von Malignomen mittels xenogener monoklonaler Antikörper (mAk) beruht auf der Spezifität der Antikörper gegen definierte Zielstrukturen. MAk haben in weiten Feldern der medizinischen Diagnostik und beginnend auch in der Therapie (z. B. Beherrschung von Transplantatabstoßung) zunehmend an Bedeutung gewonnen. Demgegenüber stehen die eher enttäuschenden Ergebnisse in der Tumortherapie. Die Gründe hierzu sind vielfältig. Einerseits ist ein noch ungelöstes Problem der Transport der relativ großen Moleküle in die Tumore, während ein Großteil der injizierten Antikörper in anderen Organen, beispielsweise der Leber, sequestriert werden. Ein weiterer Punkt ist die Schwierigkeit, selektiv tumorspezifische Antigene zu identifizieren. Im Gegensatz hierzu limitiert die allergene Potenz der mAk als Fremproteine den klinischen Einsatz kaum.

MAk, welche gegen ein melanomassoziiertes Glykolipid (Gangliosid G_{D3}) gerichtet sind, wurden bereits klinisch eingesetzt und scheinen bei einigen Patienten tatsächlich zu einer Reduktion von Tumorgewebe zu führen [3]. Ein durchgreifender Erfolg an größeren Patientenkollektiven konnte jedoch nicht erzielt werden [25].

Neben der direkten biologischen Aktivität von mAk (d.h. Zytotoxizität, komplementvermittelte Zytolyse und der mAk vermittelten zellulären Zytotoxizität) kann die Lyse der Zielzellen durch Kopplung der mAk an Toxine (z.B. Ricin)) potenziert werden. Demgegenüber stehen, insbesondere bei wiederholter Anwendung, Phänomene wie die Bildung von anti-Mausimmunglobulin Antikörpern. Um dies zu vermeiden, werden hauptsächlich zwei molekularbiologische Techniken vorgeschlagen, nämlich die sogenannte Chimärisierung, bei der die Antigenstrukturen erkennenden Moleküle von Mausantikörpern an humane konstante Antikörperregionen gekoppelt werden („chimäre monoklonale Antikörper"). Die andere, elegantere Methode, beruht darauf, daß aus den variablen Regionen von Antikörpern nicht große Teile, sondern lediglich Bruchstücke, welche für die Antigenerkennung notwendig sind, „herausgeschnitten" werden und in den entsprechenden Molekülrahmen eingebaut werden („humanisierte monoklonale Antikörper") [24].

Eine noch weitergehende Methode, die jedoch bisher für therapeutische Antikörper noch nicht eingesetzt wurde, verzichtet nun gänzlich auf den Schritt der In-vivo-Generierung von mAk. Hierbei werden Expressions-Genbanken mit einer sehr großen Anzahl von Antigen erkennenden Antikörperteilen nach dem Zufallprinzip molekularbiologisch generiert. Aus dieser Vielfalt von Molekülen werden dann die gewünschten Antigenbindenden mAk herausgesondert.

Eine weitere Strategie zur verbesserten biologischen Wirksamkeit stellt die Verwendung bispezifischer mAk dar [17]. Diese werden entweder chemisch durch die Vereinigung von zwei unterschiedlichen Antikörperteilen oder mittels molekularbiologischer Methoden durch Fusionierung der entsprechenden Gene hergestellt. Bispezifische Antikörper erkennen in der Regel sowohl tumorassoziierte Moleküle als auch von T-Zellen exprimierte und an deren Aktivierung beteiligte Zellmembranproteine. Hierdurch läßt sich das zytotoxische Potential von T-Lymphozyten „antikörpergesteuert" gegen Tumorzellen einsetzen. Eine Tumorspezifität der T-Zellen ist in diesem Fall nicht nötig, sondern wird durch die mAk vermittelt [20].

Aus der Vielzahl der Möglichkeiten der Herstellung und Kombination konventionell oder gentechnisch gewonnener Antikörper ist dennoch bis heute noch kein allgemein brauchbares Prinzip bezüglich der Therapie metastasierender Melanome gefunden worden [31]. Obwohl die Ära, in der mAk als „magic bullet" angesehen wurden, sicherlich vorüber ist, stehen die neu entwickelten Möglichkeiten, insbesondere die bispezifischen mAk, erst am Anfang ihrer klinischen Erprobung. Das gegenwärtig wichtigste therapeutische Einsatzgebiet für mAk ist jedoch nicht die Malignomtherapie, sondern die Behandlung von Abstoßungskrisen bei Organtransplantationen, wo sie in Kombination mit anderen Immunsuppressiva einen festen Platz in der Routinetherapie besetzen.

Systemische und lokale Zytokintherapie

Das bisher am weitesten verbreitete biologische Therapieprinzip beim malignen Melanom ist die systemische Zytokintherapie, welche sowohl in Monotherapie als auch in Kombination mit zytostatischer Therapie Anwendung findet. Hierüber sind auch die Daten der größten Patientenkollektive verfügbar. Von besonderer Bedeutung sind die Zytokine Interferon α (IFN-α) und Interleukin-2 (Il-2) in der Therapie des metastasierenden malignen Melanoms [32].

Die erheblichen unerwünschten Wirkungen des Il-2, die insbesondere bei hochdosierter intravenöser Applikation auftreten, bilden einen limitierenden Faktor in der Behandlung. Von den pleiotropen Effekten ist das „capillary leak syndrome" mit der Ausbildung ausgeprägter Ödeme häufig für eine Dosisreduktion und zum Teil für einen Therapieabbruch verantwortlich.

Von sämtlichen Therapieformen scheint bei den gegenwärtig benutzten Behandlungsschemata die Kombination von IFN-α und DTIC [4] das relativ günstigste Verhältnis von Ansprechrate zu unerwünschten Wirkungen mit einer Remissionsrate von ca. 30% zu besitzen [10, 16, 21]. Die langfristigen Erfolge mittels einer Kombination aus Il-2 und IFN-α können zur Zeit noch nicht abschließend beurteilt werden [12].

Erste Untersuchungen wurden mit einer lokalen Applikation von Immunmodulatoren bei metastasierenden Malignomen durchgeführt, beispielsweise die inhalative Therapie mit Il-2 beim Bronchialkarzinom.

Beim malignen Melanom sind lokale Injektionen von Il-2 in Melanommetastasen an einer geringen Fallzahl begonnen worden. Die beim Melanom gewonnenen Daten sind durchaus ermutigend. Denkbar wäre hierbei zumindest die Einsparung operativer Metastasenexzisionen bei multiplen kutanen und/oder subkutanen Metastasen des Primärtumors. Weitere Daten über Untersuchungen an größeren Patientenkollektiven stehen jedoch derzeit noch nicht zur Verfügung.

LAK-/TIL-Therapie

Das schon seit Jahren bekannte Prinzip der Therapie mit lymphokinaktivierten Killerzellen beruht auf der Beobachtung, daß Il-2-stimulierte Lymphozyten, die aus dem peripheren Blut gewonnen werden, eine gesteigerte zytotoxische Aktivität gegenüber Tumorzellen entwickeln. Prinzipiell werden nach einer Il-2 Vorbehandlung Blutlymphozyten (PBL) isoliert und diese in vitro erneut mit Il-2 behandelt. Nach einer erneuten Infusion dieser Zellen erhofft man sich eine deutlich gesteigerte zytotoxische Aktivität gegen die Tumorzellen. Während diese Beobachtung in vitro durchaus zutrifft, sind die klinischen Ergebnisse beim metastasierenden malignen Melanom weniger erfolgversprechend. Darüber hinaus kann dieses Behandlungskonzept erhebliche unerwünschte Wirkungen für die Patienten besitzen. Es existieren neuere Berichte, nach denen eine alleinige Il-2-Therapie nicht weniger wirksam ist als eine kombinierte Il-2-/LAK-Zellbehandlung.

Die bisher verfügbaren Erfahrungen mit der LAK-Zelltherapie zeigen nicht die gewünschten Erfolge [30]. Es existieren sogar einzelne Daten darüber, daß der Anteil der LAK-Zellen in der kombinierten LAK-Zell-Il-2-Therapie für eine erhöhte Inzidenz von Nebenwirkungen verantwortlich ist, jedoch keinen zusätzlichen therapeutischen Nutzen aufweist [23].

Um die Erfolgsrate zu verbessern, wurde ein weiterführendes Therapiekonzept der LAK-Zelltherapie mit Perfusion von mit Metastasen befallenen Organen, z.B. Leber, vorgeschlagen [13]. Einzelberichte hierzu zeigen einen positiven Verlauf, sind jedoch aufgrund des technischen Vorgehens nur in ausgewählten Fällen anwendbar [15].

Das relativ unspezifische Konzept der LAK-Zelltherapie wurde ergänzt durch den Gedanken, nicht Lymphozyten des peripheren Blutes als Substrat zur Gewinnung aktivierter zytotoxischer Zellen zu benutzen, sondern selektiv die in situ in das Tumorgewebe eingewanderten T- und NK-Zellen in der Therapie einzusetzen. Diese sogenannten Tumor infiltrierenden Lymphozyten werden nach der Tumorexzision aus der Tumormasse isoliert, um dann in vitro mittels Inkubation in Il-2-haltigem Medium expandiert zu werden [14]. Diese Zellen werden ebenfalls reinfundiert, um in den Tumorgeweben ihre zytotoxischen Effektorfunktionen auszuüben [1]. Sowohl LAK-Zell- als auch TIL-Therapie werden in der Regel mit systemisch applizierten Il-2 kombiniert [2].

In den ersten gentherapeutischen Untersuchungen (s. unten) gelang mittels Übertragung von sogenannten Markergenen hierbei auch der Nachweis, daß die TIL, nachdem sie aus dem Tumorzellverband gelöst, stimuliert und wieder reinfundiert wurden, tatsächlich ein „homing"-Verhalten zeigen und in Tumorzellgeweben nachweisbar waren.

Somatische Gentherapie

Auch bei der systemischen Applikation hoher Dosen von Immunmodulatoren sind wahrscheinlich deren Konzentrationen im Tumorgewebe selbst vergleichsweise gering. Im Gegensatz hierzu ist die Zytokinsekretion unter physiologischen Bedingungen sehr effektiv und zielgerichtet. Zytotoxische T-Lymphozyten beispielsweise geben ihre Effektorsubstanzen in hoher Konzentration in den Spalt der Kontaktregion mit ihren Zielzellen ab. Eine Zytolyse kann daher unter Schonung des Nachbargewebes erfolgen. Ziel neuer Therapien muß es daher sein, in situ hohe Zytokinkonzentrationen zu erreichen. Die o. g. konventionellen Wege (lokale Injektion, lokoregionäre Perfusion) können beim malignen Melanom hierbei bereits einen wesentlichen und insbesondere bei der lokalen Injektion relativ einfach zu handhabenden Beitrag leisten. Einen Schritt weiter gehen die Bemühungen der Gentherapie, bei der dieses Problem auf zellulärer Ebene angegangen wird [6, 8, 22].

Eine der gentherapeutischen Strategien beruht darauf, Tumorzellen derart zu verändern, daß sie selbst Immunmediatoren sezernieren und eine primäre Immunantwort durch die sie umgebenden Lymphozyten initiieren [5, 19]. Einer der gegenwärtig verfolgten Wege ist die In-vitro-Transfektion der Tumorzellen mit dem Il-2 Gen, welches unter der Kontrolle eines konstant aktiven Promoters steht. Die Transfektion erfolgt mittels retroviraler Vektoren. Diese Vektoren besitzen die Eigenschaft, stabil in das eukaryontische Genom integrieren zu können. Nach diesem Schritt werden die Zellen reinfundiert, um in vivo mittels des Il-2 eine gesteigere Zytotoxizität zu induzieren [18]. Neben dem Il-2 beginnen auch erste Versuche mitt dem γ-Interferon Gen [7]. Auch die Kombination von somatischer Gentherapie und systemischer Applikation von weiteren Zytokinen wird erprobt [26].

Auf die hierbei gebotenen Sicherheitsvorkehrungen und die nicht unerheblichen apparativen Voraussetzungen wird an dieser Stelle nicht eingegangen. Aussagen über den Erfolg dieses Verfahrens können gegenwärtig noch nicht getroffen werden.

Von den Einwänden gegen den Einsaz retroviraler Vektoren seien nur einige genannt. Ein theoretischer Nachteil ist der nicht vorhersagbare Genort der chromosomalen Integration, so daß unter Umständen mit einer Transaktivierung körpereigener Onkogene zu rechnen sein könnte. Deshalb werden auch Vektoren entwickelt, welche nur episomal replizieren. Andererseits werden die Methoden des „gene targeting" weiterentwickelt. Hierbei wird durch homologe Rekombination Fremd-DNA gezielt an einen vorbestimmten Genort plaziert. Weiterhin sind die momentan benutzten Promotoren nicht induzierbar und erlauben daher keine Steuerung der Expressionsstärke des insertierten Gens [33].

Eine andere, von der technischen Verfahrensweise ähnliche Methode, jedoch von dem gegenteiligen Standpunkt ausgehend, ist die In-vitro-Einführung eines Genes in TIL [11], welches für ein tumortoxisches Protein kodiert, z. B. TNF-α. Isolierte TIL werden ebenfalls retroviral mit dem Gen für TNF-α transduziert und in den Patienten reinfundiert. Auch wenn beide Verfahren konzeptionell sehr vielversprechend anmuten, ergeben sich doch eine Reihe verfahrenstechnischer Hindernisse. Anders als bei den nicht gentechnisch veränderten TIL konnte nämlich bei den TNF-α sezernierenden T-Lymphozyten das „homing"-Verhalten in Tumorgewebe nicht in gleichem Maße nachgewiesen werden. Darüber hinaus haben sich Schwierigkeiten in der Produktion der notwendigen Menge des sezernierten TNF-α herausgestellt. Während in vitro die gentechnisch veränderten Lymphozyten Tumorzellen lysieren können, ist die in vivo zu erhaltende Menge TNF-α noch eine Größenordnung zu niedrig. Die Ursachen hierfür sind nicht bekannt, so daß dieses Therapiekonzept trotz seines positiven Ansatzes noch einer Reihe von Verbesserungen bedarf. Der Einsatz anderer Promoter/Enhancer Elemente in die retroviralen Vektoren könnte zu einer Lösung dieses Problemes beitragen.

Die jüngste, jedoch vielleicht vielversprechendste gentherapeutische Strategie beruht auf der Expression sogenannter akzessorischer Moleküle auf den Tumorzellen mit dem Ziel einer Initiierung und Amplifizierung einer T-Zell vermittelten Immunantwort [9]. Die T-Zellaktivierung bedarf neben der Erkennung von Fremdantigen über den T-Zell Rezeptor Komplex ($T3/T_1$) im Zusammenhang mit kompatiblen Genprodukten des MHC weiterer Rezeptor/Ligand Interaktionen zwischen T-Lymphozyt und Zielzelle, z. B. ICAM/LFA-1, CD2/LFA-3, CD28/B7. Eine Defizienz dieses Zusammenspiels kann unter bestimmten Voraussetzungen sogar klonale Anergie bewirken, eine durchaus denkbare Ursache für das Versagen des Immunsystems bei der natürlichen Tumorzellelimination.

Die für die T-Zellaktivierung nötige Kostimulation kann z. B. durch die Transfektion des Transmembranproteins B7, einem Liganden für das auf T-Lymphozyten exprimierte CD28, bewirkt werden. So wurde von mehreren Arbeitsgruppen gezeigt, daß B7 in transfizierten Melanomzellen eine tumorprotektive und tumorrückbildende Wirkung hat.

Literatur

1. Arienti F, Belli F, Rivoltini L et al. (1993) Adoptive immunotherapy of advanced melanoma patients with interleukin-2 (Il-2)) and tumor-infiltrating lymphocytes selected in vitro with low doses of Il-2. Cancer Immunol Immunother 36:315–322
2. Baars JW, Fonk JC, Scheper RJ et al. (1992)) Treatment with tumour infiltrating lymphocytes and interleukin-2 in patients with metastatic melanoma: a pilot study. Biotherapy 4:289–297
3. Bajorin DF, Chapman PB, Wong GY et al. (1992) Treatment with high dose mouse monoclonal (anti-GD3) antibody R24 in patients with metastatic melanoma. Melanoma Res 2: 355–362
4. Falkson CI, Falkson G, Falkson HC (1991) Improved results with the addition of interferon alfa-2b to dacarbazine in the treatment of patients with metastatic malignant melanoma. J Clin Oncol 9:1403–1408
5. Gansbacher B, Bannerji R, Daniels B et al. (1990) Retroviral vector-mediated gamma-interferon gene transfer into tumor cells generates potent and long lasting antitumor immunity. Cancer Res 50:7820–7825
6. Gansbacher B, Rosenthal FM, Zier K (1993) Retroviral vector-mediated cytokine-gene transfer into tumor cells. Cancer Invest 11:345–354
7. Gansbacher B, Zier K, Cronin K et al. (1992) Retroviral gene transfer induced constitutive expression of Il-2 or interferon-gamma in irradiated human melanoma cells. Blood 80: 2817–2825
8. Gastl G, Finstad CL, Guarini A et al. (1992) Retroviral vector-mediated lymphokine gene transfer into human renal cancer cells. Cancer Res 52:6229–6236
9. Hellstrom KE, Hellstrom I, Linsley P, Chen L (1993) On the role of costimulation in tumor immunity. Ann NY Acad Sci 690:225–230
10. Hersey P, McLeod GR, Thomson DB (1991) Treatment of advanced malignant melanoma with recombinant interferon alfa-2a in combination with DTIC: long-term follow-up of two phase II studies. Br J Haematol 1:60–66
11. Kasid A, Morecki S, Aebersold P et al. (1990) Human gene transfer: characterization of human tumor-infiltrating lymphocytes as vehicles for retroviral-mediated gene transfer in man. Proc Natl Acad Sci USA 87:473–477
12. Keilholz U, Scheibenbogen C, Tilgen W et al. (1993) Interferon-alpha and Il-2 in the treatment of metastatic melanoma. Comparison of two phase II trials. Cancer 72:607–614
13. Keilholz U, Schlag P, Tilgen W et al. (1992) Regional administration of lymphokine-activated killer cells can be superior to intravenous application. Cancer 69:2172–2175
14. Kradin RL, Kurnick JT, Lazarus DS et al. (1989) Tumour-infiltrating lymphocytes and interleukin-2 in treatment of advanced cancer. Lancet 1:577–580
15. Lejeune FJ, Lienard D, Leyvraz S, Mirimanoff RO (1993) Regional therapy of melanoma. Eur J Cancer 29A:606–612
16. Mulder NH, Willemse PH, Schraffordt KH et al. (1990) Dacarbazine (DTIC) and human recombinant interferon alpha 2a (Roferon) in the treatment of disseminated malignant melanoma. Br J Cancer 62:1006–1007
17. Nistico P, Mortarini R, De ML et al. (1992) Cell retargeting by bispecific monoclonal antibodies. Evidence of bypass of intratumor susceptibility to cell lysis in human melanoma. J Clin Invest 90:1093–1099
18. Osanto S, Brouwenstyn N, Vaessen N et al. (1993) Immunization with interleukin-2 transfected melanoma cells. A phase I-II study in patients with metastatic melanoma. Hum Gene Ther 4:323–330
19. Porgador A, Gansbacher B, Bannerji R et al. (1993)) Anti-metastatic vaccination of tumor-bearing mice with Il-2-gene-inserted tumor cells. Int J Cancer 53:471–477
20. Reisfeld RA (1992) Potential of genetically engineered monoclonal antibodies for cancer immunotherapy. Pigment Cell Res 2:109–112
21. Ron IG, Inbar MJ, Gutman M et al. (1993) Recombinant interferon alpha-2a in combination with dacarbazine in the treatment of metastatic malignant melanoma: analysis of long-term responding patients. Cancer Immunol Immunother 37:61–66

22. Rosenberg SA, Aebersold P, Cornetta K et al. (1990) Gene transfer into humans-immunotherapy of patients with advanced melanoma, using tumor-infiltrating lymphocytes modified by retroviral gene transduction [see comments]. N Engl J Med 323:570–578
23. Rosenberg SA, Lotze MT, Yang JC et al. (1993) Prospective randomized trial of high-dose interleukin-2 alone or in conjunction with lymphokine-activated killer cells for the treatment of patients with advanced cancer. J Natl Cancer Inst 85:622–632
24. Saleh MN, Khazaeli MB, Wheeler RH et al. (1992) Phase I trial of the chimeric anti-GD2 monoclonal antibody ch14.18 in patients with malignant melanoma. Hum Antibodies Hybridomas 3:19–24
25. Saleh MN, Khazaeli MB, Wheeler RH et al. (1992) Phase I trial of the murine monoclonal anti-GD2 antibody 14G2a in metastatic melanoma. Cancer Res 52:4342–4347
26. Schendel DJ, Gansbacher B (19993) Tumor-specific lysis of human renal cell carcinomas by tumor-infiltrating lymphocytes: modulation of recognition through retroviral transduction of tumor cells with Il-2 complementary DNA and exogenous alpha interferon treatment. Cancer Res 53:4020–4025
27. Schirrmacher V (1989) Immunobiology and immunotherapy of cancer metastases – ten-year studies in an animal model resulting in the design of an immunotherapy procedure now under clinical testing. Interdisciplinary Science Reviews 14:291–303
28. Schlag P, Manasterski M, Gerneth T et al. (1992) Active specific immunotherapy with Newcastle-disease-virus-modified autologous tumor cells following resection of liver metastases in colorectal cancer. First evaluation of clinical response of a phase II-trial. Cancer Immunol Immunother 35:325–330
29. Schwürzer-Voit M, Proebstle TM, Staib G et al. (1993) Active specific immunisation (ASI) and antisuppressive therapy combined with monochemotherapy for metastatic melanoma. Arch Dermatol Res 286:219
30. Sznol M, Clark JW, Smith J2 et al. (1992) Pilot study of Il-2 and lymphokine-activated killer cells combined with immunomodulatory doses of chemotherapy and sequenced with interferon alfa-2a in patients with metastatic melanoma and renal cell carcinoma. J Natl Cancer Inst 84:929–937
31. Tilgen W,Matzku S (1990) Pitfalls in the clinical application of monoclonal antibodies in malignant melanoma: modulation by and impaired accessibility of antigens to monoclonal antibodies. Cancer Treat Rev 17:357–371
32. Veelken H, Rosenthal FM, Schneller F et al. (1992) Combination of Il-2 and interferon-alpha in renal cell carcinoma and malignant melanoma: a phase II clinical trial. Biotechnol Ther 3:1–4
33. Vile RG, Hart IR (1993) In vitro and in vivo targeting of gene expression to melanoma cells. Cancer Res 53:962–967

Erste Ergebnisse mit peritumoral injiziertem Il-2 beim Melanom

J. GUTWALD, W. GROTH und G. MAHRLE

Zusammenfassung

In der vorliegenden Pilotstudie wird über die Interleukin 2 (Il-2)-Behandlung von Melanommetastasen mittels peritumoraler Injektion bei 2 Patienten mit multiplen kutanen Melanommetastasen berichtet. Es wurden insgesamt 31 bzw. 39 · 10⁶ IE rekombinantes Il-2 (Proleukin) mit steigender Konzentration in je eine Metastase jedes Patienten appliziert. Außer einer lokalen Rötung und Schwellung führte dies zu keiner klinischen Nebenwirkung oder Veränderung der Laborwerte. Die histologische Auswertung zeigte eine fast vollständige Nekrose der behandelten Tumorknoten. Im Vergleich zu Kontrollbiopsien unbehandelter bzw. lösungsmittelbehandelter Metastasen nahm das T-zellreiche Infiltrat intra- und insbesondere peritumoral deutlich zu. Während das Verhältnis der Helfer- zu den Suppressor-T-Zellen unverändert blieb, stieg der Anteil der NK-Zellen, Monozyten/Makrophagen und der Il-2-Rezeptor tragenden Zellen im Infiltrat an. Diese Reaktion war streng begrenzt auf die behandelten Metastasenknoten. Möglicherweise kann der beschriebene Therapieansatz bei Patienten, die eine operative oder systemische Chemo-/Immunotherapie ablehnen oder bei denen diese nicht möglich sind, als alternative Therapieform eingesetzt werden.

Einleitung

Bislang gibt es beim metastasierenden malignen Melanom keine kurative Therapiemöglichkeit. Mittels operativer Therapie oder systemischer Chemo-/Immunotherapie wird versucht, das Tumorwachstum einzudämmen. Bei manchen Patienten ist dies jedoch nicht möglich bzw. wird eine derartig invasive Therapie abgelehnt. Im folgenden wird eine nebenwirkungsarme Therapie mit peritumoral appliziertem rekombinanten Interleukin 2 (rIl 2) beschrieben, die zu einer lokalen Tumorregression führt.

Material und Methode

Zwei 56 und 65 Jahre alte männliche Patienten mit multiplen Hautmetastasen eines malignen Melanoms der unteren Extremität wurden nach einem festen Studienprotokoll mit Proleukin (rIl-2, Eurocetus) behandelt. 1 ml rIl-2 enthielt 6 Mio. internationale Einheiten (IE) bzw. 1 Mio. Cetus Einheiten (CE) rIl-2 in einer Lösungsflüssigkeit aus 0,15% Humanserumalbumin und 3% Dextrose.

Vom 1. bis zum 11. Tag wurde jeden 2. Tag eine Metastase jedes Patienten mit steigenden Behandlungsstufen von 1, 2, 4, 8 und 12 Mio. IE umspritzt. Bei Auftreten von ausgeprägter Rötung, Schwellung und Überwärmung wurde die Behandlung mit der zuletzt applizierten Dosis fortgesetzt. Bei jedem Patienten wurde vor Beginn eine unbehandelte Metastase und am Tag 12 die rIl-2 sowie eine Lösungsmittel-behandelte Metastase entnommen. Die Gewebeproben wurden histologisch (Paraffinschnitte) und immunhistologisch (Kryostatschnitte mittels APAAP-Methode) ausgewertet. Während der Behandlung wurden regelmäßig das Labor, die Vitalfunktion sowie die Temperatur kontrolliert.

Ergebnisse

Die Behandlung führte zu keinen systemischen Nebenwirkungen. Lokal entstand eine Rötung, Überwärmung und Schwellung, die ca. 16 h nach jeder Umspritzung ihr Maximum erreichte. Beim ersten Patienten wurde daher bis zu einer maximalen Dosis von 8 Mio. IE und beim zweiten Patienten bis 12 Mio. IE gesteigert und die Behandlung anschließend mit dieser Konzentration fortgesetzt. Insgesamt wurde eine kumulative Dosis von 31 Mio. IE bzw. 39 Mio IE rIl-2 erreicht. Unbehandelte Metastasen zeigten in der Nachbehandlungszeit keine Veränderungen.

Behandelte und nicht behandelte Metastasen waren subkutan gelegen und stark pigmentiert. Unbehandelte Metastasen zeigten histologisch intratumorale Nekrosezonen, die bis zu 20% des Tumorgewebes einnahmen, wohingegen sich behandelte Metastasen fast vollständig nekrotisch darstellten. Im Gegensatz zu dem geringen Zellinfiltrat unbehandelter Metastasen fand sich in behandelten Tumorknoten ein ausgeprägtes peritumorales und intratumorales Infiltrat.

Immunhistologisch bestand das Infiltrat in behandelten wie in unbehandelten Metastasen hauptsächlich aus T-Zellen, wobei die T-Helfer-Zellen gegenüber den T-Suppressor-Zellen überwogen. Der Anteil der NK-Zellen, Mac-1 positiven Zellen (Monozyten/Makrophagen, Granulozyten und Null-Zellen) sowie Il-2-Rezeptor tragenden Zellen nahm in behandelten Metastasen deutlich zu. Die B-Zell-Population veränderte sich unter der Behandlung nicht. Eine verstärkte Infiltration der Tumornekrosezonen gegenüber dem Resttumorgewebe war für keine der genannten Zellpopulationen nachzuweisen.

Diskussion

Il-2, ursprünglich als „T-cell growth factor" bezeichnet, ist ein Lymphokin und wird während einer Immunantwort durch T-Lymphozyten sezerniert. Es regt antigenstimulierte und aktivierte T-Zellen zur Proliferation an. Auf das Tumorgewebe bezogen bedeutet dies, daß die T-Zellen, die durch Tumorantigen aktiviert werden können, in Gegenwart von Il-2 proliferieren [1]. Gerade die Il-2 aktivierten tumorinfiltrierenden Lymphozyten (TIL) wirken bei verschiedenen Tumoren im Mausmodell 50 bis 100 mal stärker zytotoxisch als die Il-2 aktivierten peripheren Lymphozyten (LAK) [4]. Ausgehend von dieser Überlegung haben wir bei 2 inoperablen und anders nicht mehr therapierbaren Melanompatienten kutan und subkutan gelegene Metastasen mit rIl-2 umspritzt.

Das Ergebnis zeigt, daß mit rIl-2 nach histologischen Kriterien eine lokale Melanomnekrose und deutliches intra- und peritumorales Infiltrat verstärkt wird bzw. induzierbar ist. Dieser Effekt läßt sich offenbar auch bei anderen Tumoren, z.B. beim metastasierenden ekkrinen Porom [2] und beim malignen Hämangioendotheliom [3] nach peritumoraler Il-2 Applikation auslösen.

Immunhistologisch konnten wir nachweisen, daß unter Il-2 Einwirkung der Anteil an NK-Zellen und Monozyten/Makrophagen am Infiltrat zunahm. Der Il-2-Rezeptor wurde verstärkt exprimiert als Zeichen eines höheren Aktivitätsgrades des Infiltrates. Allerdings kam es zu einer leichten prozentualen T-Zell-Verminderung. Da jedoch das Infiltrat insgesamt deutlich zugenommen hat, ist absolut von einer erheblichen Zunahme der T-Zell-Infiltration auszugehen. Ob es sich dabei um Tumor-spezifische T-Zellen handelt, ist mit unseren Markern nicht zu entscheiden. Inwieweit die eingewanderten Makrophagen und NK-Zellen mit der Tumornekrose in Verbindung stehen, bleibt unklar.

Die beschriebene Therapie ist gut verträglich und führte außer einer Lokalreaktion zu keiner systemischen Nebenwirkung. Sie könnte daher bei Patienten im fortgeschrittenen Tumorstadium, die einer anderen Therapie nicht mehr zugänglich sind, palliativ eingesetzt werden.

Literatur

1. Borden EC, Sondel PM (1990) Lymphokines and cytokines as cancer treatment. Cancer 65: 800–814
2. Dummer R, Becker JC, Boser B et al. (1992) Successful therapy of metastatic eccrine poroma using perilesional interferon-alfa and interleukin-2. Arch Dermatol 128: 1127–1128
3. Inadomi T, Fujioka A, Suzuki H (1992) A case of malignant haemangioendothelioma showing response to interleukin-2 therapy. Br J Dermatol 127: 442–449
4. Rosenberg SA, Soiess P, Lafreniere R (1986) A new approach to the adoptive immunotherapy of cancer with tumor-infiltrating lymphocytes. Science 233: 1318–1321

Möglichkeiten und Grenzen bei ambulanten Eingriffen

Möglichkeiten und Grenzen bei ambulanten Eingriffen in der operativen Dermatologie

A. SCHOLZ und I. HACKERT

Zusammenfassung

Bericht über 5.119 ambulant durchgeführte Operationen bei 4.870 Patienten in den Jahren 1979–1988. Die Zunahme der Operationen/Jahr betrug in diesen 10 Jahren 57%. Die Ursache für die Steigerung werden analysiert. Im Spektrum der angewandten Methoden belegt die primäre Chirurgie 80,2%, Elektrokaustik und Exkochleation 10,2%. Kryochirurgie, Dermabrasion und Sklerosierung umfassen die restlichen 9,6%. Die Auswertung der operativen Eingriffe nach der Relation Diagnose und Behandlungsform zeigt, daß Randfaktoren wie Alter, Lokalisation und Rezidivhäufigkeit in die Entscheidung über die Therapieform eingehen. Von den 5.119 Operationspräparaten wurden 47,5% histologisch untersucht. Klinische Treffsicherheit und Differenzen zwischen Klinik und Histologie wurden diagnoseabhängig ausgewertet. Als Grenzfaktoren für die ambulante Durchführbarkeit operativer Eingriffe in der Dermatologie werden Tumorausdehnung in Verbindung mit speziellen Tumorarten angesehen: Sklerodermiforme und ulcerierende Basaliome, Spinaliome, maligne Melanome sowie Rezidive der genannten Tumorarten.

Unser Lehrer Heinz-Egon Kleine-Natrop (1917–1985) hat in den 50er Jahren den Begriff der „operativen Therapie des Dermatologen" geprägt und damit für Dresden und unsere deutsche Dermatologie richtungsweisende Akzente gesetzt. Dementsprechend nahm und nimmt die operative Dermatologie im stationären wie ambulanten Bereich der Akademieklinik einen breiten Raum ein. Eine Hochschuleinrichtung hat ihre spezifischen Aufgaben in medizinischer Betreuung, Lehre und Forschung. Unter dem Aspekt der Weiterbildung zum Facharzt müssen wir einen gewissen Anteil an Grundbetreuung haben, um den auszubildenden Ärzten die Palette der Diagnosen zeigen zu können, die sie in ihrer Niederlassung täglich sehen werden und ihnen die operativen Therapieformen beibringen, die sie diagnosegerecht einsetzen sollen. Während der poliklinischen Ausbildungsphase haben die Kollegen in Dresden schon immer aktiv die verschiedenen Methoden der operativen Dermatologie erlernen müssen, so daß wir mit der aktualisierten Weiterbildungsordnung keine Schwierigkeiten haben. Diese konsequente Weiterbildung strahlt in das Umfeld aus, wenn die Kollegen sich niederlassen und mit schönen Operationsergebnissen das Image unserer Dermatologie bei Patienten und den Kollegen anderer Fachgebiete hochhalten.

Die für den Zeitraum 1979–1988 durchgeführte Analyse umfaßte 5.119 Operationen bei 4.870 Patienten [6]. Die niedrige Quote von 47,5% histologischer Abklärungen war überwiegend von nichtmedizinischen Faktoren wie Mangel an Personal und Technik sowie auch unzureichendem Bewußtsein für die juristische Bedeutung dieser klärenden Histologie bestimmt [1]. Die Anzahl der Operationen/Jahr hat von 430 im Jahr 1979 auf 675 im Jahr 1988 zugenommen.

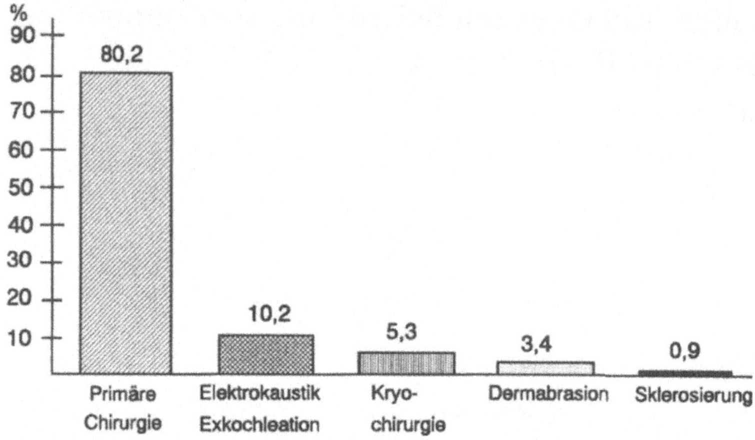

Abb. 1. Spektrum der angewandten Methoden

Tabelle 1. Diagnose und Behandlungsform

Diagnose	Therapieform [%]			
	Primäre Chirurgie	Kaustik Exkochleation	Kryo-chirurgie	Dermabrasion
Zellnävi	97,4	0,5	–	2,1
Histiozytom	100,0	–	–	–
Syringom	84,6	15,4	–	–
Verruca seborrhoica	37,4	57,3	–	5,3
Tätowierung	32,4	–	–	67,6
Basaliom	56,7	5,8	37,5	–
Lentigo maligna	100,0	–	–	–

Das entspricht einer Zunahme von 57% und bestätigt die von Petres vorgetragene Zunahme dermatologischer Operationen im Vergleich von 1984 und 1991 (s. Beitrag Petres in diesem Band). Hier spiegeln sich das gestiegene Leistungsangebot, neue Indikationen für operative Therapie, veränderte Anspruchshaltung, Öffentlichkeitsarbeit und Melanomprophylaxe sowie eine objektiv bestätigte Zunahme onkologischer Krankheitsbilder. Das Spektrum der in Dresden eingesetzten Methoden zeigt Abb. 1. Es sind die Methoden, die dem jungen Arzt in der Weiterbildung beigebracht werden müssen, denn es ist unser Prinzip, daß der Behandler das Spektrum der Methoden beherrschen muß, um für die individuelle Situation des Patienten die entsprechend richtige Therapieform auswählen zu können. Es soll betont werden, daß primäre Chirurgie in der Ambulanz Exzisionen sowie umschriebene plastische Eingriffe und kleinflächige Spalt- und Vollhauttransplantationen umfaßt. Die Verteilung der Indikationen zur Operation umfaßt gutartige Neubildungen mit 57,5%, Präkanzerosen und Malignome mit 18,5% sowie Virosen, überwiegend Viruspapillome mit 8,3%. Diagnostische Exzisionen machen 7,9% aus. Bei den 7,8% therapeutischer Eingriffe sind die Dermabrasionen und die Behandlung des Unguis incarnatus u.a. enthalten.

Tabelle 2. Verhältnis von klinischer und histologischer Diagnose

Diagnose	Operationen (absolut)	Histologische Bestätigung [%]	Fehldiagnosen
Basaliome	652	87,4	Keratose, Melanom
Zellnävi	1347	83,7	Basaliom, Melanom, Verruca seborrhoica
Histozytom	223	82,7	Angiom, Zellnävus
Verruca seborrhoica	246	78,1	Keratosen, Mb. Bowen
Spinaliom	39	56,8	Basaliom, Keratoakanthom

Die Relation von Diagnose und Lokalisation bestätigt bekannte Verteilungsmuster bei den malignen Tumoren sowie Anforderungshaltungen von Patienten aus ästhetisch-kommunikativer Sicht, bzw. ärztliche Entscheidungen, daß unsere zeitlichen Möglichkeiten bei den Tätowierungen nur Hände und Arme aufbessern können, obwohl der Stamm häufig genug ebenfalls tätowiert ist. Die Analyse des Verhältnisses von Diagnose und Behandlungsform beweist wiederum die Verpflichtung für die Weiterbildung (Tabelle 1). Der junge Dermatologe muß lernen, Randfaktoren wie Alter, Lokalisation, Rezidivhäufigkeit u. a. in die Therapieentscheidung einzubeziehen.

Wie einleitend bemerkt, wurden von den 5.119 Operationspräparaten nur 2.432 = 47,5% histologisch untersucht. Die in Tabelle 2 aufgeführte Reihung entspricht also nicht der objektiven Häufigkeit, sondern der subjektiven Auswahl, welche Präparate zur Histologie gegeben wurden.

Der Vergleich von klinischer und histologischer Diagnose bestätigt die Beobachtung vieler Autoren von einer hohen Treffsicherheit bei den Diagnosen Basaliom, Zellnaevus, Histiocytom, Verruca seborrhoica [2, 3, 4]. Aktinische Keratosen, Morbus Bowen, Spinaliom, Keratoakanthom haben geringere Trefferquoten (Tabelle 2). Melanome erscheinen nicht im Auswertungsschema, da wir in dem entsprechenden Zeitraum von dem Grundsatz ausgingen, jeden klinischen Melanomverdacht der stationären Therapie zuzuweisen. Das hat sich in den letzten Jahren geändert, da wir jetzt oberflächlich erscheinende maligne Melanome in Lokalanästhesie entfernen und nur bei entsprechender Tiefenausdehnung eine stationäre, chirurgisch erweiterte Therapie in kurzer Zeitfolge anschließen. Die eindeutig höhere diagnostische Sicherheit bei Hauttumoren durch Dermatologen bewies Koch in seiner Auswertung von 13.432 Tumoren, die von verschiedenen Fachgebieten entfernt wurden. Der hohe Anteil diagnostischer Unsicherheiten bei Nichtdermatologen ist ein deutliches Argument im Interesse des Patienten, daß wir Dermatologen die Ansprechpartner für die Diagnostik und folgerichtig für die Therapie sein sollten [5].

Die Grenzen ambulanter Dermatochirurgie erscheinen mir sehr subjektiv, wenn wir sehen und hören, welches Ausmaß ambulante Chirurgie heute einnimmt. Hier ist selbstkritische Haltung und Erkenntnis der eigenen Möglichkeiten gefragt, denn die von uns Dresdnern in Abstimmung zwischen Klinik und Ambulanz definierten Grenzen werden von anderen Operateuren vielleicht als kleinmütig und zu eng angesehen. Aus unserer Sicht ist hier Abstimmung und Verantwortung gefragt. Die Ausdehnung der Operationsfläche ist beim zweizeitigen Eingriff und bei der Transplantation für uns ein Kriterium für die stationäre Einweisung, woraus die Blutungsneigung in der

Fläche sich ableitet. Das gleiche Kriterium bezieht sich auf bestimmte Tumorarten, die in umschriebener Form ambulant, bei großflächiger Ausdehnung stationär behandelt werden sollten: Rezidivtumoren, sklerodermiforme Basaliome, Spinaliome und maligne Melanome.

Die Zunahme von Hauttumoren verschiedenster Dignität erfordert steigende Aktivität in der operativen Dermatologie. Eine sinnvolle Abstimmung zwischen ambulantem und stationärem Bereich liegt im Interesse des uns anvertrauten hautkranken Menschen.

Literatur

1. Böhm W, Schnyder UW (1974) Die Bedeutung der histologischen Untersuchung für die Diagnose dermatologischer Erkrankungen. Therap Umschau 31:324–328
2. Friedrich MK, Hundeiker M (1974) Klinik und Histologie in der dermatologischen Differentialdiagnostik. Arch Dermatol Forsch 250:51–64
3. Hundeiker M (1976) Klinische Diagnose häufiger Hauttumoren. Hautarzt 27:574–578
4. Hundeiker M (1978) Hautgeschwülste in der dermatologischen Praxis. Akt Dermatol 4:85–92
5. Koch H-J, Knabner K (1992) Klinisch-diagnostische Sicherheit und Operationshäufigkeit von Hautärzten und Nichtdermatologen bei Hauttumoren. Dermatol Monatsschr 178:487–490
6. Mrosek B (1990) Dermatochirurgische Indikation und Therapieformen in der Poliklinik der MAD. Inaug Diss Dresden

Möglichkeiten und Grenzen der ambulanten operativen Dermatologie aus der Sicht des niedergelassenen Dermatologen

G. Schwenzer

Zusammenfassung

In eigener Niederlassung sollte man nur die Operation ausführen, die man beherrscht und die man aufgrund der Praxisausrüstung durchführen kann. Wenn man aber nicht oder nur sehr eingeschränkt ambulant operieren will, dann sollte man diese Patienten einem Kollegen, der ausgedehnter operativ tätig ist, überweisen. Die Kassenärztliche Vereinigung unterstützt die Überweisungen von Facharzt zu Facharzt der gleichen Fachgruppe in diesen Fällen ausdrücklich als Überweisung zur Spezialbehandlung, damit nur die Patienten, die wirklich klinischer Behandlung bedürfen, in die sehr teure Klinik müssen. Es werden sicherlich in Anbetracht der leider immer noch ansteigenden Malignomzahlen ausreichend Patienten den Kliniken überwiesen, um Forschung und Lehre nicht auszutrocknen.

Die nach langwierigen Verhandlungen mit der Bundesärztekammer und nicht ohne zähen Widerstand anderer Fachrichtungen jetzt gültige Weiterbildungsordnung für das Fachgebiet Dermatologie schreibt eingehende Kenntnisse in der operativen Therapie für den Facharzt für Dermatologie vor.

Das bedeutet, daß der niedergelassene Dermatologe die ganze Spannbreite operativer Eingriffe am Hautorgan ausführen darf,

- sofern er sie beherrscht,
- sofern der Patient sich dafür in einem entsprechenden Zustand befindet,
- sofern seine Praxis die nötige personelle, räumliche und apparative Ausrüstung besitzt.

Ausbildung und Neigung des Dermatologen

Die an den dermatologischen Ausbildungsstätten unterschiedlicher Art zu erwerbenden Kenntnisse in Dermatochirurgie sind sicher nicht immer vergleichbar. Entsprechend den Interessen des einzelnen werden unterschiedliche Möglichkeiten angeboten. Die Standard-Ausbildung sollte immer gewährleistet sein, doch im Einzelfall bieten besondere Hochleistungszentren und Kliniken weitergehende Ausbildung an, operative Fähigkeiten zu erwerben. Es ist keineswegs so, daß jeder Dermatologe ausgedehnt operativ tätig sein muß, wenn seine Interessen auf anderen Gebieten stärker ausgeprägt sind. Ausdehnung und Schwierigkeitsgrad der operativen Eingriffe sind also limitiert durch deren Beherrschung durch den Dermatologen. So wären also in aufsteigender Reihe möglich:

- Probeexzisionen aus unklaren Herden;
- kleine und mittlere Exzisionen, die durch Mobilisierung und Verschiebung zu verschließen sind;
- Exzisionen, die durch kleinere Nahlappenplastiken gedeckt werden können;
- Exzisionen, die durch größere oder schwierige Nahlappenplastiken (im EBM global Verschiebeplastik genannt) ggf. durch freie Transplantate von Spalthaut oder Vollhaut gedeckt werden müssen.

Zustand des Patienten

Die weitaus meisten, aber nicht jeder Patient ist für einen ambulanten chirurgischen Eingriff in der niedergelassenen Praxis geeignet. Es gilt hier der Satz: soviel ambulant wie möglich, soviel klinisch wie nötig. Der Zustand des Patienten muß so sein, daß für ihn der ambulante Eingriff kein größeres Risiko bedeutet, als wenn er stationär behandelt würde. Er muß kreislaufstabil sein, es dürfen keine, die Operationsfähigkeit beeinträchtigenden Grundkrankheiten vorhanden sein, und postoperativ muß die Mobilität, wenn auch mit leichter Hilfe, gewährleistet sein. Zumutbar wären Notwendigkeit eines PKW-Transports, Schonung durch Arbeitsbefreiung, leichte Bettruhe. Zur notwendigen Nachbehandlung kann der Patient jeweils die Praxis aufsuchen. Als Faustregel würde gelten: Wer nach der Operation auf eigenen Füßen die Praxis verlassen kann, ist auch für die ambulante Behandlung geeignet. Ausnahmen: Sehr kleine Kinder (etwa unter 3 Jahren) und demente Personen, ebenfalls psychisch sehr alterierte Patienten; mit anderen Worten, Patienten, die nicht während einer Lokalanästhesie geführt werden können. Das höhere Lebensalter für sich stellt m.E. keine Gegenindikation dar. Selbst Hochbetagte in der 10. Lebensdekade können unter den vorher erwähnten Voraussetzungen ambulant operiert werden: alte Menschen sind meist weniger kompliziert, und es ist m.E. humaner, einen alten Menschen nicht aus seiner ihm vertrauten Umgebung zu reißen. Er wird den Eingriff nicht für so schwerwiegend empfinden wie eine klinische Behandlung in alterieren würde.

Praxisgegebenheiten

Um operative Eingriffe in der Praxis durchführen zu können, sind gewisse Voraussetzungen zu erfüllen.

Personelle Ausstattung

Neben dem operierenden Arzt müssen während des Eingriffes ständig mindestens 2 in Notfallhilfe ausgebildete Helferinnen anwesend sein. Eine Helferin für Assistenz bei notwendigen Maßnahmen am Patienten, eine zweite Kraft um eventuell weitere Hilfe wie Rettungswagen herbeizurufen. Notfallsituationen sind regelmäßig zu üben, um im Notfall entsprechend reagieren zu können.

Ausstattung des Operationsraumes den Mindestvorschriften der KV entsprechend

Wände und Fußboden fugenlos, abwaschbar und nicht elektrisch leitend; Handwaschbecken und Instrumentenspüle getrennt; die sonstige Ausstattung dem beabsichtigten Operationsspektrum angepaßt; Operationstisch und -leuchte, Instrumentarium in Ausführung und Zahl ausreichend, zum Sterilisieren in aller Regel Autoclaven, da Heißluft nicht ausreicht, z. B. Elektrokoagulationsgerät usw; wenn entsprechende Klientel, z. B. Laser und Endoskop für Venenchirurgie.

Dermatochirurgie in der Praxis – Erfahrungen und Ausblick

K. Behl

Zusammenfassung

Es wird ein kurzer Einblick in die Arbeit der Sektion Dermatochirurgie in der ehemaligen DDR gegeben. Die Möglichkeiten und Grenzen der Dermatochirurgie unter den Bedingungen der Niederlassung werden umrissen und einige kritische Bemerkungen zum Problem der Melanomchirurgie angeführt.

Als die Sektion Dermatochirurgie in der Gesellschaft für Dermatologie der DDR 1981 in Dresden gegründet wurde, war dies ganz sicher nicht der Anfang allen dermatochirurgischen Tuns in der ehemaligen DDR, aber es war ein wichtiger Meilenstein.

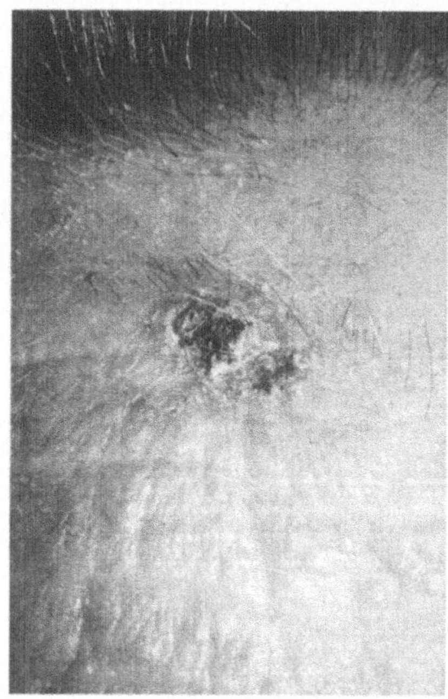

a

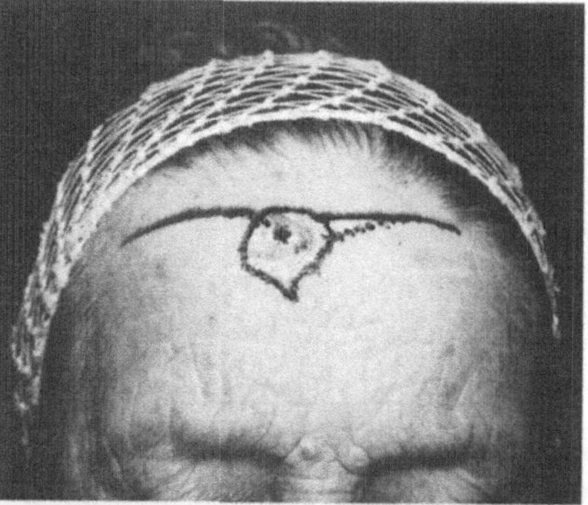

b

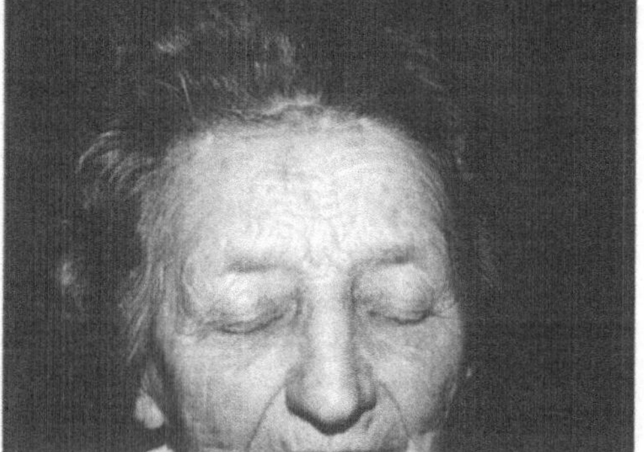

c

Abb. 1. a 86jährige Patientin – teils solides, teils sclerodermiformes Basaliom Stirnmitte. **b** Operationsplanung. **c** 6 Wochen nach der Operation

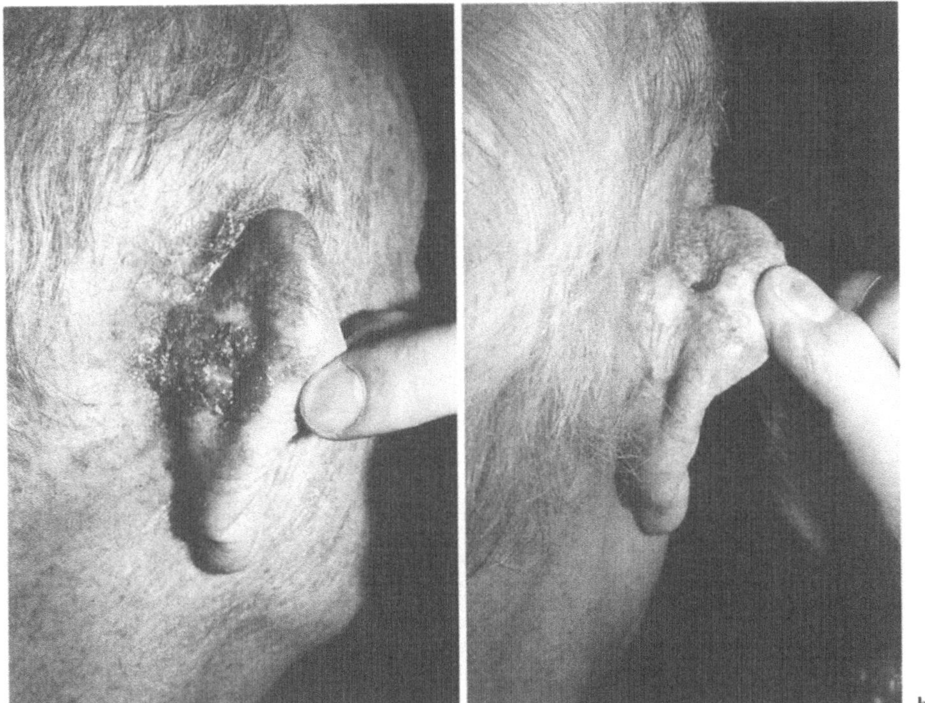

Abb. 2. a 82jähriger Patient – Plattenepithel – Karzinom rechte Ohrmuschel. **b** Zustand 8 Wochen nach Vollhauttransplantation (Transplantatentnahmestelle: Beugeseite des linken Oberarmes)

Herr Professor Kleine-Natrop, der wie kein anderer die Kompetenz besaß, eine Wertung der Entwicklung vorzunehmen, sagte anläßlich der ersten Arbeitstagung der Sektion Dermatochirurgie 1982 in Berlin:

> Der aktuelle internationale Vergleich läßt unschwer erkennen, daß wir uns mit unserer dermatochirurgischen Arbeit in der Führungsgruppe der chirurgisch-operativ tätigen Dermatologen sehr gut sehen lassen können. Deshalb wendet sich die Sektion mit ihrer ersten Arbeitstagung ganz besonders auch an die Nachwuchsgeneration, um weiterzuvermitteln, was in erster Linie notwendig ist, um auch in Zukunft diese gute Position in der Dermatochirurgie zu halten.

Für die jährlichen Arbeitstagungen der Sektion – es waren insgesamt acht – hatte es sich bewährt, ein Schwerpunktthema zu wählen, um es von verschiedenen Seiten beleuchten und erschöpfend diskutieren zu können. Eine ausgesprochene Bereicherung war in dieser Hinsicht die Tatsache, daß die Arbeit der Sektion von vornherein multidisziplinär angelegt war, also auch Kollegen aus der Kiefer-Gesichts-Chirurgie und HNO-Heilkunde ihre Erfahrungen einbrachten.

Diese Arbeitstagungen waren eine hervorragende Möglichkeit der Weiterbildung, ebenso wie die zahlreichen Operationskurse, die in den folgenden Jahren in den verschiedenen Bezirken der ehemaligen DDR durchgeführt wurden.

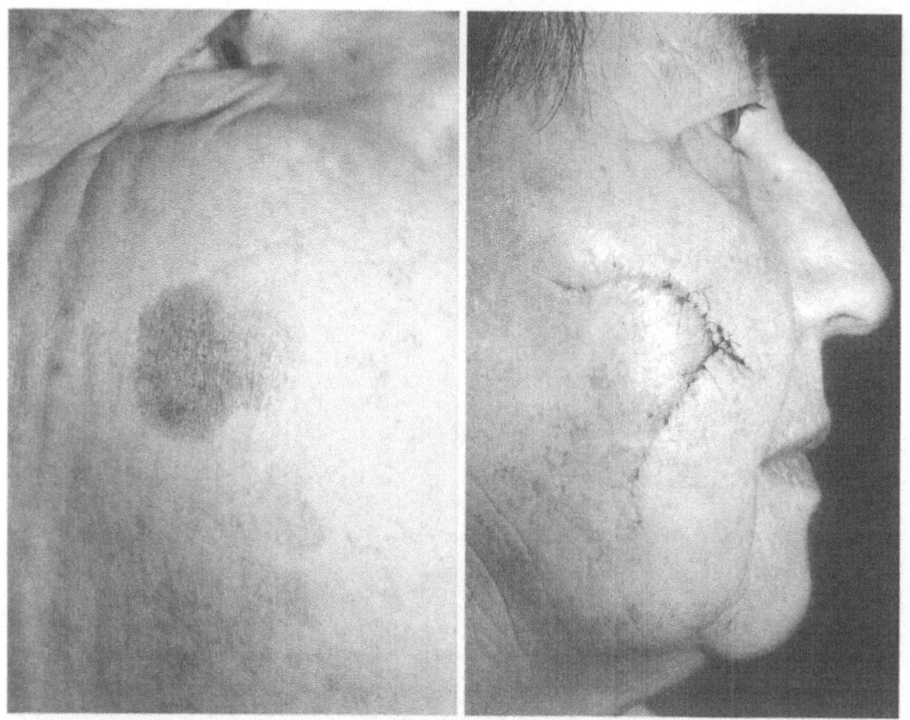

Abb. 3. a 66jährige Patientin – klinisch Verdacht auf Melanosis circumscripta problastomatosa rechte Wange. Histologie: Lentigo simplex. **b** Zustand 2 Wochen nach der Operation

Damals wurde allerdings das Gros der Patienten in den Kliniken operiert. Die aktuellen Entwicklungen im Gesundheitswesen führen auch in den neuen Bundesländern immer mehr zu einer Verlagerung des Schwerpunktes auf das ambulante Operieren. Dieser Trend wird sich sicher in den nächsten Jahren mit der mancherorts avisierten Schaffung operativer Zentren verstärken.

Bei allen Vorteilen, die das für den Patienten bietet, erfordert es aber auch eine größere fachliche Sicherheit des Operateurs und ein profundes Wissen um die Risiken und Komplikationen ambulanter dermatochirurgischer Eingriffe. Niemals darf die Radikalität des Eingriffs dem Gott der Marktwirtschaft geopfert werden!

Dies gilt insbesondere auch für die Melanomchirurgie. Es gehört zur hohen Kunst unseres Faches, einen suspekten Befund zu erkennen, und bei aller Erfahrung sind doch Irrtümer nie ganz auszuschließen. Es muß aber noch zum Allgemeingut werden, daß die Domäne der ambulanten Dermatochirurgie die Prävention des Melanoms ist, also die operative Entfernung der Vorläufer und die Erkennung und Behandlung gefährdeter Patienten. Ein suspekter Befund aber gehört in die Hände des Erfahrenen und nicht in ein ambulantes histologisches Versandgefäß!

Anhand einiger Fallbeispiele sollen Möglichkeiten des ambulanten Operierens in der Praxis des niedergelassenen Dermatologen aufgezeigt werden (Abb. 1–3).

Alle vorgestellten Patienten wurden in Lokalanästhesie operiert.

Problemfälle, wie ausgedehnte Rezidivbasaliome gehören jedoch ebenso wie die Melanomchirurgie in dafür besonders ausgerüstete Kliniken, in denen man über die entsprechenden Erfahrungen verfügt.

Die dermatologische Ambulanz allerdings ist der Ort, an dem der Patient den Arzt zum ersten Mal konsultiert. Hier werden oftmals die Weichen gestellt. Aus der Sicht des niedergelassenen Dermatologen sollte daher einer der Schwerpunkte der Arbeit der VOD in den nächsten Jahren die Frage sein, was man guten Gewissens ambulant operieren kann – ohne starre Dogmen aufstellen zu wollen.

Die Ultraschalldiagnostik in der onkologischen Dermatologie

G. MERK, J. ULRICH und K.-H. KUHNE

Zusammenfassung

Für die nichtinvasive Ultraschalldiagnostik bieten sich im Rahmen der operativen und onkologischen Dermatologie derzeit zwei Verfahren an: 1. Die konventionelle (7,5 MHz), interdisziplinär nutzbare und 2. die spezielle Hochfrequenzsonographie (20 MHz). 656 ausgewertete Untersuchungen von Primärtumoren, regionären Lymphknoten und subkutanen Tumoren zeigten eine Sensitivität von insgesamt 90% und eine Spezifität von 93% für unsere Befunde an einem konventionellen Ultraschalldiagnostikgerät. Die vergleichende Untersuchung von präoperativen, hochfrequenzsonographisch ermittelten Tumordicken maligner Melanome mit deren histometrischer Tumordicke ergab einen Korrelationskoeffizienten von 0,92. Die konventionelle Sonographie eignet sich hervorragend zur Diagnostik und Therapiekontrolle von Melanommetastasen. Von sonographisch erfahrenen Dermatologen kann sie auch zur Diagnostik von primären Hauttumoren herangezogen werden. Die Hochfrequenzsonographie gestattet eine zuverlässige Tumordickenmessung in vivo. Damit ist auch eine exakte Therapieplanung möglich, und sog. Komplettierungseingriffe im Rahmen der Melanomchirurgie können vermieden werden.

Einleitung

Die Prognose des malignen Melanoms wird neben den bekannten prognostischen Parametern (Tumordicke, Invasionslevel, Lokalisation, Geschlecht) auch durch eine suffiziente Erstbehandlung bestimmt [8].

Die wichtige Entscheidung über das chirurgische Vorgehen wird dabei stets von der subjektiven klinischen Einschätzung des vorliegenden Tumorstadiums und insbesondere der vermuteten Tumordicke abhängig gemacht. Obwohl bereits seit einigen Jahren sehr gute Erfahrungen mit der nichtinvasiven präoperativen Tumordickenmessung von malignen Melanomen mittels Hochfrequenzsonographie vorliegen [1, 5, 6, 16], kommt diese Methode bisher nur in wenigen dermatologischen Zentren routinemäßig zur Anwendung. Darüberhinaus bietet die konventionelle, interdisziplinär nutzbare Ultraschalldiagnostik die Möglichkeit, klinische Befunde nichtinvasiv und bildgebend zu objektivieren und zu erweitern. Vor allem die auf diesem Wege mögliche Früherkennung von Metastasen und lokalen Rezidiven kann zu einer Verbesserung der Prognose beitragen.

Methode

Konventionelle Ultraschalldiagnostik mit einem SSA 90 und SSA 270A (Fa. Toshiba)

Seit 1987 werden alle klinisch und dermatoskopisch melanomverdächtigen Primärtumoren an der Haut in unserer Klinik sonographisch mit einem 7,5 MHz Scanner untersucht. Außerdem kommen alle tastbaren subkutanen Tumoren, insbesondere bei Patienten mit Zustand nach Operation eines malignen Melanoms zur präoperativen Ultraschalldiagnostik. Patienten mit Zustand nach Exzision eines High-risk-Melanoms werden zusätzlich im Rahmen eines Screenings halbjährlich im Bereich der regionären Lymphknotenstation sonographiert.

Hochfrequenzsonographie mit einem DUB 20, (Fa. taberna pro medicum)

Hochfrequenzsonographische Untersuchungen (20 bis 30 MHz) sind seit 1991 in unserer Klinik möglich. Insbesondere flache Melanome und differentialdiagnostisch interessante Pigmentläsionen werden im B-Bild dargestellt und A-Bild-unterstützt in ihrer Gesamtdicke vermessen. Als Referenzmethode für alle unsere Untersuchungen diente die Histologie und bei negativen Befunden eine klinische Nachbeobachtungszeit von 4–6 Monaten.

Ergebnisse

Konventionelle Ultraschalldiagnostik

Primäre Melanome

Es konnten 208 primäre Hauttumore mit einer Tumordicke über 1 mm dargestellt und in ihrer horizontalen und vertikalen Ausdehnung gemessen werden. Dabei fanden

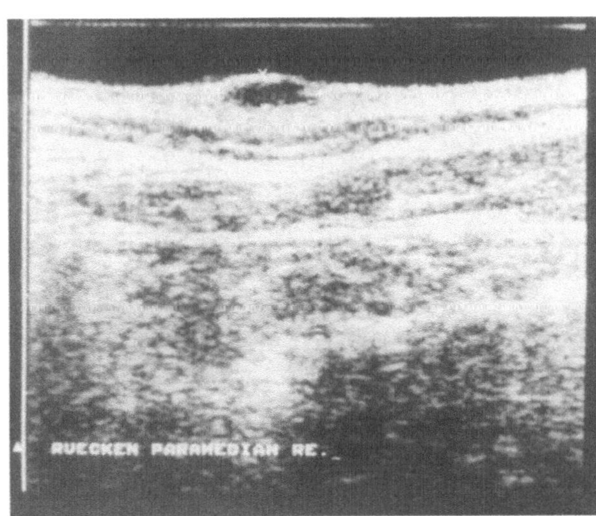

Abb. 1. Noduläres malignes Melanom (Tumordicke sonographisch 4 mm, histologisch 4,4 mm) bei einem 52jährigen Mann auf dem Rücken (7,5 MHz)

Tabelle 1. Übereinstimmung sonographischer und histologischer Befunde bei primären Hauttumoren ($n = 208$)

Sonographische Histologie	Melanom	Kein Melanom anderer Primärtumor
Melanom	118 richtig-positiv	15 falsch-negativ
Anderer Primärtumor	12 falsch-positiv	63 richtig-negativ
Gesamt	130	78

wir bei 130 Tumordarstellungen ein weitgehend übereinstimmendes sonomorphologisches Bild. Diese Tumore stellten sich als echoarme, spindelförmige,. meist im Bereich des echoreichen Kutisbandes gut abgrenzbare Herde dar (s. Abb. 1).

118 dieser Tumore wurden auch histologisch als maligne Melanome diagnostiziert, 4 Tumore waren Nävi, 2 juvenile Melanome, 4 Basaliome und 2 Spinaliome. Unter den 78 in der Echogenität und/oder Form des Herdes abweichenden sonographischen Darstellungen waren 15 histologisch maligne Melanome. Die Sensitivität dieser Untersuchungen betrug somit 91% und die Spezifität 81% (s. Tabelle 1).

Regionäre Lymphknoten

Zur Auswerung kamen 353 Untersuchungen, die der Darstellung bzw. zum Ausschluß von Lymphknotenmetastasen im Bereich vorwiegend der Axilla und der Leisten dienten. In 66 Fällen fanden wir echoarme bis echofreie, kugelige zum Teil konfluierende oder ovaläre, meist scharf abgrenzbare Herde innerhalb der Subkutis oder auch in Muskellogen liegend (s. Abb. 2). Alle Herde wurden operativ entfernt. Histo-

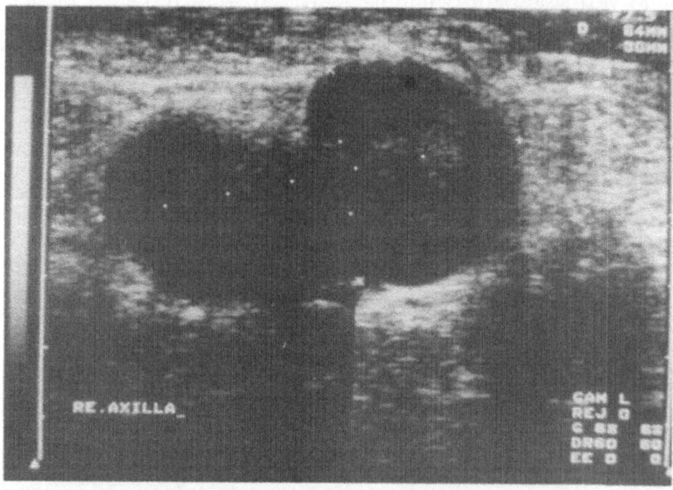

Abb. 2. Lymphknotenmetastase eines nodulären Melanoms bei einer 71jährigen Frau in der rechten Axilla (7,5 MHz)

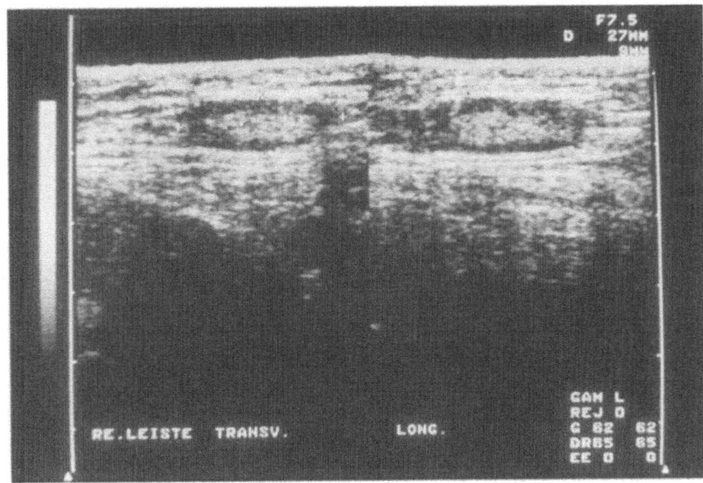

Abb. 3. Unspezifische Lymphknotenschwellung bei einem 80jährigen Mann rechts inguinal in 2 Ebenen (7,5 MHz)

Tabelle 2. Übereinstimmung sonographischer und histologischer Befunde bei Lymphknotenmetastasen (*LKM*; *n* = 353)

Sonographische Histologie/Klinik	LKM	Negativ/unspezifisch LKS
LKM	52 richtig-positiv	10 falsch-negativ
negativ	14 falsch-positiv	277 richtig-negativ
Gesamt	66	287

logisch wurden 52 Melanommetastasen, 2 fibröse Narbenstänge, ein Narbenneurinom und 2 Metastasen eines Non-Hodgkin-Lymphoms diagnostiziert. Bei 6 Lymphknoten konnte histologisch kein Metastasennachweis geführt werden und 3 Befunde blieben klinisch über 4 Monate unverändert. 287 Befunde zeigten sonographisch entweder unspezifische Lymphknotenschwellungen (ovaläre, zentral echoreiche Herde mit echoarmem Rand, oft unscharf abgrenzbar) oder eine normale Sonoanatomie (s. Abb. 3). In 5 Fällen fanden sich im Rahmen einer elektiven Lymphknotendissektion dennoch histologisch metastatische Veränderungen der Lymphknoten (3 Mikrometastasen) und bei 5 Patienten mußten wir innerhalb von 3 Monaten eine Metastasierung feststellen. Somit läßt sich eine Sensitivität von 79% und eine Spezifität von 96% errechnen (s. Tabelle 2).

Subkutane Tumoren

Von 95 subkutanen Tumoren stellten sich 53 als echoarme, scharf abgrenzbare, kugelige bis ovaläre Herde dar (s. Abb. 4). Sie wurden übereinstimmend sonographisch

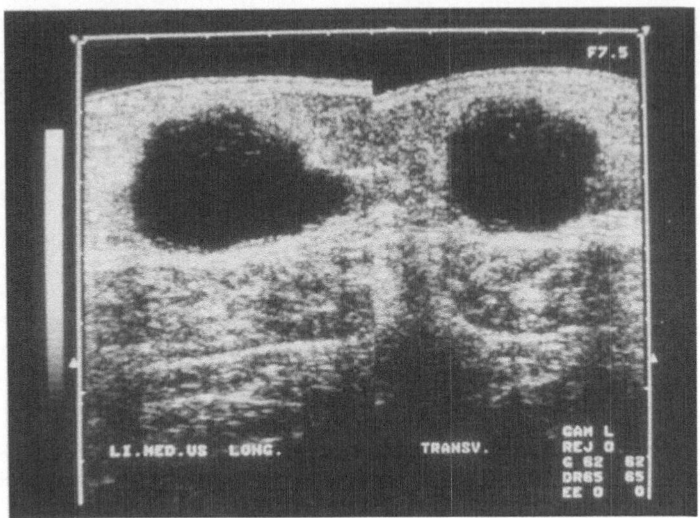

Abb. 4. Subkutane Melanommetastase bei einer 82jährigen Frau am rechten medialen Unterschenkel in zwei Ebenen (7,5 MHz)

Tabelle 3. Übereinstimmung sonographsicher und histologischer Befunde bei subkutanen Tumoren ($n = 95$)

Sonographie Histologie	Subkutane Metastasen	Anderer Tumor
Melanommetastase	53 richtig-positiv	5 falsch-negativ
Anderer Tumor	0 falsch-positiv	37 richtig-negativ
Gesamt	53	42

und histologisch als Melanommetastasen beurteilt. Bei den 42 sonographisch abweichenden Tumordarstellungen fanden sich im histologischen Präparat dennoch 5 Melanommetastasen. Im sonoanatomischen Bild wurde zumeist das Auftreten einer Schallverstärkung unterhalb des Tumors als Hinweis auf einen zystischen Prozeß fehlinterpretiert. Mit 100% war die Sensitivität hier am höchsten. Die Spezifität betrug 88% (Tabelle 3).

Hochfrequenzsonographie

Unter den insgesamt 140 Tumordickenmessungen im Hochfrequenzsonogramm waren 85 Melanome und 55 Pigmentnävi. Die Korrelation der sonometrischen und histometrischen Tumordicke bestätigte mit einem Korrelationskoeffizienten von 0,92 für die Melanome und von 0,82 für die Nävi eine sehr gute Übereinstimmung beider

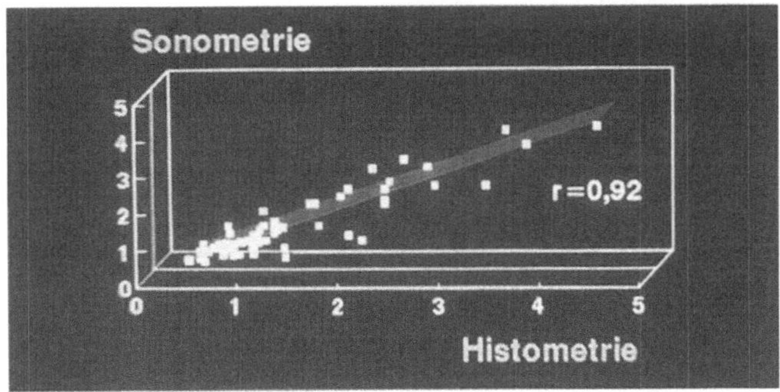

Abb. 5. Korrelation sonographischer und histometrischer Tumordicken beim malignen Melanom ($n = 85$)

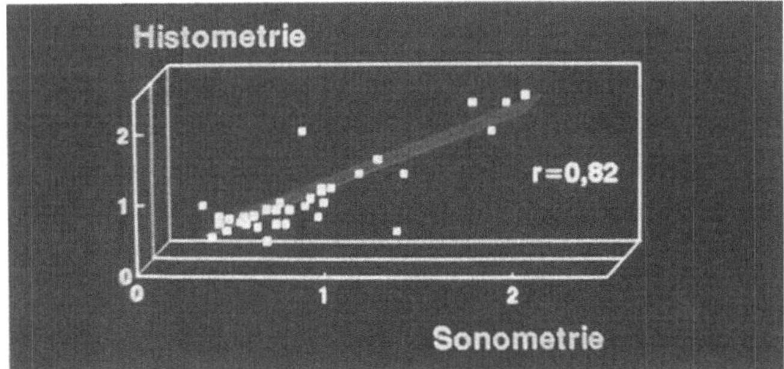

Abb. 6. Korrelation sonographischer und histometrischer Tumordicken bei Nävuszell-Nävi ($n = 45$)

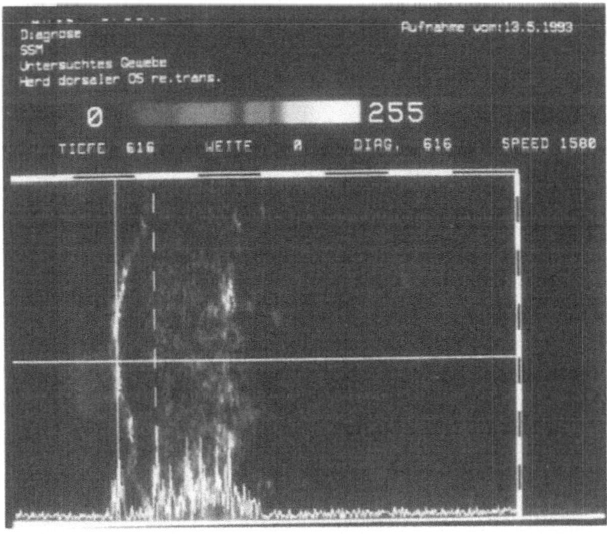

Abb. 7. Superfiziell spreitendes Melanom (Tumordicke sonographisch 0,61 mm, histologisch 0,55 mm) bei einer 45jährigen Frau am rechten Oberschenkel (20 MHz)

Meßmethoden. Die Zahl der Abweichungen und die Höhe der Differenzen in beiden Meßverfahren stieg dabei mit zunehmender Tumordicke (s. Abb. 5 und 6). Im Gegensatz zu unseren Ergebnissen bei der konventionellen Sonographie konnten wir hochfrequenzsonographisch keine deutlichen Zeichen für eine sonomorphologische Differenzierung zwischen Nävi und Melanom finden (s. Abb. 7).

Diskussion

Angesichts des erfolgreichen Einsatzes von nichtinvasiven, vorwiegend bildgebenden Diagnostikmethoden stimmt es bedenklich, wenn festgestellt werden muß, daß nach den aktuellen Angaben aus dem Zentralregister Malignes Melanom von 1990–1992 der Anteil zweizeitig durchgeführter Operationen zur kurativen Behandlung des malignen Melanoms im deutschsprachigen Raum mit durchschnittlich 52% denjenigen der einzeitigen Versorgung übersteigt. Dabei schwankt der Anteil einzelner Kliniken zwischen 2,5 und 75% [4]. Berücksichtigt man weiter, daß eine umfangreiche retrospektive Studie von 1979–1987 belegen konnte, daß eine suffiziente Erstbehandlung des malignen Melanoms eine signifikant höhere Überlebenszeit für die betroffenen Patienten sichern kann [8], dann kommt man nicht umhin, sich verstärkt den Möglichkeiten zur präoperativen Tumordickenmessung zuzuwenden.

Erste Mitteilungen über eine gute Übereinstimmung von hochfrequenzsonographischen und histometrischen Tumordickenmessungen beim malignen Melanom gab es bereits 1983 [1]. Diese Erfahrungen wurden inzwischen mehrfach bestätigt [5, 7, 16]. Seit 1990 können in unserer Klinik routinemäßig hochfrequenzsonographische Tumordickenmessungen vorgenommen werden. Die Auswertung unserer Ergebnisse zeigt mit einem Korrelationskoeffizienten von 0,92 eine überraschend gute Übereinstimmung von präoperativ sonometrischen und postoperativ histometrischen Tumordicken beim malignen Melanom (s. Abb. 6). Übereinstimmend mit den Erfahrungen anderer Arbeitsgruppen [5, 7, 16] möchten wir deshalb nochmals feststellen:

– Die Hochfrequenzsonographie ist eine nichtinvasive und zuverlässige Diagnostikmethode zur präoperativen Tumordickenmessung, insbesondere der Frühformen des malignen Melanoms. Sie sollte schnellstmöglich als unverzichtbarer Bestandteil der präoperativen Melanomdiagnostik Verwendung finden.

– Eine Strukturdifferenzierung von Hauttumoren im Hochfrequenzsonogramm ist noch umstritten [2, 6, 19]. Es wird daher Gegenstand weiterer Untersuchungen und bildanalytischer Verfahren sein, dieser Problematik nachzugehen.

Für die Diagnostik und Therapieplanung von Primärtumoren mit mehr als 2 mm Tumordicke und deren Metastasen bietet sich die konventionelle Sonographie mit z. B. 7,5 MHz an. Der Vorteil dieser Methode gegenüber der Hochfrequenzsonographie liegt in der Darstellbarkeit angrenzender Gewebe (größerer Bildausschnitt) und in der strukturdifferenzierten Darstellung kutaner und subkutaner Tumoren. So konnten wir feststellen, daß sich maligne Melanome in Form und Echogenität überwiegend gleichförmig darstellen (s. Abb. 1), was sich mit den Beobachtungen anderer Arbeitsgruppen deckt [9, 14]. Mit einer Sensitivität von 91% und einer Spezifität von 81% läßt sich die Aussagekraft dieser Untersuchungsmethode belegen. In Verbindung mit der Klinik kann somit die Treffsicherheit einer präoperativen Diagnose erhöht und mit Kenntnis der Tumordicke die Operationsplanung optimiert werden.

Tabelle 4. Sensitivität und Spezifität der sonographischen Befunde

	Sensitivität [%]	Spezifität [%]
Primäre Hauttumoren	91	81
Lymphknotenuntersuchungen	79	96
Subkutane Tumoren	100	93
Gesamt	90	93

Tabelle 5. Vergleichende Sensitivitäts- und Spezifitätsangaben bei sonographischen Lymphknotenbeurteilungen

Autor	Jahr	Sensitivität [%]	Spezifität [%]
Löhnert et al. [11]	1988	98	97
Prayer et al. [15]	1990	100	97
Leicher-Düber et al. [10]	1989	90	90
Steinkamp et al. [17]	1991	97	96
Eigene Ergebnisse	1993	79	96

Lymphknoten- und subkutane Metastasen bieten ebenfalls sehr häufig ein sonomorphologisch gleichförmiges Bild (s. Abb. 2 und 3). Damit lassen sie sich sehr gut z. B. von unspezifischen Lymphknotenschwellungen differenzieren [3, 9, 10, 11, 12, 13, 14, 15, 17, 18]. Mit einer Sensitivität von 84% bzw. 91% und einer Spezifität von 91% bzw. 100% sind die Ergebnisse mit den Angaben anderer Autoren vergleichbar (s. Tabelle 4 und 5). Neben der hohen Treffsicherheit beim Ausschluß bzw. Nachweis von Melanommetastasen bietet die real-time-Sonographie dem Operateur eine sehr gute Gelegenheit, sich bereits präoperativ über die Lagebeziehungen (z. B. Gefäß- und Fasziennähe) und exakte Tumorgröße zu informieren. Die konventionelle Ultraschalldiagnostik sollte daher zunehmend von onkologisch und operativ tätigen Dermatologen angewendet werden. Eine dermatologisch ausgerichete Sonographie kann in der klinischen Praxis zu einem standardisierten Vorgehen bei der Diagnostik und einem einheitlichen Konzept für die operative Behandlung maligner Melanome führen.

Literatur

1. Breitbart EW, Rehpenning W (1983) Möglichkeiten und Grenzen der Ultraschalldiagnostik zur In-vivo-Bestimmung der Invasionstiefe des malignen Melanoms. Z Hautkr 58: 975–987
2. Breitbart EW, Mohr P (1992) Sonographic Structure of Benign Skin Tumors. In: Altmeyer P, el-Gammal S, Hoffmann K (eds) Ultrasound in Dermatology. Springer, Berlin Heidelberg New York Tokyo, pp 171–180
3. Brockmann W-P, Maas R, Voigt H et al. (1985) Veränderungen peripherer Lymphknoten im Ultraschall. Ultraschall 6: 164–169
4. Garbe C, Orfanos CE (1993) Operative Versorgung primärer maligner Melanome. Med-Report 11: 2

5. Gassenmaier G, Giesewetter F, Schell H (1992) Value of High-Frequency Sonography in Determination of Maximal Vertical Tumorthickness in Primary Malignant Melanoma of the Skin. In: Altmeyer P, el-Gammal S, Hoffmann K (eds) Ultrasound in Dermatology. Springer, Berlin Heidelberg New York Tokyo, pp 221–227
6. Hoffmann K, el-Gammal S, Altmeyer P (1990) B-scan-Sonographie in der Dermatologie. Hautarzt 41:W7–W17
7. Hoffmann K, Jung J, el-Gammal S, Altmeyer P (1992) Malignant Melanoma in 20-MHz B Scan Sonography. Dermatology 185:49–55
8. Jage G, Kühne K-H (1992) Hautkrebs: Hat der Ort der Erstbehandung einen Einfluß auf die Prognose von Patienten mit einem malignen Melanom der Haut? Ärzteblatt Sachsen-Anhalt 3:475–479
9. Kraus W, Nake-Elias A, Schramm P (1985) Diagnostische Fortschritte bei malignen Melanomen durch die hochauflösende Real-Time-Sonographie. Hautarzt 36:386–392
10. Leicher-Düber A, Thelen M, Bleier R (1989) Palpation und Sonographie von Halslymphknotenmetastasen. Röntgen-Bl 42:195–198
11. Löhnert JD, Bongartz G, Wernecke K et al. (1988) Sensitivität und Spezifität der sonographischen Lymphknotendiagnostik beim malignen Melanom. Radiologie 28:317–319
12. Merk G, Merk H, Ulrich J et al. (1992) Observation and Experience in Sonographic Grading and Staging of Malignant Melanomas. In: Altmeyer P, el-Gammal S, Hoffmann K (eds) Ultrasound in Dermatology. Springer, Berlin Heidelberg New York Tokyo, pp 130–136
13. Merk G, Ulrich J, Merk H, Kühne K-H (1992) B-Scan-Sonographie in der Dermatoonkologie. Hautnah Derm 3:232–238
14. Merk H, Esser D, Merk G, Langen L (1989) Die Wertigkeit der Sonographie in der Differentialdiagnostik von Weichteiltumoren. Fortschr Röntgenstr 150:183–186
15. Prayer L, Winkelbauer H, Gritzmann N et al. (1990) Sonography Versus Palpation in the Detection of Regional Lymph-Node Metastases in Patients with Malignant Melanoma. Eur J Cancer 26:827–830
16. Reali UM, Santucci M, Paoli G, Chiarugi C (1989) The use of high resolution ultrasound in preoperative evaluation of cutaneous malignant melanoma thickness. Tumori 75:452–455
17. Steinkamp HJ, Mathe F, Treisch J et al. (1991) Histologisch kontrollierte Studie zur Wertigkeit der Sonographie und der Palpation zum Nachweis und Ausschluß von Halslymphknotenvergrößerungen und Metastasen. Akt Radiol 1:312–318
18. Stutte H, Erbe S, Rassner G (1989) Lymphknotensonographie in der Nachsorge des Malignen Melanoms. Hautarzt 40:344–349
19. Vieluf D, Korting HC (1992) Assets and Limitations of High-Frequency Ultrasound in the Analysis of Basal Cell and Squamous Cell Carcinomas. In: Altmeyer P, el-Gammal S, Hoffmann K (eds) Ultrasound in Dermatology. Springer Berlin Heidelberg New York Tokyo, pp 202–206

Anästhesiologische Voraussetzungen ambulanten und tageschirurgischen Operierens

E. Diem

Zusammenfassung

In der dermatologischen operativen Praxis wird die Mehrzahl der Patienten in lokalen Betäubungsverfahren operiert. Dies kann nach genau definierten Kriterien, individueller Risikoabschätzung, Vorhandensein der technischen Einrichtungen und Beherrschen von Wiederbelebungsmaßnahmen sowie Berücksichtigung der Entlassungsfähigkeit des Patienten in der Regel problemlos durchgeführt werden.

Einleitung

Auch in der täglichen Praxis des operativ geschulten Dermatologen verschieben sich zusehends die Relationen von kleinen zu größeren Eingriffen, ebenso wie in den Kliniken vermehrt zu tageschirurgischen Eingriffen. Operationen, die dann entweder größere Mengen an Lokalanästhetikum, Sedation oder Allgemeinanästhesie erfordern. Neben der technischen Ausrüstung und der Beherrschung von Wiederbelebungsmaßnahmen erfordert diese ambulante Chirurgie einerseits eine genaue *Risikoabschätzung* im individuellen Fall, aber auch genau definierte Kriterien der postoperativen *Entlassungsfähigkeit* nach Hause [3, 7, 12].

Da erfahrungsgemäß die mit der Anästhesie assoziierte Morbidität und Mortalität von „menschlichen Fehlern" und „technischen Irrtümern" abhängig sind, empfiehlt sich zum einen neben einer genauen *Anamnese* eine einfache *physikalische Untersuchung*, die sich primär auf Respiration und Zirkulation richtet – zum anderen die genaue *Instruktion* des Patienten.

Welches sind nun die für die Schmerzausschaltung zu berücksichtigenden Kriterien für die routinemäßige Durchführung ambulanter Eingriffe?

Voraussetzungen

Fachliche Qualifikation

Es darf für den *Patienten* gegenüber der stationären Behandlung kein erhöhtes Risiko bestehen. Das heißt, die fachliche Qualifikation des behandelnden Arztes impliziert auch die Fähigkeit, mögliche Komplikationen der Anästhesie rechtzeitig zu erkennen und sachgerecht zu therapieren.

Personeller Bedarf

Bei den meisten Eingriffen in Infiltrationsanästhesie oder Leitungsanästhesie ist der Operateur gleichzeitig auch der die Anästhesie durchführende Arzt. Dabei kann wohl auf die Mitwirkung eines zweiten Arztes verzichtet werden, niemals aber auf die ständige Mitarbeit einer speziell geschulten Hilfskraft. Ist jedoch eine Allgemeinanästhesie notwendig, ist hierfür ein speziell ausgebildeter Facharzt erforderlich.

Apparativer Bedarf

Neben den zur Behebung von Zwischenfällen notwendigen Medikamenten sollte dort, wo ausschließlich in Lokal- und Regionalanästhesie operiert wird, ein Beatmungsbeutel mit Maske, Tuben, Intubationsbesteck und Sauerstoffquelle zur Verfügung stehen. Monitoring mit EKG und Pulsoximeter bei größeren Eingriffen ist auch bei Lokalanästhesie dringend erforderlich.

Räumlicher Bedarf

Werden Allgemeinanästhesien durchgeführt, ist ein Aufwachraum zwingend. Aber auch bei Eingriffen in Lokalanästhesie kann eine postoperative Überwachung abhängig vom operativen Verlauf notwendig werden.

Der Patient

Die richtige Auswahl der für das ambulante Operieren geeigneten Patienten ist der Schlüssel zum Erfolg. Die *Dauer* des vorgesehenen Eingriffes sollte nicht länger als 60–90 min sein, der Patient darf *keinem erhöhten Komplikationsrisiko* (ASA I und II) unterliegen, eine postoperative Schmerzbehandlung ist nicht erforderlich, größere Blutverluste sind nicht zu erwarten. Weitere *Kontraindikation* zum ambulanten Operieren sind schwere kardiovaskuläre oder respiratorische Störungen, hormonelle Erkrankungen sowie Gerinnungsstörungen (Antikoagulation). Die häuslichen Voraussetzungen seitens des Patienten umfassen eine erwachsene Begleitperson auf dem Weg nach Hause sowie eine Betreuung zu Hause.

Präoperative Vorbereitungen

Wann über eine reine Infiltrationsanästhesie hinausgehende Verfahren, wie Regional- oder Allgemeinanästhesien geplant sind, müssen mit derselben Sorgfalt wie bei stationären Patienten Anamnese, körperliche Untersuchung und eventuelle Befunderhebung ein oder mehrere Tage vor der geplanten Operation durchgeführt werden. Gleichzeitig werden Narkoserisiko und Anästhesieverfahren festgelegt sowie die Einwilligung des Patienten in die dadurch notwendigen Maßnahmen eingeholt. Weiters wird die notwendige präoperative Nahrungskarenz und die Organisation einer Begleitung nach Hause mit dem Patienten besprochen [2].

Prämedikation

Auf sie kann in der Regel verzichtet werden, da die Wirkung der üblicherweise angewendeten Medikamente die Anästhesiedauer meist überschreitet. Bei sehr ängstlichen und wenig kooperativen Patienten oder bei Schmerzen ist eine sedierende und/oder analgetische Prämedikation eine halbe bis eine Stunde vor der geplanten Operation aber durchaus sinnvoll.

Anästhesieverfahren

Ambulante Allgemeinanästhesie [12]

Vor der Narkoseeinleitung muß sich der Narkosearzt vergewissern, daß der Patient *nüchtern* ist (bisheriger Standard: Erwachsene 6 h, Säuglinge 4 h Nahrungskarenz – neuerdings bis zu 2 h vor Narkose Flüssigkeitsgabe bis zu 150 ml als risikolos empfohlen). Für die ambulante Narkosetechnik sind folgende Überlegungen anzustellen:

- Das gewählte Verfahren sollte mit wenig Nebenwirkungen einhergehen, für den Patienten angenehm sein, ausreichende Analgesie und Amnesie und für den Operateur gute Operationsbedingungen schaffen.
- Die postoperative Erholungsphase sollte kurz sein und dadurch eine rasche Entlassungsfähigkeit möglich machen.
- Dabei wird die Methode der Wahl meistens die Einleitung mit einem *kurzwirkenden Hypnotikum* und die *assistierte Ventilation* bzw. *Spontanatmung* mit einem *Sauerstoff-Lachgasgemisch* und *Halothan* bzw. *Enfluran* sein. Bei vielen ambulanten Narkoseeingriffen ersetzt heute das sowohl für die Einleitung wie auch für die Aufrechterhaltung der Narkose verwendbare Propofol (Diprivan) das Thiopental.

Die Einleitung mit *volatilen Anästhetika* wird gewöhnlich bei Kleinkindern unter 5 Jahren in Frage kommen. Das *Monitoring* bei ambulanten Narkosen muß gleichermaßen sorgfältig wie bei stationären Patienten erfolgen, um Komplikationen rechtzeitig zu erkennen und zu korrigieren. Zu den nicht vorhersehbaren Zwischenfällen, die als immanent anzusehen sind, gehören die *maligne Hyperthermie* sowie *anaphylaktische* und *anaphylaktoide Reaktionen* [4, 6, 11].

Analgosedierung

Die Möglichkeit durch dosisabhängige Verabreichung etwa von Benzodiazepinen die Bewußtseinslage des Patienten bis hin zum Schlafzustand zu verändern, ermöglicht es, viele Operationen der ambulanten Chirurgie in lokalen Betäubungsverfahren durchzuführen. Der Aufwand an Monitoring und Bereitschaft, Zwischenfälle zu beheben, entspricht aber dem einer Allgemeinanästhesie. Medikamentöse Interaktionen sind dabei zu beachten. Eine moderne Alternative ist die *intraoperative patientenkontrollierte Analgesie* etwa durch pumpengesteuerte Abgabe von Alfentanil [5, 13].

Regionalanästhesie bei ambulanten Patienten

Ambulante Patienten haben im Vergleich mit stationären Patienten eine stärkere Nüchternsekretion des Magens – erhaltenes Bewußtsein ist daher meist ungefährlicher – die länger anhaltende postoperative Analgesie ist ein weiterer Vorteil, ebenso wie fehlende Nausea und Narkoseüberhang wie bei Allgemeinanästhesien. Allerdings sollte die gewählte regionale Anästhesietechnik für den vorgesehenen operativen Eingriff geeignet sein und der Patient entsprechend kooperativ.

Intravenöse Regionalanästhesie

Ihr Prinzip ist die Injektion des Lokalanästhetikums in die Venen einer blutleer gemachten Extremität – dort erfolgt die Diffusion ins Gewebe mit zunächst Blockade der sensiblen, später auch der motorischen Nervenabzweigungen. Sie ist *indiziert*, wenn

- an Hand oder Unterarm bzw. Fuß oder Unterschenkel in Blutleere operiert werden soll;
- eine alleinige Infiltrationsanästhesie nicht ausreicht;
- die voraussichtliche Operationsdauer nicht über eine Stunde reicht;
- kein intraoperatives Öffnen der Blutleere zur Blutstillung notwendig ist.

Sie ist *kontraindiziert*

- bei infektiösen Prozessen,
- bei einer Operationsdauer von über einer Stunde,
- bei arteriellen Durchblutungsstörungen der zu operierenden Extremität,
- bei notwendiger exakter Blutstillung,
- bei unkooperativen oder besonders ängstlichen Patienten.

Die wichtigste *Komplikation* ist die systemische *Lokalanästhesie-Intoxikation* bei zu früher oder versehentlicher Dekompression der Druckmanschette. Das heißt alle notwendigen Medikamente und Hilfsmittel müssen zur Behebung derartiger toxischer Reaktionen bereitliegen. Es dürfen nur Lokalanästhetika ohne Adrenalinzusatz verabreicht werden, die Maximaldosen müssen beachtet werden.

Rückenmarknahe Verfahren

Unter den rückenmarknahen *Leitungsanästhesien* ist lediglich die *lumbale Periduralanästhesie* für ambulante Operationen geeignet – die Spinalanästhesie verbietet sich wegen der dabei notwendigen Durapunktion mit möglichem subarachnoidalen Druckabfall durch Liquorverlust mit postoperativ länger anhaltenden Kopfschmerzen, die sich bei Flachlagerung bessern. *Indikationen* sind Operationen, die unterhalb des Nabels in Rücken- oder Steinschnittlage erfolgen. *Absolute Kontraindikationen* sind neben bekannter Lokalanästhesie-Allergie, unkooperative Patienten und Infektionen im Bereich der Injektionsstelle. *Relative Kontraindikationen* sind Veränderungen der Wirbelsäule, Nervenschädigungen im Anwendungsbereich sowie unklare Operationsausdehnung und Hypovolämie. Alle möglichen *Komplikationen* dieser

Technik erfordern die stationäre Aufnahme des Patienten (akzidentelle Durapunktion, peridurale Hämatome und Infektionen).

Nervenblockaden

Auf sie soll hier nicht eingegangen werden – nur so viel soll gesagt sein, daß etwa supraklavikuläre Plexus-brachialis-Blockaden wegen der Möglichkeit eines Pneumothorax für die ambulante Anästhesie ungeeignet sind.

Komplikationen und Behebung von Zwischenfällen bei Lokalanästhesie

Zusammengefaßt seien noch die klinischen Zeichen einer systemischen toxischen Reaktion auf Lokalanästhetika.

Im *Zentralnervensystem* erfolgt zunächst eine *Stimulation* von: Kortex, Herz-Kreislauf, Atemzentrum und Brechzentrum, nachfolgend kommt es zu *Depression* von Kortex, Herz-Kreislauf und Atemzentrum. Die Behandlung von Lokalanästhesiereaktionen erfordert die Sicherstellung freier Luftwege, Sauerstoffgabe, ggf. Beatmung, das Anlegen einer Infusion – wenn noch nicht vorhanden, das Kupieren von Krampfanfällen durch intravenöse Benzodiazepine oder Barbiturate sowie die Wiederherstellung des Kreislaufes durch äußere Herzmassage. Es gilt der Satz, daß grundsätzlich keine größeren Mengen Lokalanästhetikum ohne venöser Verweilkanüle, sowie bereitgestellter Sauerstoffquelle, Absaugvorrichtung, Maske, Beatmungsbeutel, Laryngoskop und Trachealtuben sowie von Medikamenten (Sedativa, Vasopressoren, Vagolytika, Kortikoide, Antihistaminika und Infusion) verabreicht werden dürfen [1, 12].

Entlassungskriterien [7, 8, 9, 12]

Gestuft nach Größe der Operation und Art des ambulanten Anästhesieverfahrens sind zu fordern:

- eine erwachsene Begleitperson;
- stabile Vitalfunktionen seit mindestens 1 h;
- stabile Atmung;
- Patient zur Person örtlich und zeitlich voll orientiert;
- der Patient kann sich selbständig anziehen und ohne Hilfe gehen;
- spontanes Urinieren nach lumbaler Periduralanästhesie;
- Schlucken und Aufnahme von Flüssigkeit möglich;
- kein Schwindel oder Erbrechen;
- keine starken Schmerzen;
- keine Nachblutung.

Der Patient oder die Begleitung soll über die Erreichbarkeit des Operateurs bei postoperativen Problemen informiert sein, eventuell sollen ihm schriftliche Verhaltensmaßregeln mitgegeben werden.

Literatur

1. Baskett PJF (1992) Advances in cardiopulmonary resuscitation. Br J Anaesth 69:192
2. Conway JB, Goldberg J, Chung F (1992) Preadmission anaesthesia consultation clinic. Can J Anaest 39:1051
3. Davis JE (1993) Ambulatory Surgery ...How far can we go? Med Clin N Am 77:365
4. Entrup MH, Davis FG (1991) Perioperative Complications of Anaesthesia. Surg Clin of N Am 71:1151
5. Hill HF, Mather LE (1993) Patient-controlled analgesia. Pharmacokinetik and therapeutic considerations. Clin Pharmacokinet 24:124
6. Hines R, Barash PG, Watrous G, O'Connor Th (1992) Complications occuring in the postanaesthesia care unit: A survey. Anaesth Analg 74:503
7. Klepper ID, Sanders LD, Rosen M (1991) Ambulatory Anaesthesia and Sedation. Impairment and Recovery. Blackwell Scientific Publications, Oxford
8. Korttila K (1988) Practical discharge criteria. Probl Anaesth. 2:144
9. Korttila K (1990) Recovery and home readiness after anaesthesia for ambulatory surgery. Sem Anaest 9:1982
10. Phillips S, Hutchinson S, Davidson T (1993) Preoperative drinking does not affect gastric contents. Br J Anest 70:6
11. Watcha MF, White PF (1992) Postoperative Nausea and Vomiting. Anaesthesiology 77: 162
12. Wetcher BV (1992) Outpatient Anaesthesia p 1389. In: Barash PG, Cullen BF, Stoelting RK (1992) Clinical Anaesthesia. J. B. Lippincott, Philadelphia
13. Zelcer J, White PF, Chester St et al. (1992) Intraoperative patient-controlled analgesia: An alternative to physician administration during outpatient monitored anaesthesia care. Anaesth Analg 75:41

Akrale Hämatome infolge sportlicher Betätigung – Differentialdiagnostische Betrachtungen

K. Horn und J. Barth

Zusammenfassung

Es wird die differentialdiagnostische Bedeutung unbemerkt entstandener akraler Hämatome (am Fuß, den Zehen und subungual) erörtert. Dabei werden die notwendigen Unterscheidungskriterien zum akrolentiginösen malignen Melanom und die bestehende Differenz in der Prognose dieser Hautveränderungen besonders hervorgehoben. Die Möglichkeiten des diagnostischen Vorgehens werden beschrieben.

Durch relativ geringfügige Traumen an Fußsohlen, Fußkanten und Zehen können unbemerkt Hämatome entstehen, die keine Beschwerden bereiten, aber bei ihrer Entdeckung gerade dadurch zu diagnostischen Schwierigkeiten führen. Bei solchen Hämatomen handelt es sich in der Regel um kleine, im Hautniveau liegende oder subunguale, scharf begrenzte, dunkelbraune bis schwarze Herde. Sie werden in der Regel zufällig entdeckt und bereiten Sorge, da dem Betroffenen die Entstehungsursache zumeist unbekannt ist. Vom zu Rate gezogenen Arzt müssen vorerst alle Möglichkeiten der Entstehung umschriebener Pigmentveränderungen wie Naevus pigmentosus (Abb. 1), Angiokeratom (Abb. 2), aber vor allem das akrolentiginöse maligne Melanom ([1–9, 12]; Abb. 3 und 4) neben dem Hämatom in Betracht gezogen werden.

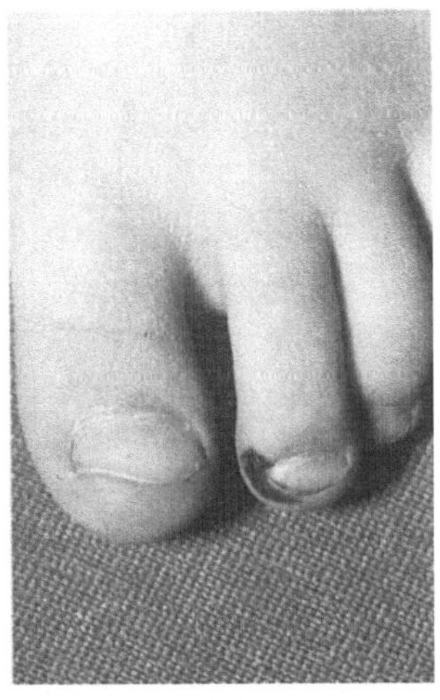

Abb. 1. Histologisch gesicherter Naevus pigmentosus an der Spitze der rechten 2. Zehe bei einer jungen Frau

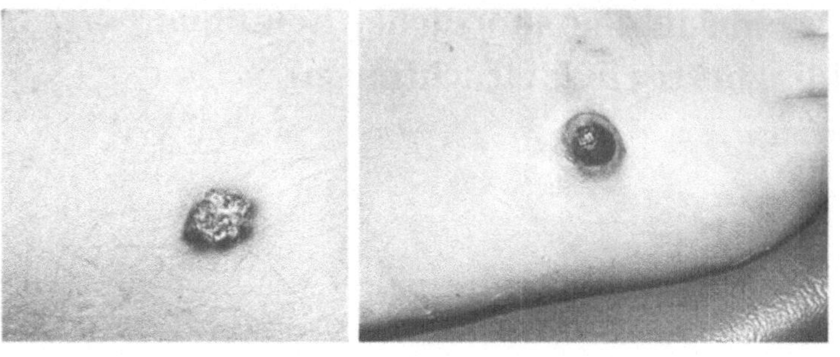
2 3

Abb. 2. Histologisch gesichertes Angiokeratom

Abb. 3. Noduläres Melanom an der rechten äußeren Fußkante

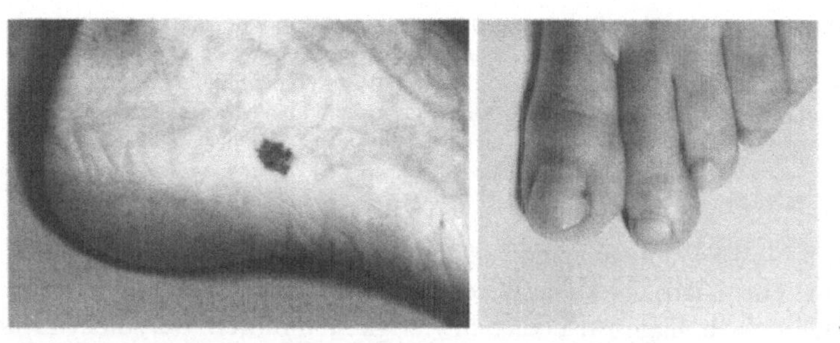
4 5

Abb. 4. Oberflächlich spreitendes Melanom an der linken Fußinnenkante

Abb. 5. „Tennis toe" durch das typische Spitzenstoppverhalten als subunguales Großzehenhämatom bei einem Tennisspieler

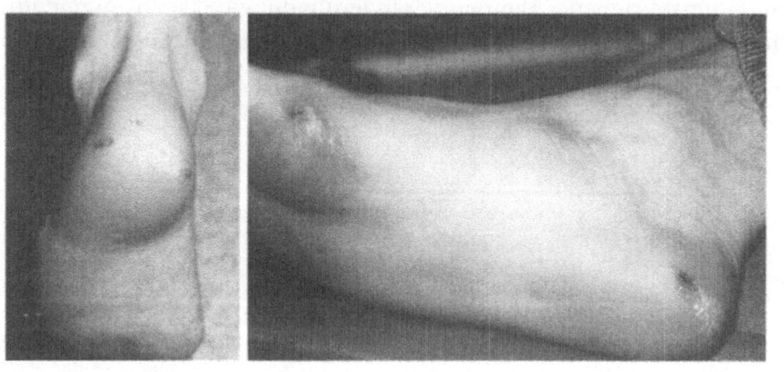
6 7

Abb. 6. Beim Badminton wird mit der Ferse gestoppt: umschriebene Hämatome in diesem Bereich

Abb. 7. Typische „Badminton heel" bei einer Federballspielerin

Da die genannten Melanome genau wie die Hämatome unbemerkt entstehen, müssen sie aufgrund ihrer relativen Häufigkeit (2,5–9% Anteil an allen Melanomen der Haut) [1–3, 6–8] unbedingt in die differentialdiagnostischen Betrachtungen eingeschlossen werden. Bei der bekannten schlechten Prognose der akralen Melanome [1–4, 7–9, 12] ist eine schnellstmögliche Klärung der Diagnose besonders dringend erforderlich.

8, 9
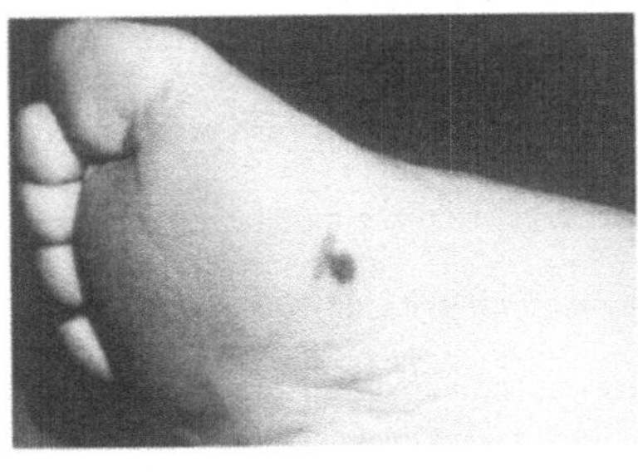
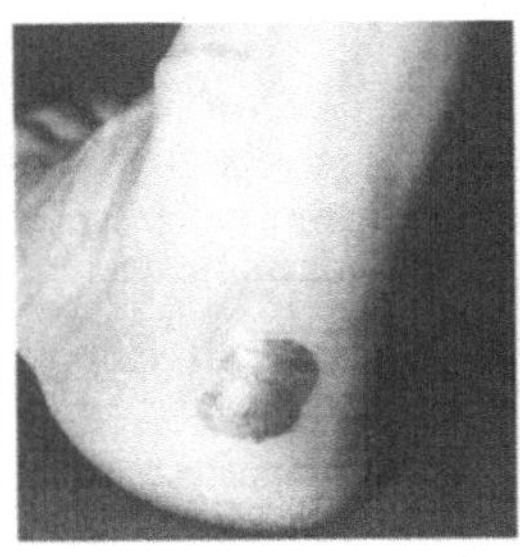
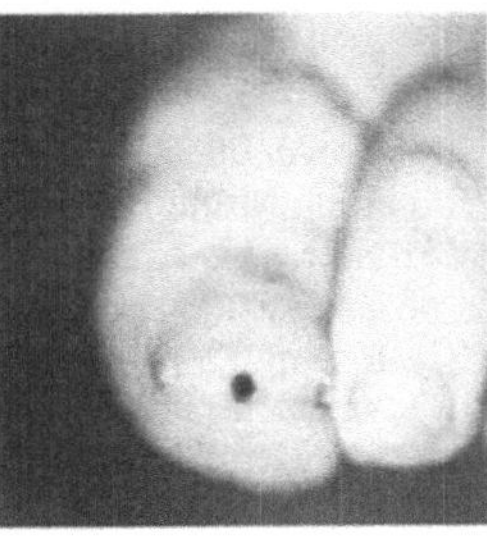
10

Abb. 8. Der „Jogging stain" imponiert beim Läufer – wie auch beim Fußballspieler – in der Regel an der seitlichen Fußsohle bzw. -kante

Abb. 9. Ausgedehntes Fersenhämatom bei einem Bergsteiger nach dem Tragen neuer Bergstiefel

Abb. 10. „Stumping toe": Hämatom am Großzehennagelende bei einer älteren Frau nach Stolpern über die Türschwelle

Dabei ist die gezielt erhobene Anamnese sehr bedeutsam, denn durch die Aufdeckung der Art des unbemerkt abgelaufenen Traumas kann oft mit großer Sicherheit der „Pigmentfleck" als Hämatom verifiziert werden. Bei der Ausübung zahlreicher Sportarten, besonders beim Tragen ungeeigneten Schuhwerkes, können an den Füßen je nach Belastungsschwerpunkt umschriebene, fleckförmige Hämatome entstehen. Besonders bei den Sportarten Tennis, Squash, Badminton, Jogging, Fußball, Wandern und Bergsteigen ist das zu erwarten. Eine diesbezügliche „klassische" Veränderung ist der „Tennis toe" (Abb. 5), der durch das typische Spitzenstoppverhalten in dieser Sportart an den Zehenspitzen bzw. subungual lokalisiert ist. Anders ist die Situation beim Badminton – hier wird mit der Ferse gestoppt – deshalb treten die Hämatome auch dort (Abb. 6 und 7) auf.

Bei Joggern („jogging stain") und Fußballspielern finden sich die Veranderungen in der Regel an der seitlichen Fußsohle bzw. -kante (Abb. 8).

Beim Tragen besonders ungünstigen Schuhwerkes kann es nicht nur bei Sportlern zur Bildung relativ großer Fersenhämatome kommen (Abb. 9).

Schließlich können auch Traumatisierungen außerhalb sportlicher Betätigung, zum Beispiel durch Stolpern beim Gehen, zu solchen umschriebenen Veränderungen an den Zehenspitzen führen. In diesem Falle spricht man von einem „stumping toe" (Abb. 10).

Wenn die Diagnose nicht eindeutig gestellt werden kann, aber das Vorliegen eines Hämatomes sehr wahrscheinlich ist, muß durch Punktion oder chirurgische Eröffnung die sichere Klärung erfolgen. Bei Unklarheit über die Art der Pigmentveränderung sind unter Umständen die Exzision und histologische Untersuchung angezeigt. Auflichtmikroskopie [11] oder Ultrasonographie [10] können bei der Diagnosefindung hilfreich sein.

Literatur

1. Ackermann AB (1981) Pathology of Malignant Melanoma. Masson, New York Paris Barcelona Milano Mexico City Rio de Janeiro, pp 217–241
2. Balch CM, Milton GW (1988) Hautmelanome. Springer, Berlin Heidelberg New York, S 24–39
3. Blessing K, Kernohan NM, Park KG (1991) Subungual malignant melanoma. Histopathology 19:425–429
4. Boi S, Amichetti M (1991) Late metastases of cutaneous melanoma. J Am Acad Dermatol 24:335–338
5. Gartmann H (1992) Akral-lentiginöses Melanom (ALM). Z Hautkr 57:1777–1781
6. Haensch R (1986) Akral-lentiginöses Melanom. Zentralbl Haut-Geschlechtskr 152:739–748
7. Hölzle E, Kind P, Plewig G, Burgdorf W (1993) Malignant melanoma. Schattauer, Stuttgart New York, S 113–116
8. Loggie B, Ronan SG, Beau J, Das-Gupta TK (1991) Invasive cutaneous melanoma in elderly patients. Arch Dermatol 127:1188–1193
9. Meschig R, Kind P (1989) Akrolentiginöses Malignes Melanom. Z Hautkr 64:137–139
10. Pompel P, Pfeiffer M, Petres J (1993) Präoperative Ultraschalldiagnostik beim malignen Melanom. Hautnah 4:318–328
11. Schulz H, Päuser P, Rebling W, Hundeiker M (1993) Auflichtmikroskopischer Atlas pigmentierter Hautveränderungen und epithelialer Tumore. Hautnah 4:330–346
12. Tuominen L, Strengell L (1992) Melanoma of Palms, Soles and Nail-beds. Scand J Plast Reconstr Surg Hand Surg 26:287–292

Möglichkeiten und Voraussetzungen der Durchführung einer ambulanten operativen Behandlung der Hyperhidrosis axillaris

D. NEUENDORF

Zusammenfassung

Zur Beseitigung der Hyperhidrosis axillaris erfolgte 1992 bei 11 Patienten die spindelförmige Exzision von Achselhaut in Kombination mit einer „Kürettage" bis an die Grenze des Schwitzareals. Der Defekt wurde durch einen Dehnungslappen verschlossen, wobei die resultierende Narbe unterhalb der Achselfalte zum Liegen kommen soll. Alle nachuntersuchten Patienten waren mit dem Ergebnis des Eingriffs zufrieden. Es resultierte jeweils ein unauffälliges Narbenbild.

Die Zahl der Patienten, welche wegen Hyperhidrosis axillaris einen Dermatologen aufsuchen, ist erheblich. Trotz morgendlichen Duschens, Deoroller und Parfüm kommt es beim exzessiven Achselschwitzen zur Verfärbung und Markierung an Hemd und Bluse. Von den Patienten und ihrer Umgebung wird dies als peinlich und unhygienisch angesehen. Nicht selten kommt es zu reaktiven sozialen und psychischen Störungen, gelegentlich sogar zur Isolierung des Betroffenen.

Die Hyperhidrosis axillaris tritt während oder nach der Pubertät in Erscheinung. Als auslösende Momente spielen psychische und physikalische Faktoren eine Rolle. Obwohl es sich im axillären Bereich vorwiegend um apokrine Schweißdrüsen handelt, ist die Hyperhidrosis axillaris Ergebnis einer Aktivitätssteigerung der ekkrinen Schweißdrüsen. Das klare, wässrige Erscheinungsbild und die relativ große Menge an Schweiß sprechen dafür. Apokriner Schweiß ist charakteristischerweise trübe und wird in geringer Menge produziert, was nicht in Einklang zu bringen ist mit der üppigen Sekretion der Hyperhidrosis axillaris.

Interessanterweise spiegelt sich die größere Anzahl und funktionelle Aktivität der apokrinen Schweißdrüsen bei Dunkelhäutigen nicht wider durch ein erhöhtes Auftreten der Hyperhidrosis axillaris [11]. Feingewebliche, elekronenmikroskopische und histochemische Untersuchungen an der Achselhaut von Gesunden im Vergleich zu Hyperhidrotikern zeigen bezüglich der Schweißdrüsen keine morphologischen Unterschiede [11].

Ansätze für eine konservative Therapie bestehen nur in sehr begrenztem Rahmen. Es ist erstaunlich, daß eine lokale operative Behandlung der Hyperhidrosis axillaris erst Anfang der 60er Jahre entwickelt wurde. Skoog und Thyresson stellten eine Methode vor, bei der nach einem Kreuzschnitt an der Axilla die Dissektion von Gewebe erfolgt [16].

Die meisten heute angewandten Schweißdrüsenoperationen an der Axilla sind Modifikationen der Technik von Hurley und Shelley (Abb. 1). Dabei wird die Exzisi-

Skoog u. Thyresson 1962

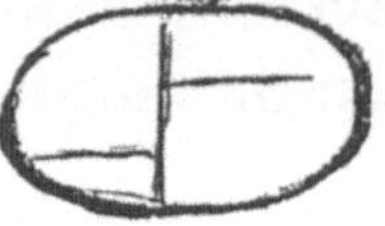

Hurley u. Shelley 1963

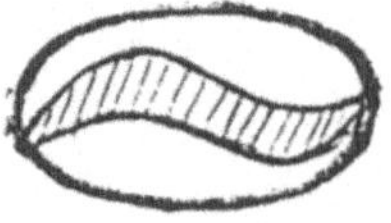

Hurley u. Shelley 1966

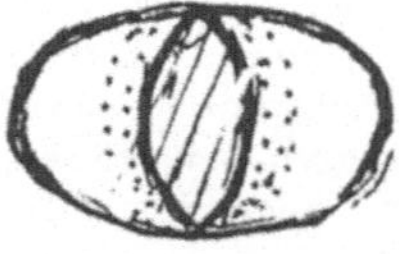

Eldh 1971

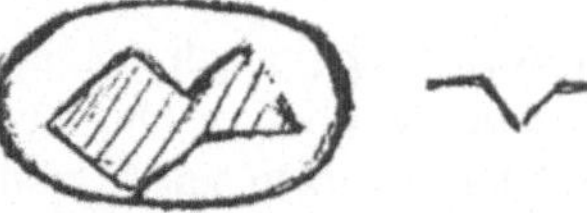

Bretteville-Jensen 1973

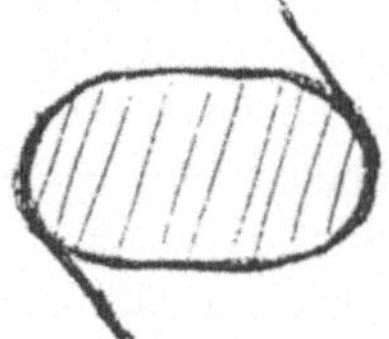

Salfeld 1975

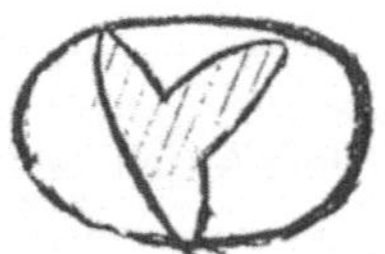

Abb. 1. Historische Entwicklung der Methoden zur operativen Behandlung der Hyperhidrosis axillaris

on eines spindelförmigen Areals der Achselhaut vorgenommen. Die Entfernung der Schweißdrüsen erfolgt nach Unterminierung der Wundränder. Hurley und Shelley wandten 1963 vorwiegend die querverlaufende Schnittrichtung, später aber zunehmend die Längsrichtung an [9].

Bretteville-Jensen empfahl 1973 die Exzision der axillären Schwitzregion ohne Beseitigung der verbliebenen Schweißdrüsen der Umgebung. Der Defektverschluß erfolgte dabei durch eine Z-Plastik [4].

Eine weniger radikale Methode ist die von Jemec beschriebene „Kürettage“ über eine kleine Inzision [12].

Landes und Kappesser kombinieren die Hautexzision mit dem Abrasieren der Unterseite bis zur Spalthautlappendünne mit einem Schick-Dermatom [13]. Alle diese Methoden führen je nach Radikalität zu guten postoperativen Resultaten.

Operatives Vorgehen

Eine strenge Auswahl der ambulant zu operierenden Patienten ist notwendig. Bei Begleiterkrankungen, die zu einem erhöhten Operationsrisiko führen können, sollte eine stationäre Behandlung bevorzugt werden.

Als Voruntersuchung wird in jedem Falle der Minor-Schweißtest durchgeführt (Abb. 2). Dabei wird eine Jod-Alkohol-Lösung auf die Haut aufgetragen und mit Weizenstärke bestreut. Im Bereich der stärksten Schweißsekretion kommt es zu einer Schwarzfärbung. An diesem Befund orientieren sich Schnittverlauf und Umfang der Exzision. Nach Prämedikation, Anlegen einer Infusion und Rasur wird der Patient in 90 Grad – Abduktionsstellung gelagert. Anhand des Minor-Tests wird das Schwitzareal angezeichnet und die Lokalanaesthesie gesetzt. Bei den vorgestellten Fällen wird die querverlaufende spindelförmige Exzision unterhalb der Achselfalte bevorzugt. Sie soll möglichst große Teile des stark schwitzenden Bereiches erfassen. Dabei wird subkutanes Fettgewebe der Axilla mitentfernt. Nach der Exzision verbleiben ein

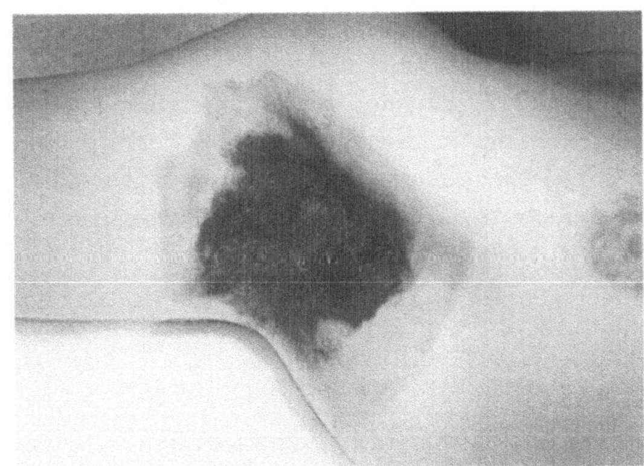

Abb. 2. Minor-Test: Schwarzfärbung des Schwitzareals nach dem Auftragen von Jod-Alkohol-Lösung und Weizenstärke

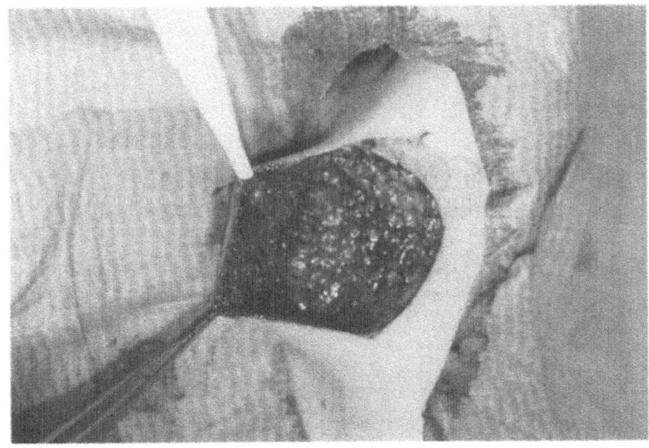

Abb. 3. „Kürettage" von subkutanem Gewebe bis an die Grenze des Schwitzareals

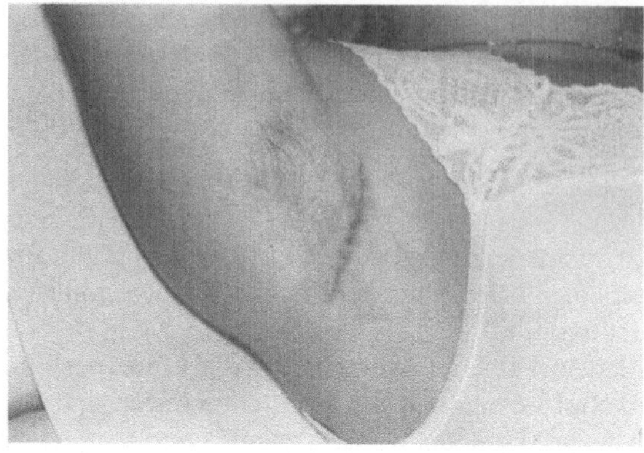

Abb. 4. Querverlaufende Narbe unterhalb der Achselfalte

größerer oberer und ein kleinerer unterer Schwitzbereich. Diese werden bis zur Grenze des Schwitzareals unterminiert und mit Präparierschere und Kürette von Schweißdrüsen befreit (Abb. 3). Der weit mobilisierte untere Bereich dient als Dehnungslappen zum Defektverschluß. Die resultierende Narbe kommt somit unterhalb der Achselfalte zum Liegen (Abb. 4).

Die Entfernung von Teilen des axillären Fettgewebes ist Bestandteil der Operation. Eine Wunddrainage wird in der Regel angelegt. Neben einem leichten Verband, der für 3 Tage verbleibt, wird zusätzlich ein Druckverband angelegt, welcher für die 5 h der Nachbeobachtung in der Praxis belassen wird.

Nach 8 Tagen beginnen wir mit einer schrittweisen Mobilisierung des Armes. Die Patienten dürfen den Arm nach 3 Wochen maximal abduzieren.

Im Falle, daß der Minor-Test ein ausgedehntes Schwitzmuster mit Übergang auf den Oberarm anzeigt, wird wie bei den meisten Autoren der Längsschnitt bzw. der Y-Schnitt nach Salfeld bevorzugt [14].

Ergebnisse

Alle 11 im Jahr 1992 operierten Patienten, 7 Frauen und 4 Männer, waren ein Vierteljahr nach der Operation mit dem Ergebnis des Eingriffs zufrieden. 2 Patienten hatten postoperativ schmale Wundrandnekrosen und eine Dehiszenz. Eine Patientin hatte eine passagere strangförmige Verhärtung, welche nach lokaler Injektion von Triamcinolonacetonid (Volon A 40) rückläufig war. Nachblutungen, Wundinfektionen und sonstige postoperative Komplikationen sind nicht aufgetreten. 2 Patienten gaben an, daß Schwitzareale am proximalen Oberarm noch vorhanden wären. Die Beseitigung derer mittels „Kürettage" über eine separate Inzision wurde von den Patienten jedoch nicht als notwendig angesehen.

Diskussion

Bei der Hyperhidrosis axillaris, insbesondere bei einem Schwitzmuster mit Betonung des thorakalen Pols, bringt die dargestellte Methode sehr gute Ergebnisse. Es wurde

Wert darauf gelegt, daß die resultierende Narbe unterhalb (bzw. parallel zur) Achselfalte zum Liegen kommt. Eine Mobilisierung ist hierbei deutlich früher möglich als beim Längs- oder Y-Schnitt. Die Gefahr einer Narbenkontraktur ist auf ein Minimum reduziert. Auch das Narbenbild ist bei dieser Schnittführung relativ unauffällig.

Literatur

1. Apesos J (1991) Functional applications of suction-assisted lipectomy. Aesthetic Plast Surg 15:73–79
2. Bisbal J, del Cacho C, Caslots J (1987) Surgical treatment of axillary hyperhidrosis. Ann Plast Surgery 18:429–436
3. Blank AA, Eichmann F (1984) Operative Therapie der Hyperhidrosis axillaris, Indikationsabwägung und Komplikationen. In: Komplikationen in der operativen Dermatologie. Konz B, Braun-Falco O (Hrsg) Springer, Berlin Heidelberg New York Tokyo, S 73–81
4. Bretteville-Jensen G (1973) Radical sweat gland ablation for axillary hyperhidrosis. Br J Plast Surg 26:155–162
5. Cameron A (1991) Endoscopic transthoracic electrocautery of the sympathetic chain for palmar and axillary hyperhidrosis. Br J Surg 78:252
6. Eldh J (1971) Surgical treatment of hyperhidrosis axillaris. Scand Journal of Plastic Reconstruction Surgery 10:227
7. Hage JJ (1991) Axillary osmidrosis and hyperhidrosis. Br J Plast Surg 44:392
8. Hartmann M, Petres J (1978) Operative Therapie der Hyperhidrosis axillaris. Hautarzt 29: 82–85
9. Hurley HJ, Shelley WB (1963) A simple surgical approach to the management of axillary hyperhidrosis. JAMA 186:109–112
10. Hurley HJ, Shelley WB (1966) Axillary Hyperhidrosis. Clinical features and local surgical management. Br J Dermatol 78:127–140
11. Hurley HJ (1987) Surgical Treatment of Axillary Hyperhidrosis. In: Skin Surg. Epstein E, Alt T (Hrsg) Saunders, Philadelphia 598–606
12. Jemec B (1975) Abrasio axillae in hyperhidrosis. Scand J Plast Reconstr Surg 9:44–46
13. Landes E, Kappesser H-J (1979) Zur operativen Behandlung der Hyperhidrosis axillaris. Fortschritte der Medizin 97:2169–2171
14. Salfeld K (1977) Hyperhidrosis axillaris und Hidradenitis suppurativa. In: Konz B, Burg G (Hrsg) Dermatochirurgie in Klinik und Praxis. Springer, Berlin Heidelberg New York, S 178–180
15. Shenaq SM (1987) Treatment of bilateral axillary hyperhidrosis by suction-assisted lipolysis technique. Ann Plast Surg 19:548–551
16. Skoog T, Thyresson N (1962) Hyperhidrosis of the axillae. A method of surgical treatment. Acta Chir Scand 124:531–538

Therapie kondylomatöser Erkrankungen – Podophyllin vs. Podophyllotoxin –

K. Lohmann

Zusammenfassung

In den westlichen Ländern gehören Genital- oder Feigwarzen mit steigender Inzidenz zu den häufigsten sexuell übertragbaren Erkrankungen. Sie werden durch Human-Papillomviren (HPV) induziert, von denen bis heute über 65 verschiedene Subtypen charakterisiert werden konnten. In bezug auf ihr onkogenes Potential lassen sich die Human-Papillomviren in zwei Gruppen („low risk", „high risk") einteilen. Im therapeutischen Spektrum spielt die Lokalbehandlung der Genitalwarzen neben den bekannten chirurgischen Methoden eine wichtige Rolle. Die vorliegende Arbeit gibt einen Überblick über Wirksamkeit und Verträglichkeit von Podophyllotoxin im Vergleich zur konventionellen Podophyllin-Tinktur. Die Vorteile von Podophyllotoxin sind Sicherheit, gute Wirksamkeit und Verträglichkeit sowie leichte Handhabung, so daß eine Selbstbehandlung durch die Patienten möglich ist.

Genitale Infektionen durch Human-Papillomviren (HPV) führen zu vielfältigen morphologischen Veränderungen an Haut und Schleimhaut. Die klinischen Manifestationen reichen von latenten, asymptomatischen Infektionen über subklinische Läsionen bis hin zu Genitalwarzen und Karzinomen.

Mit Hilfe molekularbiologischer Methoden konnten bis heute über 65 HPV-Genotypen identifiziert werden, von denen mehr als 20 mit verschiedenen anogenitalen Läsionen assoziiert sind (Tabelle 1).

Im Hinblick auf ihr onkogenes Potential lassen sich die Human-Papillomviren in zwei Gruppen („low risk" und „high risk") einteilen. Im Gegensatz zu den low-risk-Typen HPV 6 und 11 besitzen die high-risk-Typen 16, 18, 31, 33, 35, 45, 51, 52, 56 und 58 ein hohes onkogenes Potential. Unterschiede im Verhalten zwischen benignen und malignen HPV-Genotypen sind in Tabelle 2 für die HPV-Typen 6 und 11 bzw. 16 und 18 zusammengefaßt. Von besonderer Bedeutung ist wahrscheinlich die Tatsache, daß bei den high-risk-Typen die Virus-DNA stabil in das Wirtsgenom integriert wird, während in den gutartigen Tumoren das Virusgenom episomal vorliegt. Als Risikofaktoren für die Entwicklung von HPV-induzierten Neoplasien sind vor allem Immunsuppression, Rauchen, andere genitale Infektionen sowie Langzeiteinnahme oraler Kontrazeptiva zu nennen. Von diagnostischer Bedeutung ist die Koilozytose, da durch den Nachweis von Koilozyten in Ausstrichen oder in histologischen Schnitten von Biopsiematerial die Diagnose HPV-Infektion gesichert wird.

Von den verschiedenen genannten genitalen Infektionen gehören die Condylomata acuminata (Genital- oder Feigwarzen) in den westlichen Ländern heute zu den häufigsten sexuell übertragbaren Erkrankungen. Ihre stärkste Verbreitung finden sie in der Altersgruppe zwischen 19 und 30 Jahren. Aufgrund der Tatsache, daß

Tabelle 1. Anogenitale Läsionen mit HPV-Nachweis

Erkrankung	HPV-Typ
Condylomata acuminata	HPV 6, 11
Buschke-Löwenstein-Tumor	HPV 6, 11
Flachkondylomatöse Effloreszenzen	HPV 16, 18, 31 etc.
Bowenoide Papulose	HPV 16, 18, 42, 55
CIN (I–III)	HPV 6, 11, 16, 18, 31, 33, 35, 43, 44
Invasives Zervixkarzinom	HPV 16, 18, 33, 35, 39
Peniskarzinom	HPV 16, 18
Vulvakarzinom	HPV 6, 11, 16

Tabelle 2. Verhalten verschiedener HPV-Genotypen

HPV 6, 11	HPV 16, 18
Episomal	Integriert
Läsionen polyploid	Läsionen aneuploid
Koilozytose	Koilozyten selten
Regressionen häufig	Regressionen selten
Geringes malignes Potential	Hohes malignes Potential

keine geeigneten serologischen Testverfahren zur Verfügung stehen und Human-Papillomviren sich nicht kultivieren lassen, liegen bislang keine zuverlässigen epidemiologischen Daten vor. Hinweise auf eine signifikante Zunahme dieser genitalen Erkrankungen ergeben sich jedoch aus Untersuchungen von Becker und Mitarbeitern [2].

In dem Zeitraum von 1966 bis 1984 wurde in den Vereinigten Staaten für die Indikation Condylomata acuminata eine Zunahme der Konsultationen bei niedergelassenen Ärzten und Kliniken um das 6–7fache festgestellt. Bezogen auf Erstbesuche wurde im selben Zeitraum eine Zunahme um das 4–5fache registriert. Dieser Wert ist sicherlich ein besseres Maß für die Zunahme der Neuerkrankungen. Auch aus England und den skandinavischen Ländern wird über Studien berichtet, die auf eine signifikante Zunahme genitaler HPV-Erkrankungen hindeuten.

Zur Frage der Durchseuchung der Bevölkerung mit genitalen HPV-Typen gehen Schätzungen von 30 bis 50% aus [12]. In ersten Untersuchungen mit der extrem empfindlichen Polymerase-Kettenreaktion wurden sogar Werte über 80% gefunden, wobei der Verdacht besteht, daß ein Teil der Proben durch Kontamination falsch positiv war. Einige dieser Publikationen sind deshalb zurückgezogen worden [13]. Daß die Durchseuchung mit genitalen Papillomviren tatsächlich nicht ubiquitär ist, wird durch Untersuchungen belegt, in denen 2624 Frauen mit zytologisch und kolposkopisch normalen Zervixbefunden auf das Vorhandensein latenter HPV-Infektionen untersucht wurden. In dieser Studie wurden nicht mehr als 6% der Frauen als HPV-positiv charakterisiert [9].

Nicht zuletzt bedingt durch die Verschiedenartigkeit der Erscheinungsformen kondylomatöser Erkrankungen reicht das therapeutische Spektrum von den klassi-

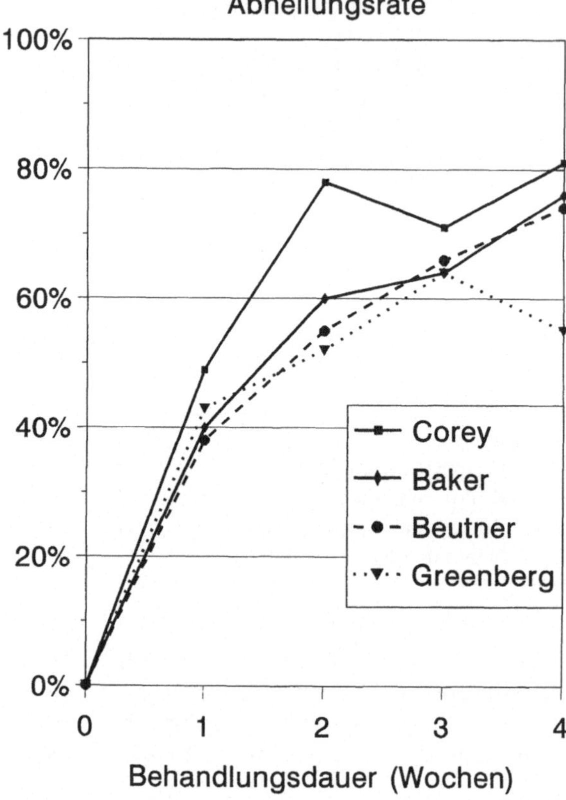

Abb. 1. Therapie mit Podophyllotoxin. Im Hinblick auf den schnellen Wirkungseintritt und den Abheilungsverlauf zeigen die klinischen Prüfungen an insgesamt 74 Männern (Beutner, Corey) und 85 Frauen (Baker, Greenberg) weitgehend übereinstimmende Ergebnisse

schen, chirurgischen Methoden bis hin zur Lasertechnik und der Anwendung von Immunstimulanzien. Insbesondere zur Behandlung leicht zugänglicher Genitalwarzen am Penis oder im Vulvabereich hat die konventionelle topische Therapie mit zytotoxischen Agenzien nach wie vor eine große Bedeutung.

Als Standardtherapeutikum wird meist die 20%ige Podophyllintinktur verwendet. Je nach Lokalisation kommen auch 5- und 10%ige Lösungen zur Anwendung. Podophyllin wird als alkoholischer Extrakt aus den unterirdischen Sproßteilen (Rhizomen) von Podophyllum peltatum und Podophyllum emodi gewonnen. Das Podophyllinharz ist ein komplexes chemisches Gemisch aus verschiedensten Substanzen. Die therapeutisch wirksamen Bestandteile sind vier verschiedene Lignane (Podophyllotoxin, α-Peltatin, β-Peltatin, 4-Demethylpodophyllotoxin), von denen das Podophyllotoxin die größte zytotoxische Potenz besitzt. Je nach Provenienz können Zusammensetzung und Menge der Wirkstoffe stark variieren. Dies bedeutet, daß der Lignangehalt einer 20%igen Podophyllinrezeptur zwischen 3% und 8% schwanken kann [7]. Zusätzlich enthält Podophyllin eine Reihe weiterer toxischer, z.T. mutagener Substanzen, so daß insbesondere durch die Inkonstanz der Zusammensetzung bei der konventionellen Podophyllinbehandlung Therapieerfolg und Nebenwirkungen unkalkulierbar sind [8].

Tabelle 3. Nebenwirkungen bei der Podophyllotoxin-Behandlung

	Männer [%]				Frauen [%]			
	Keine	Geringe	Mäßige	Schwere	Keine	Geringe	Mäßige	Schwere
Schmerzen	74,6	15,9	8,2	1,1	64,5	16,4	16,4	2,7
Brennen	61,0	28,6	8,8	1,7	56,4	23,6	14,5	5,5
Erosionen	62,0	20,3	12,6	4,4	57,0	30,0	9,3	3,7
Entzündung	60,4	28,0	10,4	1,1	59,8	29,0	5,6	5,6

Mit dem hochgereinigten 0,5%igen Podophyllotoxin in saurer alkoholischer Lösung steht nun seit wenigen Jahren ein standardisiertes Arzneimittel (Condylox/Condyline) zur Verfügung, das zur Selbstbehandlung von Condylomata acuminata entwickelt wurde. In mehreren klinischen Studien wurde die Wirksamkeit und Verträglichkeit von Podophyllotoxin im Vergleich zur traditionellen Podophyllinbehandlung überprüft, wobei in allen Fällen ein schnellerer Wirkungseintritt und bessere Abheilungsraten bei der Behandlung mit Podophyllotoxin belegt wurden [10].

Aufgrund der leichteren Selbstbehandlung wurden diese ersten Studien ausschließlich mit männlichen Patienten durchgeführt. Die gute Wirksamkeit und Verträglichkeit von Podophyllotoxin wurden später auch für externe Kondylome im Vulvabereich bestätigt [1, 4]. Die Ergebnisse dieser Untersuchungen (Baker, Greenberg) sind zusammen mit zwei neueren Prüfungen an Männern [3, 5] in Abb. 1 dargestellt. Der Vergleich der Kurven zeigt eine gute Übereinstimmung dieser vier Untersuchungen sowohl im Hinblick auf den schnellen Wirkungseintritt als auch bei den Abheilungsraten. Bereits nach einer Woche sind ca. 40%, nach vier Wochen zwischen 60 und 80% der Genitalwarzen eliminiert.

Etwa 50% der Patienten waren am Ende der Behandlung warzenfrei. Im Vergleich zum 20%igen Podophyllin überzeugt die Therapie mit dem niedrig dosierten Podophyllotoxin vor allem durch den schnellen Wirkungseintritt und die relativ kurze Behandlungsdauer. In diesem Zusammenhang ist jedoch zu berücksichtigen, daß sich die Therapie mit Podophyllotoxin nicht nur im Wirkstoff, sondern vor allem auch im Therapiekonzept von der konventionellen Podophyllinbehandlung unterscheidet. Wegen der hohen Toxizität der 20%igen Podophyllin-Tinktur erfolgt die Behandlung in der Regel nur 1mal wöchentlich, wobei das Präparat nach 4–6 h wieder abgewaschen werden muß. Podophyllotoxin dagegen wird an 3 aufeinanderfolgenden Tagen morgens und abends aufgetragen. Die stärksten Zellnekrosen treten am 3.–5. Tag auf. Falls erforderlich, wird dieser 6 Applikationen umfassende Behandlungszyklus nach einer Pause von 4 Tagen wiederholt, maximal jedoch über 6 Wochen. Podophyllotoxin sollte nicht während der Schwangerschaft und Stillzeit angewendet werden.

Im Vergleich zu den bekannten gravierenden Nebenwirkungen von Podophyllin stellt sich die Frage nach der Verträglichkeit der Therapie mit Podophyllotoxin. Tabelle 3 faßt die Ergebnisse verschiedener klinischer Prüfungen zusammen. Wie die linken Spalten zeigen, treten bei der Mehrzahl der behandelten Patienten, nämlich bei 56 bis 75% keinerlei Nebenwirkungen auf. Leichte Nebenwirkungen werden in 16 bis 30% der Fälle, mäßige Nebenwirkungen in 6 bis 16% der Fälle beobachtet. Starke Nebenwirkungen sind insgesamt selten, scheinen bei Frauen aber etwas häufiger aufzutreten [11]. Wichtig ist hervorzuheben, daß alle lokalen Reaktionen spontan und auch die stärkeren Erosionen narbenfrei abheilten.

Wie bei anderen Therapieformen, so ist auch bei der Behandlung mit Podophyllotoxin das Auftreten von Rezidiven ein Problem. Die Angaben über die Rezidivraten schwanken zwischen 30 und 60%. Unsicherheit in der Beurteilung der Rezidivhäufigkeit ergibt sich vor allem daraus, daß in den meisten Fällen nicht feststellbar ist, ob ein Rezidiv an einer vorbehandelten Stelle vorliegt oder ob eine neue Genitalwarze an benachbarter Stelle entstanden ist.

Mit Bezug auf das klinische Spektrum kondylomatöser Erkrankungen und deren verschiedenen Lokalisationen ist es wichtig, auch auf alternative Therapieverfahren hinzuweisen:

1. Chirurgische Methoden:
   - Exzision,
   - Elektrokauterisation,
   - Kryochirurgie,
   - Lasertherapie.
2. Immuntherapie:
   - Interferone (systemisch, lokal, intraläsional),
3. Andere topische Behandlungen:
   - 5-Fluorouracil (5-FU),
   - Trichloressigsäure (TCA).

Von den chirurgischen Maßnahmen ist die Exzision mit Skalpell oder scharfem Löffel geeignet, unter Lokalanaesthesie einzelne externe Warzen zu entfernen. Größere, beetartige Kondylome können durch Elektrokoagulation beseitigt werden, wobei es oft schwierig ist, das Ausmaß der Gewebsdestruktion zu bestimmen. Zur Entfernung interner Kondylome ist insbesondere in der Gynäkologie die Kryosation eine bewährte Methode. In den letzten Jahren hat die Chirurgie mit dem CO_2-Laser zunehmend an Bedeutung gewonnen. Die Laserbehandlung ist dann Therapie der Wahl, wenn es sich um ausgedehnte oder interne Läsionen handelt.

Die Verwendung von Immunstimulanzien in der Behandlung HPV-induzierter Erkrankungen ist ein therapeutisch interessanter Ansatz. Leider sind die bisher vorliegenden Ergebnisse jedoch wenig überzeugend. Im Gegensatz zur topischen Interferonbehandlung von Genitalwarzen ist die intraläsionale Applikation offenbar wirksam [6]. Das Hauptproblem bei der systemischen Interferontherapie besteht darin, ein optimales Therapieregime zu finden.

Von den sonstigen destruierend wirkenden Lokaltherapeutika sind zwei Substanzen therapeutisch relevant, und zwar 5-Fluorouracil (5-FU) und Trichloressigsäure (TCA). 5-Fluorouracil als 5%ige Creme hat eine starke zytotoxische Wirkung und wird zur Behandlung resistenter Genitalwarzen auch intravaginal und am Meatus urethrae verwendet. Die Behandlung ist in hohem Maße erosiv und kann zu schmerzhaften Ulzerationen führen, so daß die Anwendung nur in speziellen Fällen indiziert erscheint. Wegen des teratogenen Potentials ist vor der Anwendung von 5-FU eine Schwangerschaft unbedingt auszuschließen.

Im Gegensatz dazu ist Trichloressigsäure eine nicht toxische Substanz, die auch während der Schwangerschaft angewendet werden kann. Je nach Lokalisation der genitalen Läsionen, werden TCA-Konzentrationen zwischen 20 und 80% verwendet, die entweder täglich für wenige Tage oder wöchentlich für wenige Wochen aufgetragen werden [6].

Anhand der dargestellten Untersuchungen über Wirksamkeit und Verträglichkeit von Podophyllotoxin und dem Vergleich mit alternativen Behandlungsmethoden wird deutlich, daß die Therapie mit Podophyllotoxin wegen ihrer geringen Toxizität, der guten Verträglichkeit und der leichten Handhabung eine Bereicherung im Spektrum der Behandlungsmöglichkeiten HPV-induzierter Genitalwarzen darstellt.

Da es nicht möglich ist, einen Virusträger wieder virusfrei zu machen, und da das Risiko der malignen Transformation durch Human-Papillomviren vorerst nicht abgeschätzt werden kann, ist es wichtig, durch Partnerdiagnostik und Partnertherapie HPV-assoziierte Läsionen möglichst im Frühstadium zu behandeln. Ferner sollten Anstrengungen unternommen werden, durch Aufklärung der Patienten und der Öffentlichkeit präventiv die Inzidenz sexuell übertragbarer HPV-Infektionen zu reduzieren.

Literatur

1. Baker DA, Douglas JM Jr, Buntin DM et al. (1990) Topical podofilox for the treatment of condylomata acuminata in women. Obstet Gynecol 76:656–659
2. Becker TM, Stone KM, Alexander ER (1987)) Genital human papillomavirus infection. A growing concern. Obstet Gynecol Clin North Am 14:389–396
3. Beutner KR, Conant MA, Friedman-Kien AE et al. (1989) Podofilox zur Eigenbehandlung Genitaler Warzen. Lancet – Deutsche Ausgabe – 3:482–485
4. Greenberg MD, Rutledge LH, Reid R et al. (1991) A double-blind, randomized trial of 0,5% podofilox and placebo for the treatment of genital warts in women. Obstet Gynecol 77:735–740
5. Kirby P, Dunne A, King DH, Corey LMD (1990) Double-blind randomized clinical trial of self-administered podofilox solution versus vehicle in the treatment of genital warts. Am J Med 88:465–469
6. Kraus SJ, Stone KM (1990) Management of genital infection caused by human papillomavirus. Rev Inf Dis 12:620–632
7. Krogh von G (1982) Podophyllotoxin in serum: Absorption subsequent to threeday repeated applications of a 0,5% ethanolic preparation on condylomata acuminata. Sex Transm Dis 9:26–33
8. Lohmann K (1993) Mit Warzen ist nicht zu spaßen. Pharmazeutische Zeitung 138:53–55
9. Lorincz AT, Reid R, Jenson AB et al. (1992) Human papillomavirus infections of the cervix: relativ risk associations of 15 common anogenital types. Obstet Gynecol 79:328–337
10. Mazurkiewicz W, Jablonska S (1986) Comparison between the therapeutic efficacy of 0,5% podophyllotoxin preparations and 20% podophyllin ethanol solution in condylomata acuminata. Z Hautkr 61:1387–1395
11. Oclassen Pharmaceuticals (1993) Data on file. San Rafael, California
12. Schneider A, Wagner D (1993) Infektionen der Frau mit genitalem humanem Papillomvirus. Diagnostisches Vorgehen. Dtsch Ärztebl 90:40–42
13. Tidy J, Farrel PJ (1989) Retraction: human papillomavirus subtype 16b (letter). Lancet II: 1535

Kombinationstherapie von IFNα2b und Elektrokaustik bei Condylomata acuminata: Ergebnisse einer Langzeitstudie

U. Koch, M. Roßnick und T. A. Luger

Zusammenfassung

Condylomata acuminata stellen wegen der hohen Rezidivneigung nach etablierten konservativen und operativen Behandlungsverfahren nach wie vor ein therapeutisches Problem dar. Die anfangs vielversprechenden Erfolge der Monotherapie mit Interferonen (IFN) haben sich sowohl bei topischer als auch bei systemischer Anwendung dieser Substanzen nicht in dem erwarteten Ausmaß bestätigt. Im Gegensatz dazu schien bisher die adjuvante systemische Behandlung von Condylomen mit IFN in Kombination mit chirurgischen Verfahren zumindest kurzfristig erfolgversprechend zu sein.

Um dies näher zu prüfen, wurde in der vorliegenden Studie anhand von 74 Fällen in 2 Gruppen mit großen, lange bestehenden oder rezidivierenden Condylomata acuminata untersucht, ob sich durch systemische Gabe von IFNα2b unmittelbar im Anschluß an die elektrokaustische Abtragung bessere Therapieerfolge erzielen lassen als mit der operativen Behandlung allein. Die Interferon-Behandlung bestand in subkutaner Applikation von $3 \cdot 10^6$ Einheiten IFNα2b 3mal wöchentlich für die Dauer von 6 Wochen. Bei einer mittleren Nachbeobachtungszeit von ca. 2 Jahren zeigte sich, daß die Rezidivhäufigkeit in der mit IFNα2b behandelten Patientengruppe mit 8% wesentlich geringer war als in der nur elektrokaustisch behandelten Kontrollgruppe (24%). Diesen vielversprechenden Ergebnissen zufolge ist die zusätzliche Gabe von IFNα2b nach elektrokaustischer Abtragung von Condylomen also auch langfristig mit einer deutlichen Abnahme der Rezidivrate verbunden.

Condylomata acuminata werden als sexuell übertragbare Krankheit durch Infektionen mit humanen Papillomviren (HPV) hervorgerufen, von denen inzwischen mehr als 60 Subtypen bekannt sind [7]. Der Behandlung kommt angesichts steigender Inzidenz, Rezidivhäufigkeit und der Assoziation von Papillomviren mit Präkanzerosen und malignen Erkrankungen der Genitale besondere Bedeutung zu. Während kleinere Condylome auf eine Lokaltherapie mit zytotoxischen Substanzen (Podophyllin und Podophyllotoxin, 5-Fluorouracil) gut ansprechen, muß bei ausgedehnten Condylombeeten sowie bei Befall größerer Haut- und Schleimhautbezirke eine chirurgische Entfernung mittels Kryotherapie, Elektrokaustik oder Laservaporisation vorgenommen werden. Mit Rezidivraten bis zu 60% bei diesen etablierten konservativen und operativen Behandlungsverfahren stellen Condylomata acuminata nach wie vor ein therapeutisches Problem dar [4, 7, 14].

Zytokine sind in der Dermatologie bei der Behandlung autoimmunologischer und infektiöser Erkrankungen von zunehmender Bedeutung [11]. Die Erfahrungen mit Interferon zur Behandlung von Viruspapillomen und assoziierten Erkrankungen reichen bis in die 70er Jahre zurück und sind vielversprechend [8, 20]. Verschiedenen klinischen Studien zufolge waren Monotherapien mit IFN in Form einer topischen

Anwendung, einer niedrig dosierten intraläsionalen Gabe sowie einer relativ hoch dosierten systemischen Applikation erfolgreich. Bei relativ kurzen Nachbeobachtungszeiten bis zu 6 Monaten war die IFN-Therapie im Vergleich zu anderen Therapieformen auch mit verminderten Rezidivraten verbunden [2, 5, 13]. Die Kombination einer adjuvanten Anwendung von IFN zusammen mit chirurgischen Verfahren führt zahlreichen Beobachtungen zufolge zu guten Ergebnissen mit deutlich verminderter Rezidivhäufigkeit [1, 3, 10, 12, 18, 19]. Im Gegensatz dazu stehen Studien, die unter vergleichbaren Bedingungen weder bei einer Monotherapie [15, 16] noch bei adjuvanter Therapie eine signifikante Besserung der Rezidivrate feststellen konnten [9, 17]. Diese kontroversen Ergebnisse verbunden mit der kurzen Nachbeobachtungszeit waren Anlaß, die Wertigkeit der adjuvanten systemischen IFN-Therapie bei Condylomata acuminata zu überprüfen.

Patientengut und Methodik

Über einen Zeitraum von 3 Jahren wurden retrospektiv die Ergebnisse einer systemischen IFN-Therapie im Anschluß an die operative Entfernung im Vergleich zu der operativen Entfernung allein bei 74 Patienten mit großen, lange bestehenden oder rezidivierenden Condylomata acuminata untersucht. Einschlußkriterien waren wiederholte frustrane Behandlungsversuche mit konventionellen Methoden sowie Größe und Ausdehung des Befundes, der chirurgische Maßnahmen erforderlich machte. Das Alter der Patienten lag zwischen 18 und 53 Jahren (Durchschnittsalter 29 Jahre). 80% der Patienten waren männlich und 20% weiblich. Von der Auswerung ausgeschlossen wurden Patienten, bei denen bis zu 2 Wochen vorher andere Behandlungen durchgeführt worden waren, sowie Patienten mit immunsuppressiver Therapie, Autoimmunerkrankungen, schweren erworbenen Immundefekten oder Malignomerkrankungen. Ausschlußkriterien für die Aufnahme in die Behandlungsgruppe ergaben sich darüber hinaus aus den Kontraindikationen für eine systemische Interferonbehandlung, wie: bekannte Überempfindlichkeit gegen IFN oder Humanalbumin, Zustand nach Organtransplantation, cerebrales Anfallsleiden, schwere Herzerkrankung wie z.B. instabile Angina pectoris, therapierefraktäre Rhythmusstörungen oder Myokardinfarkt innerhalb des letzten Jahres, klinisch manifeste Leberfunktionsstörung, Niereninsuffizienz oder Gerinnungsstörung.

Der randomisierten, zusätzlich mit Interferon behandelten Gruppe wurde eine zufällig aus dem Patientenkollektiv desselben Zeitraums gebildete Gruppe von Patienten mit gleichen Merkmalen gegenübergestellt (Tabelle 1). In der Mehrzahl der Fälle wurden peri- und intraanale Condylome behandelt, wobei mehrere Regionen in 13% der Fälle betroffen waren. In jedem 5. Fall stellten sich die Patienten mit Rezidiven nach auswärts bereits erfolgter konservativer oder chirurgischer Behandlung vor.

In allen Fällen wurden die Condylome initial chirurgisch behandelt, wobei eine elektrokaustische Abtragung in Allgemeinnarkose oder Spinalanästhesie vorgenommen wurde. Das Kontrollkollektiv erhielt keine zusätzliche spezifische Behandlung. In der Behandlungsgruppe wurde unmittelbar im Anschluß an die Operation eine adjuvante systemische IFN-Therapie mit $3 \cdot 10^6$ I.E. IFNα2b 3mal wöchentlich für die Dauer von 6 Wochen subkutan abwechselnd in die Oberschenkel begonnen. Die Mehrzahl der Patienten erlernte während des stationären Aufenthalts die Injektions-

Tabelle 1. Patientengut

	Operation + IFN	Nur Operation
Fälle:	$n = 36$	$n = 38$
Durchschnittsalter (Jahre):	29 [18–47]	28 [18–53]
Beobachtungszeit (Wochen):	66 [20–102]	73 [22–174]
Lokalisation [%]		
– anal:	92	91
– genital:	8	9
– mehrfach:	13	13

technik und war so in der Lage, nach Entlassung die Therapie selbständig fortzuführen. Der Nachbeobachtungszeitraum lag zwischen 30 und 174 Wochen und betrug im Mittel 72 Wochen. Die Nebenwirkungen beschränkten sich bei den genannten IFN-Dosen in der Regel auf eine kurz anhaltende, grippeähnliche Symptomatik nach den ersten 2 bis 3 abends verabreichten Spritzen und waren durch Gabe von Paracetamol 500 mg p.o. jeweils 1 h vor den Injektionen beherrschbar. Aufgrund der genannten Nebenwirkungen wurde die IFN-Behandlung lediglich von 2 Patienten vorzeitig abgebrochen.

Ergebnisse und Diskussion

Von insgesamt 74 Patienten wurden 36 zusätzlich zur operativen Entfernung der Condylome mit IFNα2b behandelt. Die durchschnittliche Nachbeobachtungszeit betrug bei der IFN-Gruppe 66 Wochen (30–102 Wochen), während die lediglich operativ versorgten Patienten über einen Zeitraum von 73 Wochen (22–174 Monate) kontrolliert wurden (Tabelle 1). Bereits nach einer mittleren Nachbeobachtungszeit von 26 Wochen war die Rezidivrate bei den mit IFNα2b behandelten Patienten mit 8% im Vergleich zu 30% Rezidiven bei den mit einer chirurgischen Monotherapie versorgten Patienten deutlich geringer (Abb. 1). Bei einem gesamten Nachbeobachtungszeitraum von durchschnittlich 72 Wochen war noch immer ein deutlicher Unterschied bezüglich der Rezidive zu verzeichnen. Im Gegensatz zu 24% Rezidiven bei der IFN-Gruppe wiesen 42% der operierten Patienten ohne IFN-Behandlung ein Rezidiv auf. Dieser Unterschied ist statistisch mit einer Irrtumswahrscheinlichkeit von $P < 0{,}05$ im χ^2-Test signifikant. Als erfolgreich behandelt bzw. rezidivfrei wurden nur Patienten gewertet, die klinisch in den zuvor betroffenen Arealen völlig erscheinungsfrei blieben. Bei der Auswertung der Rezidivraten stellt sich das Problem, daß vielfach Rezidive von Neuinfektionen nicht sicher zu unterscheiden sind. Dies gilt um so mehr, je länger der Nachbeobachtungszeitraum wird. In diesen Fällen wurde bei den Nachuntersuchungen anhand des klinischen Bildes und der Anamnese zwischen erneuter Infektion und spätem Rezidiv unterschieden.

Die Ergebnisse dieser Langzeitbeobachtung zeigen, daß die zusätzliche Gabe von IFNα2b nach elektrokaustischer Abtragung ausgeprägter Condylomata acuminata mit einer deutlichen und langfristigen Abnahme der Rezidivrate verbunden ist. Obwohl die Patienten nicht streng randomisiert wurden, ist dennoch ein signifikanter

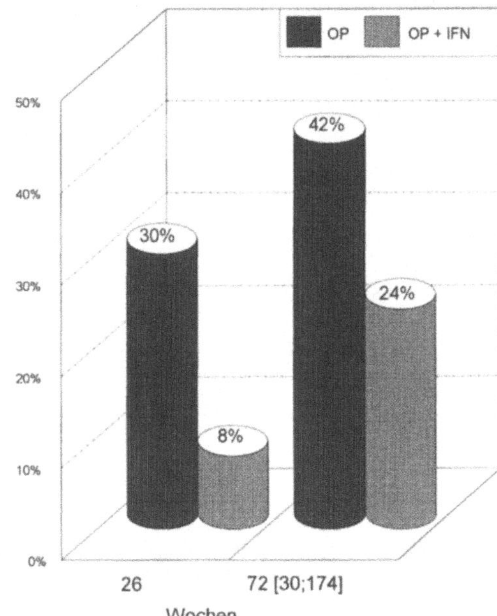

Abb. 1. Vergleich der Rezidivraten beider Gruppen in Prozent jeweils 6 Monate nach Therapieende und am Ende der individuellen Nachbeobachtungszeiträume

Unterschied zur Kontrollgruppe zu verzeichnen. Die Tatsache, daß der Unterschied nach einer im Vergleich zu anderen Studien ungewöhnlich langen Nachbeobachtungszeit ebenfalls nachweisbar ist, spricht zusätzlich für die Wertigkeit der IFN-Therapie.

Die niedrig dosierte systemische, adjuvante Gabe von Interferon im Anschluß an eine operative Entfernung kann somit im Einklang mit bereits zitierten positiven Ergebnissen [6, 8] zur Zeit als Methode der Wahl für die Behandlung ausgedehnter oder rezidivierender Condylomata acuminata unter Beachtung der genannten Indikationsstellung angesehen werden. Die Frage, ob bei einem großen, homogenen Patientengut die von uns und den vorgenannten Autoren festgestellte signifikante Beeinflussung der Rezidivraten bei einem langen Verlaufsbeobachtungszeitraum nachweisbar ist, ist trotz der zitierten Studien mit negativem Ergebnis [17, 18, 19] noch nicht ausreichend untersucht. Hier liegt der Ansatzpunkt für eine große multizentrische randomisierte Studie. Diese erscheint auch deshalb sinnvoll, da es bisher noch keine einheitliche Therapieempfehlung in Bezug auf Dauer und Dosierung der adjuvanten postoperativen IFN-Therapie bei Condylomata acuminata gibt.

Literatur

1. Davis B, Noble M (1992)) Initial experience with combined interferon-alpha-2b and carbon dioxide laser for the treatment of condylomata acuminata. J Urol 147:627–629
2. Eron L, Judson F, Tucker S et al. (1986) Interferon therapy for condylomata acuminata. N Engl J Med 315:1059–1064
3. Erpenbach K, Derschum W, Vietsch H v. (1990) Adjuvant-systemische Interferon-alpha-2b-Behandlung bei therapieresistenten anogenitalen Condylomata acuminata. Urologie [A] 29:43–45

4. Ferenczy A, Mitao M (1985) Latent papilloma virus and recurrent genital warts. N Engl J Med 313:784–788
5. Friedman-Kien A, Eron L, Conant M et al. (1988) Natural interferon alpha for treatment of condylomata acuminata. JAMA 259:533–538
6. Gross G, Ikenberg H, Roussaki A et al. (1986) Systemic treatment of condylomata acuminata with recombinant interferon-alpha-2a: low-dose superior to high-dose regimen. Chemotherapy 32:537–541
7. Gross G (1989) Condylomata acuminata. Gynäkologie 2:155–173
8. Gross G (1990) Interferons in genital HPV disease. In: Gross G et al. (Hrsg) Genital papillomavirus infections. Springer, Berlin Heidelberg New York Tokyo 393–412
9. Höpfl R, Sandbichler M, Zelger N et al. (1992) Adjuvant treatment of recalcitrant genitoanal warts with systemic recombinant interferon-alpha-2c. Acta Derm Venerol 72:383–386
10. Hohenleutner U, Landthaler M, Braun-Falco O (1990) Postoperative adjuvante Therapie mit Interferon-alpha-2b nach Laserchirurgie von Condylomata acuminata. Hautarzt 41: 545–548
11. Luger T, Schwarz T (1991) Therapeutic use of cytokines in dermatology. JAAD 246: 915–928
12. Petersen C, Bjerring P (1991) Systemic interferon-alpha-2b increases the cure rate in laser treated patients with multiple persistant genital warts: a placebo controlled study. Genitourin Med 67:99–102
13. Schonfeld A, Schattner A (1984) Intermuscular human interferon injections in treatment of condylomata acuminata. Lancet II:1038–1042
14. Sulkowski U, Meyer J (1990) Therapieergebnisse bei Condylomata acuminata. Phlebol Proktol 19:33–37
15. The-Condylomata-Coll.-Internat.-Study-Group (1991) A comparison of interferon-alpha-2a and podophyllin in the treatment of primary condylomata acuminata. Genitourin Med 67:394–399
16. The-Condylomata-Coll.-Internat.-Study-Group (1991) Recurrent condylomata acuminata treated with recombinant interferon-alpha-2a. JAMA 265:2684–2687
17. The-Condylomata-Coll.-Internat.-Study-Group (1993) Randomized placebo controlled double-blind combined therapy with laser surgery and systemic interferon-alpha-2a in the treatment of anogenital condylomata acuminatum. JID 167:824–829
18. Tiedemann K, Ernst T (1988) Kombinationstherapie von rezidivierenden Condylomata acuminata mit Elektrokaustik und Alpha2-Interferon. Akt Dermatol 14:200–204
19. Tiedemann K (1990) Adjuvant interferon treatment of condylomata acuminata. In: Gross G et al. (Hrsg) Genital papillomavirus infections. Springer, Berlin Heidelberg New York Tokyo, 433–438
20. Vance JC, Bart BJ, Hansen RC et al. (1986) Intralesional recombinant alpha-2 interferon for the treatment of patients with condylomata acuminatum or verruca plantaris. Arch Dermatol 122:212–277

Erfahrungen mit der tageschirurgischen und ambulanten Versorgung in der operativen Dermatologie

U. Hohenleutner, U. Wlotzke und M. Landthaler

Zusammenfassung

Prinzipiell ambulant durchführbare Eingriffe aus dem Bereich der operativen Dermatologie auch tatsächlich möglichst häufig ambulant durchzuführen, kommt einerseits meist den Wünschen der Patienten entgegen und folgt andererseits dem Zwang zur Kostendämpfung im Gesundheitswesen. An der Klinik und Poliklinik für Dermatologie des Klinikums der Universität Regensburg verfolgten wir seit der Eröffnung im März 1992 konsequent das Konzept, möglichst viele, auch größere Eingriffe der operativen Dermatologie (Exzisionen mit Dehnungs- oder Doppel-M-Plastik, kleinere Regionallappenplastiken, Keil- oder W-Plastik-Exzisionen an Lippe und Ohr, modifizierte Emmert-Plastiken u. ä.) ambulant durchzuführen. Die knappe Bettensituation insbesondere in der Aufbauphase der Klinik nach Eröffnung im März 1992 machte dies zusätzlich wünschenswert, teilweise sogar erforderlich.

Unsere guten Erfahrungen mit dieser Art der Versorgung, insbesondere bei Kindern, möchten wir im folgenden darstellen.

Indikationsstellung zur ambulanten Versorgung

Hauptvoraussetzung für die ambulante Durchführung größerer Eingriffe ist selbstverständlich ein kooperationsfähiger und kooperativer Patient. Patienten, die geistig, körperlich oder aus Gründen des sozialen Umfelds nicht in der Lage sind, regelmäßige Wundkontrollen und Verbandwechsel durchzuführen bzw. durchführen zu lassen, werden von der ambulanten Versorgung ausgeschlossen. Das gleiche gilt für Patienten mit besonderen Risikofaktoren bezüglich Wundheilung bzw. Wundinfektion (Immunsuppression, Diabetes mellitus etc.)

Operationen, die eine besonders aufwendige postoperative Versorgung erfordern (Ruhigstellung in Gipsschiene, Einlage von Saugdrainagen, häufige Verbandwechsel mit Hydrokolloidverbänden wie z.B. bei Dermabrasionen) führen wir ebenfalls nicht ambulant durch.

Gleiches gilt selbstverständlich für besonders ausgedehnte und/oder komplizierte Eingriffe (mikrografische Chirurgie ausgedehnter Hauttumoren, ausgedehnte Lappenplastiken im Rahmen der Melanomchirurgie etc.).

Vorbereitung und Durchführung ambulanter Eingriffe

Nach Stellung der Indikation zum ambulanten Eingriff wird die Aufklärung des Patienten und die Operationseinwilligung durchgeführt. Evtl. erforderliche präoperative

Untersuchungen wie Biopsien, Blutuntersuchungen, EKG oder Röntgen-Thorax werden ebenfalls durchgeführt und ein Operationstermin mit dem Patienten vereinbart. Der Patient erhält ein Merkblatt mit prä- und postoperativen Verhaltensmaßregeln. Hierbei legen wir besonderen Wert auf die Medikamentenanamnese (rechtzeitiges Absetzen, falls erforderlich, von blutgerinnungshemmenden Medikamenten, insbesondere Acetylsalicylsäure, Weiternahme wichtiger Medikamente wie z. B. Antihypertonika).

Die Patienten werden darauf hingewiesen, daß nach größeren Eingriffen in Lokalanästhesie eine mehrstündige Wartezeit vor dem Führen von Kraftfahrzeugen einzuhalten ist; bei belastenden Eingriffen, Eingriffen in Allgemeinanästhesie oder bei sicht- bzw. bewegungsbehindernden Verbänden bestehen wir auf einer Begleitperson bzw. einer Taxifahrt.

Dank ausgezeichneter Kooperation mit der Klinik für Anästhesiologie (Direktor Prof. Dr. K. Taeger) können auch Allgemeinanästhesien auf ambulanter Basis durchgeführt werden. Die Prämedikation und Durchführung der für eine Narkose erforderlichen Untersuchungen erfolgt ebenfalls am Tag der Erstvorstellung, alternativ können die Untersuchungen zur Narkosefähigkeit durch einen niedergelassenen Kollegen durchgeführt und die Befunde zum Tag der Operation mitgebracht werden.

Die Patienten, die eine Vollnarkose erhalten, kommen nüchtern zum Operationstermin, erhalten, falls erforderlich, eine orale Prämedikation und werden anschließend im zentralen Aufwachraum der Klinik überwacht. Danach, bzw. bei größeren Eingriffen in Lokalanästhesie unmittelbar postoperativ, können sich die Patienten in einem Ruheraum mit 2 Liegeplätzen, der uns im Bereich der Poliklinik zur Verfügung steht, von dem Eingriff erholen.

Größere Eingriffe, die mehrere Sitzungen oder einige Stunden Nachbeobachtungszeit erfordern (Eingriffe in Vollnarkose, multiple Hauttumoren, Rhinophymabtragung, ausgedehnte Narbenkorrekturen etc.), werden als tageschirurgische, sogenannte teilstationäre Leistung durchgeführt und abgerechnet. Voraussetzung für diese Art der Abrechnung ist eine mindestens 20minütige Eingriffsdauer sowie eine anschließende, mindestens 5stündige Dauer der Nachbeobachtung am Klinikum. Während dieser Nachbeobachtungsphase werden die Patienten im Ruheraum von den Schwestern der Poliklinik betreut (Schwesternrufanlage) und erhalten auch ein Mittagessen.

Die weitere postoperative Versorgung erfolgt in enger Zusammenarbeit mit den überweisenden Kollegen, die meist die Verbandwechsel durchführen und die Fäden entfernen. Je nach Komplexität des Eingriffs oder auch nach Wunsch der Patienten können die Wundkontrollen auch in unserer Poliklinik durchgeführt werden. Jeder operierte Patient wird zum Zweck der Kontrolle des frühen operativen Ergebnisses zumindest einmal im Abstand von 4–8 Wochen zur Nachuntersuchung einbestellt; eine späte Kontrolle erfolgt nach ½ bis 1 Jahr.

Bisher durchgeführte ambulante/tageschirurgische Eingriffe

Tabelle 1 zeigt die Anzahl und die Art der bisher in der geschilderten Weise durchgeführten Eingriffe. Bei den in Lokalanästhesie durchgeführten Operationen ($n = 190$ bzw. 70% aller Eingriffe) haben wir nur in einem einzigen Fall eine ausgeprägte va-

Tabelle 1. Ambulante/tageschirurgische dermatologische Eingriffe ($n = 271$)

Eingriff	n
Größere Mobilisations-Dehnungs- oder M-Plastiken	81
Operationen bei Kleinkindern in Allgemeinanästhesie	27
Lasereingriffe in Allgemeinanästhesie	49
Erwachsene (Condylomata acuminata, Neurofibromatose, etc.)	16
Kinder (Naevi flammei, Hämangiome etc.)	38
Nahlappenplastiken	42
Dermabrasionen	15
Keilexzisionen an Ohr oder Lippen	13
Modifizierte Emmert-Plastiken	12
Rhinophymabtragungen	9
Hauttransplantationen	7
Diverses (Narbenkorrekturen, multiple Tumoren etc.)	16

govasale Kreislaufreaktion beobachtet, die eine eintägige stationäre Beobachtung erforderlich machte. Bei den in Vollnarkose durchgeführten Eingriffen ($n = 81$, s. Tabelle 1) traten keine intraoperativen Komplikationen auf.

Postoperative Wundinfektionen sahen wir in insgesamt 5 Fällen (1,8%), ein postoperatives Hämatom in einem Fall (0,4%) und störende Fadengranulome in 7 Fällen (2,6%). Bei einer von 42 Nahlappenplastiken (2,4%) trat eine Lappenspitzennekrose, bei einer von 7 ambulant durchgeführten Hauttransplantationen eine teilweise Transplantatnekrose auf.

Insbesondere bei den Eingriffen bei Kindern ($n = 65$, Tabelle 1) in ambulant durchgeführter Allgemeinanästhesie sahen wir weder intra- noch postoperative Komplikationen.

Tageschirurgische Durchführung der mikrografischen Chirurgie

Bei bestehender Indikation zur mikrografischen Chirurgie (schlecht abgrenzbare und/oder rezidivierende und/oder sklerodermiforme Basaliome) versuchen wir diese in folgenden Fällen tageschirurgisch durchzuführen.

Bei Patienten ohne wesentliche Risikofaktoren für die Wundheilung, bei denen nach sorgfältigster klinischer Abgrenzung des Tumors (Operationsleuchte!) mutmaßlich nicht mehr als 1 bis 2, maximal 3 Exzisionen der mikrografischen Chirurgie durchgeführt werden müssen und deren Defekte voraussichtlich durch Nahlappenplastiken oder kleinere Vollhauttransplantate gedeckt werden können.

In diesen Fällen beginnen wir morgens mit der Exzision des Tumors; nach Blutstillung und Verband kommt der Patient in den Ruheraum. Die histologische Aufarbeitung in Kryostat-Horizontalschnittechnik [1] nimmt ca. 1 bis 2 h in Anspruch. Unmittelbar nach Befundung durch den Operateur erfolgt, falls notwendig, die Nachexzision. In entsprechender Weise wird bis zur endgültigen Defektdeckung vorgegangen.

Bisher wurden mit der ambulanten mikrografischen Chirurgie 35 Patienten versorgt; 24mal erfolgte die Deckung durch Nahlappenplastiken, 8mal durch Vollhauttransplantation und 3mal wurden die Defekte der sekundären Wundheilung überlassen. In 3 Fällen wurde aufgrund unterschätzter Tumorausdehnung die stationäre Aufnahme zur weiteren operativen Versorgung notwendig. Bei diesen 35 Fällen beobachteten wir keine Komplikationen der Wundheilung.

Die tageschirurgische Durchführung der mikrografischen Chirurgie bietet unseres Erachtens mehrere wichtige Vorteile: Die Hospitalisierung der Patienten mit den möglichen negativen Folgen insbesondere bei alten Menschen (Desorientierung, Verwirrtheitszustände, länger dauernde Bettruhe) wird vermieden. Durch das rasche, konsekutive Vorgehen ist einerseits die Gefahr der Wundinfektion geringer (Hospitalkeime!), andererseits ist durch die sofortige Defektdeckung insbesondere die Gefahr der Verziehung wichtiger Strukturen (Unterlid) durch Minimierung der Wundgrundkontraktion geringer. Die geringeren Kosten für die Krankenkassen durch Vermeidung eines stationären Aufenthaltes sind ein weiteres Argument.

Andererseits ist die Methode äußerst arbeits-, zeit- und personalintensiv, so daß mit der gleichzeitigen Versorgung zweier tageschirurgisch-mikrografischer Patienten die Kapazität unseres histologischen Labors derzeit erschöpft ist. Auch ist die Methode, wie bereits erwähnt, nur bei wenig ausgedehnten Tumoren durchführbar, eine stationäre Aufnahme bei unerwartet großer Ausdehnung des Tumors zur weiteren operativen Versorgung muß möglich sein. Dies war bei unseren 35 tageschirurgisch mikrographischen Patienten immerhin in 3 Fällen erforderlich (8,6%).

Schlußfolgerung

Nach unseren bisherigen Erfahrungen bewirkt die außerordentlich hohe Patientenakzeptanz der ambulanten bzw. tageschirurgischen Versorgung eine besonders gute Kooperation der Patienten in bezug auf Wundversorgung, Verbandwechsel und postoperative Wiedervorstellung. Diesbezüglich arbeiten wir auch eng mit den niedergelassenen Hautärzten der Region zusammen, die häufig die postoperative Versorgung inklusive Fädenentfernung übernehmen. Alles in allem fühlen wir uns durch die hohe Patientenakzeptanz, die guten postoperativen Ergebnisse und die niedrige Komplikationsrate in unserem Konzept bestärkt, weiterhin möglichst viele Eingriffe der operativen Dermatologie ambulant durchzuführen.

Literatur

1. Burg G (1977) Mikroskopisch kontrollierte (histografische) Chirurgie. In: Konz B, Burg G (Hrsg) Dermatochirurgie in Klinik und Praxis. Springer, Berlin Heidelberg New York

Möglichkeiten und Grenzen bei stationären Eingriffen

Möglichkeiten und Grenzen der klinischen Dermatochirurgie

J. PETRES und R. ROMPEL

Zusammenfassung

Die Grenzen zwischen klinischer und ambulanter Dermatochirurgie sind fließend. Kleine und mittlere operative Eingriffe nehmen in der dermatologischen Praxis einen wesentlichen Platz ein. Größere operative Eingriffe am Integument werden jedoch dermatologischen Kliniken vorbehalten bleiben. Die Indikationen zur operativen Versorgung sind gerade bei Tumoren und Fehlbildungen der Haut sowie bei entzündlichen und funktionellen Hautveränderungen gegeben. Im Vordergrund des klinischen Indikationsspektrums stehen die malignen Tumoren der Haut. Bei den nichtonkologischen Indikationen zur operativen Therapie ergibt sich vorwiegend eine korrektive bzw. korrektiv-ästhetische Zielsetzung. Grenzbereiche der Dermatochirurgie stellen rein ästhetisch ausgerichtete Operationen wie z. B. Straffungsoperationen bei Dermatochalasis dar, die in das Gebiet der plastischen Chirurgie übergreifen.

Indikationen in der Dermatochirurgie

Die Probeexzision zur Gewinnung eines histologischen Befundes als Grundlage der dermatologischen Diagnostik ist bei einer Vielzahl von Krankheitsbildern in der Dermatologie richtungsweisend für die therapeutische Konsequenz. Die Indikationen zur definitiven operativen Therapie sind gerade bei Tumoren und Fehlbildungen der Haut sowie bei entzündlichen und funktionellen Hautveränderungen gegeben ([3, 6]; s. Übersicht).

Operationsindikationen in der Dermatologie

Tumoren und Fehlbildungen der Haut
- benigne epitheliale Tumoren,
- Zysten,
- Pseudokanzerosen,
- Präkanzerosen,
- Karzinome,
- Basaliome und verwandte Tumoren,
- Pigmentzellnävi, Nävuszellnävi, organoide Nävi,
- maligne Melanome,
- mesenchymale Tumoren,
- maligne Lymphome.

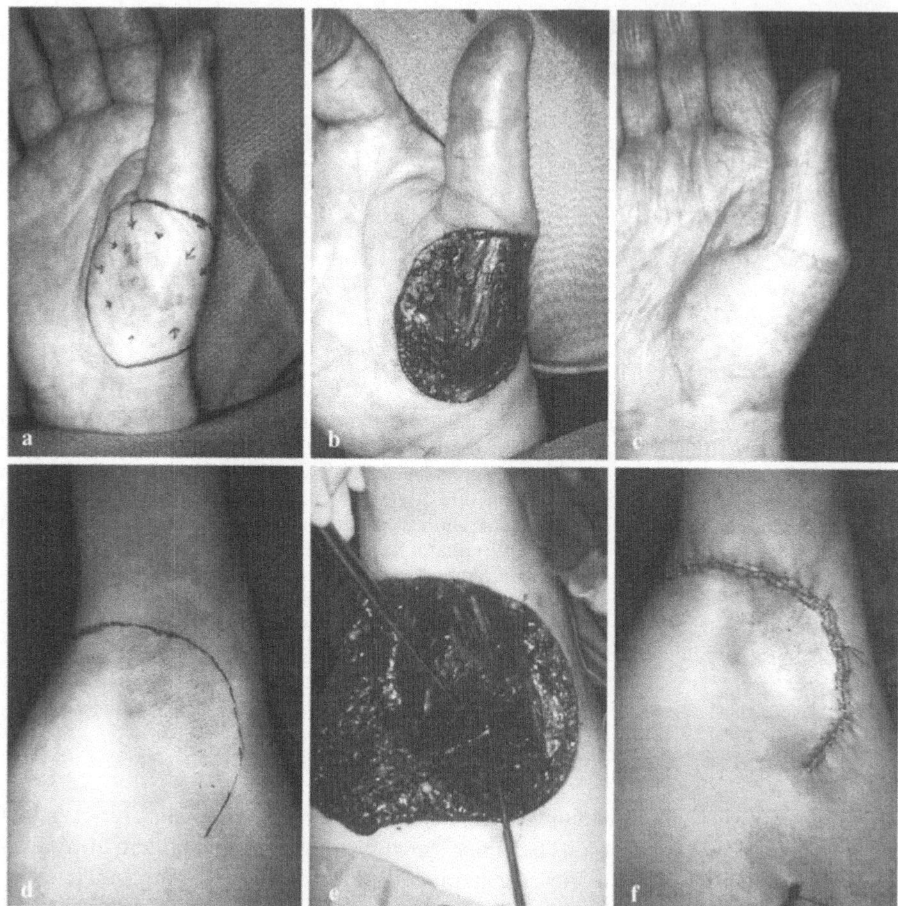

Abb. 1 a–f. Akrolentiginöses Melanom *(ALM)*, Breslow-Dicke 0,3 mm, Clark-Level III, bei einer 47jährigen Patientin: **a** weite lokale Exzision mit 1,0 cm Sicherheitsabstand. **b** Operationsdefekt. **c** Endzustand 2 Jahre nach Defektdeckung mittels Spalthauttransplantat. **d** elektive Lymphknotendissektion im Rahmen der chirurgischen Primärtherapie bei der gleichen Patientin. **e** radikale Ausräumung der axillären Lymphknotenstation unter Schonung der Gefäß-/Nervenbahnen. **f** Abschluß der Operation

Entzündliche und funktionelle Hautveränderungen:
- Entzündungen ausgehend von Haarfollikeln und Talgdrüsen,
- Entzündungen ausgehend von Schweiß-, Duft- und Schleimdrüsen,
- gefäßgebundene chronisch entzündliche Prozesse,
- narbig-entzündliche Zustandsbilder,
- fremdkörperbedingte und traumatische Veränderungen,
- funktionelle und kosmetische Störungen,
- Nagelveränderungen.

Im Vordergrund stehen die malignen Tumoren der Haut. Veränderungen der Altersstruktur der Bevölkerung sowie eine vermehrte Exposition schädigender Umweltein-

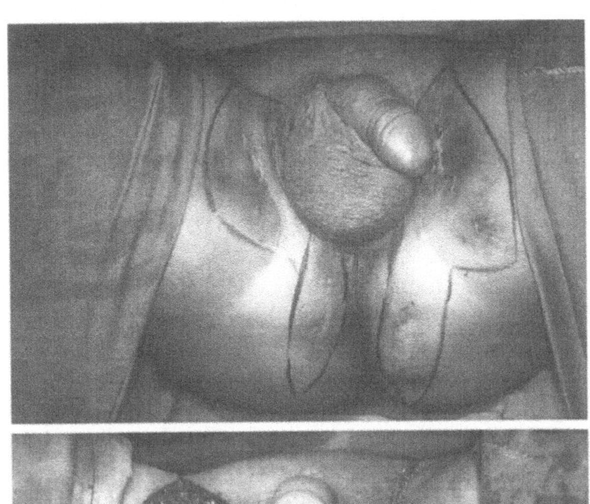
a

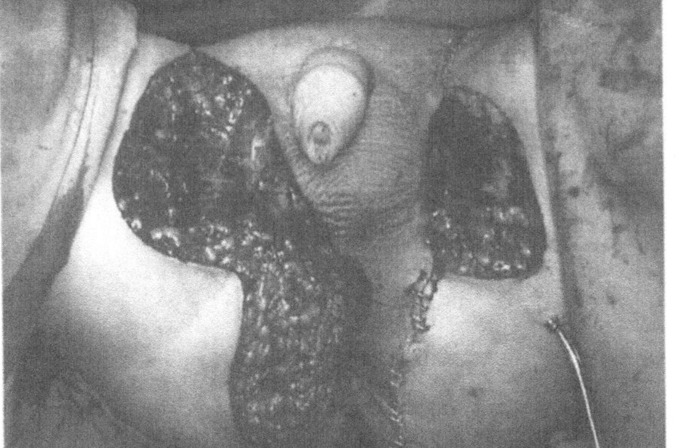
b

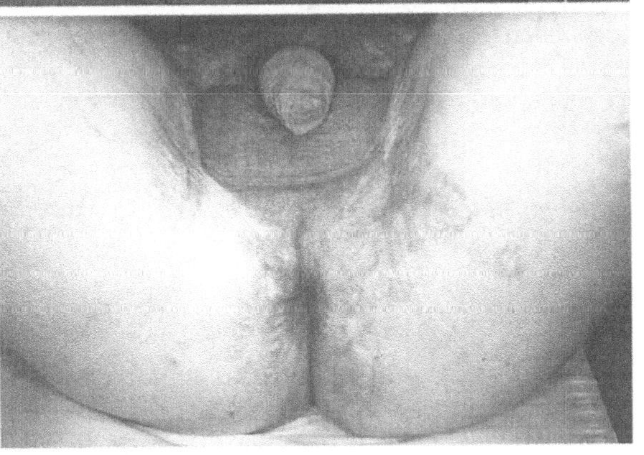
c

Abb. 2a–c. Akne inversa im Genitoanalbereich bei einem 38jährigen Patienten: **a** Ausgangsbefund und Operationsplanung. **b** zum Teil primäre Wundnaht, größtenteils offen belassener Defekt. **c** Endzustand 2 Jahre postoperativ nach überwiegend sekundärer Wundheilung. (Die Autoren danken Herrn C. van Velzen, wissenschaftlicher Fotograf der Hautklinik der Städtischer Kliniken Kassel, für die Fotodokumentation.)

flüsse, insbesondere die kumulativen Effekte durch UV-Strahlung führen zu einer Zunahme der onkologischen Operationsindikationen in der Dermatologie [6]. Das Basaliom als häufigster maligner Tumor des Hautorgans und das Plattenepithelkarzinom erfordern die radikale Tumorentfernung, wobei die operative Therapie nach wie vor als Methode der Wahl gilt [3, 7]. Durch die verschiedenen Verfahren der dreidimensionalen histologischen Aufarbeitung der Präparate läßt sich ein maximaler kurativer Therapieerfolg erzielen [1, 7].

Das maligne Melanom der Haut erfordert eine prognoseorientierte Therapie in Abhängigkeit von dem gegebenen Mikrostadium und dem klinischen Stadium. Im klinischen Primärstadium orientiert sich der Umfang der operativen Therapie an den wichtigsten prognostischen Faktoren wie Tumordicke, Invasionslevel, Ulzeration, Lokalisation [2, 8] und reicht von der lokalen Exzision mit kleinem Sicherheitsabstand (1 cm) bis zur weiten lokalen Exzision (≥ 3 cm Sicherheitsabstand), wobei ab einer mittleren Tumordicken eine zusätzliche elektive Lymphadenektomie sinnvoll ist (Abb. 1), [2, 5, 8].

Bei den nicht-onkologischen Indikationen zur operativen Therapie ergibt sich vorwiegend eine korrektive bzw. korrektiv-ästhetische Zielsetzung. Hierzu zählen die entzündlichen und funktionellen Hautveränderungen, bei denen sich nach frustranen konservativen Therapieversuchen durch dermatochirurgische Maßnahmen gute Erfolge erzielen lassen. Beispielhaft sei hier auf die Akne inversa verwiesen (Abb. 2). Grenzbereiche des dermatologischen Therapiespektrums stellen die rein ästhetisch ausgerichteten Operationen wie z. B. Straffungsoperationen bei Dermatochalasis oder Liposuktion dar, die in das Gebiet der plastischen Chirurgie übergreifen.

Spektrum der operativen Techniken

Das heutige Spektrum der Techniken in der operativen Dermatologie umfaßt allgemeine und einfache Techniken wie Probeexzision, Exkochleation und spindelförmige Exzision sowie die speziellen rekonstruktiven Methoden, wie z. B. lokale und regionale Lappenplastiken, die vor allem in der onkologischen Dermatochirurgie Anwendung finden. Hinzu kommen die apparativ unterstützten Gebiete der Elektrochirurgie, Laserchirurgie und die vielfältigen Anwendungen der hochtourigen Dermabrasion [4]. Die operative Phlebologie und operative Proktologie sowie die ästhetische Dermatochirurgie, komplettieren das grundlegende Spektrum der operativen Dermatologie (s. Übersicht).

Grundlegende Techniken der operativen Dermatologie

Allgemeine und einfache Techniken:
- Probeexzision,
- Exkochleation,
- spindelförmige Exzision.

Spezielle rekonstruktive Techniken:
- Dehnungsplastik,
- lokale Lappenplastiken,
- regionale Lappenplastiken,
- Fernlappen, vaskulär gestielte Lappenplastiken,
- freie autologe Hauttransplantate.

Elektrochirurgische Verfahren:
- elektrokaustische Abtragung
- Elektrodesikkation und „Kürettage“.

Laserchirurgie:
- CO2-Laser, Nd YAG-Laser, Argon-Laser, Farbstoff-Laser u. a.

Hochtourige Dermabrasion

Operative Phlebologie:
- Krossektomien,
- Seitenastexhärese, Perforantesligatur,
- paratibiale Fasziotomie,
- endoskopische Perforantesligatur.

Operative Proktologie:
- Mariskenoperation,
- Inzision bei perianaler Thrombose,
- Fissurexzision,
- Fistelchirurgie,
- Hämorrhoidektomie.

Ästhetische Dermatochirurgie:
- Lidstraffung,
- Straffung bei Dermatochalasis,
- Liposuktion,
- Operation bei Hyperhidrosis axillaris.

Grenzen der klinischen Dermatochirurgie

Die Grenzen zwischen klinischer und poliklinischer bzw. ambulanter Dermatochirurgie sind fließend. Kleine und mittlere operative Eingriffe nehmen in der dermatologischen Praxis einen wesentlichen Platz ein. Größere operative Eingriffe am Integument werden jedoch jenen dermatologischen Kliniken vorbehalten bleiben, die eine entsprechende Infrastruktur und Experten auf diesem Sektor der Dermatotherapie besitzen. Grundsätzlich ist festzustellen, daß auch die klinische Dermatochirurgie ihre definierten Grenzen im Rahmen des Gesamtfachs Dermatologie nicht überschreiten sollte. Dies bedeutet, daß sich der, von dem Dermatologen aufgrund seiner diagnostischen und therapeutischen Kompetenz zu vollziehende, operative Eingriff auf das Integument, einschließlich Subkutis, den darin enthaltenen Strukturen, sowie auf die hautnahen Schleimhäute zu beschränken hat.

Literatur

1. Burg G (1991) Grundlagen, Planung, Durchführung und Ergebnisse der mikrografischen Chirurgie. Z Hautkr 66 (Suppl 3): 120–122
2. Garbe C, Stadler R Orfanos CE (1986) Prognose-orientierte Therapie bei malignem Melanom. Hautarzt 37: 365–372
3. Petres J, Hundeiker M (1978) Dermatosurgery. Springer, Berlin Heidelberg New York
4. Petres J (1990) Dermabrasion. In: Braun-Falco O, Ring J (Hrsg) Fortschritte der praktischen Dermatologie und Venerologie. Band 12. Springer, Berlin Heidelberg New York Tokyo, S 501–502

5. Petres J, Lohrisch I, Rezazada MA (1990) Operative Therapie des malignen Melanoms. In: Orfanos CE, Garbe C (Hrsg) Das maligne Melanom der Haut. Zuckschwerdt, München Bern Wien San Francisco, S 191–208
6. Petres J, Rompel R (1994) Stellenwert der operativen Dermatologie in Klinik und Praxis. Hautarzt 45: 133–139
7. Petres J, Rompel R (1993) Operative Therapie des Basalioms – Erfahrungen und Ergebnisse. In: Petres J, Lohrisch I (Hrsg) Das Basaliom. Springer, Berlin Heidelberg New York Tokyo, S 133–144
8. Rompel R, Garbe C, Büttner P et al. (1993) The role of elective lymph node dissection in stage I malignant melanoma: evaluation by matched pair analysis. Melanoma Res 3 (Suppl 2):36–37

Fibrinklebung zur Deckung von Hautdefekten: Histologische Untersuchungen, Operationstechniken und Indikationen

A. GRABOSCH

Zusammenfassung

Erfolgversprechende experimentelle Untersuchungen führten in der zweiten Hälfte der 70er Jahre zum weitverbreiteten Einsatz der Fibrinklebung von Hauttransplantaten in vielen operativen Disziplinen. Die Vorteile dieser Klebetechnik liegen einerseits in der erwünschten Blutstillung und andererseits in einer flächenhaften Fixierung des Transplantates. Darüber hinaus konnten anhand von Serienbiopsien von Spalthauttransplantaten mit und ohne Fibrinkleber eine Beschleunigung der Wundheilungsvorgänge unter geklebten Transplantaten nachgewiesen werden. Als Indikationen für den Einsatz des Fibrinklebers gelten die Fixierung von Vollhauttransplantaten in kritischen Bereichen sowie von Spalthauttransplantaten bei ausgedehnten Defekten und in belasteten Arealen.

1823 berichtete C. H. Bünger [2] über die erfolgreiche Verpflanzung eines Vollhauttransplantates vom Oberschenkel zur Deckung eines Defektes an der Nase. Die Technik der freien Spalthauttransplantation wurde 1929 von Blair und Brown [1] angegeben. Die Methoden wurden von vielen Chirurgen weiterentwickelt und sind heute Standardmethoden zur Deckung großflächiger Hautdefekte. Radikale Tumorchirurgie der Haut oder die erfolgreiche Behandlung Brandverletzter wäre ohne sie nicht möglich.

Die Transplantate wurden entweder nur durch Verbände oder durch Hautnähte, später auch Hautklammern, fixiert. Immer wieder mußten und müssen aber auch Transplantat(teil)verluste beklagt werden. Infektionen oder Restnekrosen am Wundgrund, die eine mögliche Ursache bilden, sind durch entsprechend radikale operative Vorbereitung des Wundgrundes vermeidbar. Hämatome unter dem Transplantat und postoperative Scherkräfte, die die feinen, sich ab dem 3. postoperativen Tag nach Converse [3] entwickelnden Gefäßeinsprossungen wieder zerstören, sind weitere Ursachen. Beide Probleme können durch den Einsatz des Fibrinklebers, der einerseits Blutstillung und andererseits eine flächenhafte Fixierung des Transplantats ermöglicht, deutlich reduziert werden.

Über erste Hauttransplantatklebungen wurde 1944 von Cronkite [4] sowie Tidrick [9] berichtet. Durch die Art der Präparation konnte aber nur ein geringer Effekt erreicht werden, und die Methode setzte sich zunächst nicht durch. Erst der Einsatz eines Fibrinogen-Kryopräzipitats durch Matras [7] 1972 und eingehende experimentelle Untersuchungen führten in der zweiten Hälfte der 70er Jahre zum weitverbreiteten Einsatz in vielen operativen Disziplinen. Staindl [8] publizierte 1977 als erster Erfahrungen der Hauttransplantatklebung im Kopf- und Halsbereich nach Tumorexzision.

In den letzten Jahren hat sich der Einsatz des Fibrinklebers auch im Bereich der Deckung von Defekten der Haut mehr und mehr durchgesetzt. Durch Serienbiopsien von Spalthauttransplantaten mit und ohne Fibrinkleber am Patienten konnten wir eine Beschleunigung der Wundheilungsvorgänge unter geklebten Transplantaten nachweisen [5]. Die histologischen Ergebnisse belegen diese positive Beeinflussung der Transplantateinheilung besonders in den ersten Tagen postoperativ. 8–10 Tage postoperativ ist der Kleber der Fibrinolyse anheimgefallen und nicht mehr nachweisbar.

Ferner haben wir zwei verschiedene Fibrinkleber auf der Wundoberfläche von Patienten elektronenmikroskopisch untersucht und hier deutliche Unterschiede bezüglich der Feinstruktur gefunden, die im Rahmen der Hautklebung auch klinisch außerordentlich relevant sind [6]. Nur ein Fibrinkleber zeigte nach der Applikation auch in vivo eine dem humanen Fibringerüst sehr ähnliche Struktur. Diese ermöglicht die Ernährung des Transplantats vom Wundgrund durch Diffusion in den ersten Tagen und die Einsprossung feinster Gefäße.

Für eine erfolgreiche Hauttransplantatklebung ist die Beachtung der korrekten Technik, die für Vollhaut- und Spalthauttransplantate unterschiedlich ist, wichtig. Bei der Vollhautverklebung wird die Applikation mit der Doppelspritze und der Einsatz der hohen Thrombinkonzentration empfohlen. Hier sind wegen der Eigenelastizität des Transplantats zusätzliche Nähte am Rand erforderlich. Spalthauttransplantate sollten mit niedriger Thrombinkonzentration und in Sprühtechnik fixiert werden. Zusätzliche Nähte sind überflüssig.

Indikationen für den Einsatz des Fibrinklebers im Rahmen der operativen Versorgung von Hautdefekten sehen wir in der Fixierung von Vollhauttransplantaten in kritischen Bereichen wie dem Gesicht und an den Händen. Spalthauttransplantate bei ausgedehnten Defekten, wie großen Verbrennungen, sowie in belasteten Arealen – Gesicht, Hände, Gelenke, Transplantationen bei Kindern – sollten geklebt werden.

Schließlich sind die ökonomischen Aspekte des Einsatzes dieses kostenaufwendigen Therapeutikums zu diskutieren. Die Reduzierung der Komplikationsrate durch Transplantatverluste und damit erneute Operationen und Verlängerung der Hospitalisation rechtfertigen sicher die Kosten.

Literatur

1. Blair VP, Brown JB (1929) The use and uses of large split skin grafts of intermediate thickness. Surgery Gynec Obstet 49:82
2. Bünger CH (1823) Gelungener Versuch einer Nasenbildung aus einem völlig getrennten Hautstück aus dem Beine. Graefe WJ Chir 4:569
3. Converse JM, Uhlschmidt GK, Ballantyne DL (1969) „Plasmaticirculation" in Skin Grafts – The Phase of Serum Imbition. Plast Reconstr Surg 43:494
4. Cronkite EP, Lozner EL, Deaver JM (1944) Use of thrombin and fibrinogen in skin grafting. J Amer Med Ass 124:976
5. Fisseler-Eckhoff A, Grabosch A, Donati I, Müller KM (1988) Histologische Untersuchungsergebnisse nach Hauttransplantation mit und ohne Fibrinkleber. Ellipse 15:180
6. Grabosch A, Bogusch G, Plogmeier K, Öllinger R (1993) In Vivo Studies of Fibrin Sealant Ultrastructure. Springer (im Druck)
7. Matras H, Dinges HP, Lassmann H, Mamoli B (1972) Zur nahtlosen interfaszikulären Nerventransplantation im Tierexperiment. Wien Wschr 122:517
8. Staindl O (1977) Die Gewebeklebung mit hochkonzentriertem humanem Fibrinogen am Beispiel der freien, autologen Hauttransplantation. Arch Oto-Rhino-Laryng 217:219
9. Tidrick RT, Warner ED (1944) Fibrin fixation of skin transplants. Surgery 15:90

Möglichkeiten und Grenzen der operativen ambulanten und klinischen Dermatotherapie der Akne

H. C. FRIEDERICH

Zusammenfassung

Ein- oder mehrzeitig ausgeführte, mono- oder polymethodisch ausgerichtete operative Heilpläne mit oder ohne flankierende topische oder systemische prä- oder postoperative Pharmakotherapie sind bei allen klinischen Formen der Akne vulgaris indiziert.

Behandlungsziele einer operativen Aknetherapie sind:

- der Versuch, die Unversehrtheit des Integumentes im Erkrankungsgebiet wieder aufzubauen;
- die eingetretene Störung des Körperbildes aufzuheben oder wenigstens zu mildern;
- die Krankheits- bzw. Behandlungsfolgezustände soweit zu korrigieren, daß sie durch Einsatz „kosmetischer", d.h. chemischer Mittel, maskierbar werden.

Die aufgelisteten Behandlungsziele können erreicht werden durch:

- Einsatz planierender Operationen (instrumentelle, apparative, chemo-, elektro-, kryochirurgisch ausgeführte Verfahren);
- elevierende Operationen (Surgical method for removing wrinkles, Koriolyse mit Dermabrasion, Stanz-Punch-Elevation, Einbringung von Auto- oder Allotransplantaten (Fett, Kollagen, Gelatine) intra- oder subepidermal);
- Exzision (Skalpell oder Stanze) mit nachfolgender Defektdeckung (Hautplastik oder -Transplantation), oder
- die Kombination der vorausgehend ausgeführten Methoden.

Die Methodik der einzelnen Operationen wird anhand von Bildbeispielen erläutert.

Dermatologia est „una disciplina medico-chirurgica" (De Dulanto). Voinas „ästhetische Dermatologie", Schreus' „operative Dermatologie", Sidis „korrektive Dermatologie", Proppes „soziologische Aufgabenstellungen" der Dermatologie stellen den Hautarzt vor therapeutische Probleme, deren praktische Lösung durch Einsatz der „operativen Therapie des Dermatologen" (Kleine-Natrop) bzw. der operativen Dermatotherapie machbar wird. Zudem wird der Dermatologe seit dem Zweiten Weltkrieg in steigendem Maße mit der Problematik der „Rehabilitation" von Hautkranken durch dermato-pharmakologisch-operative und -psychosomatische Behandlungsmethoden (solitär oder kombiniert eingesetzt) betraut. Am Ende der Dermatotherapie soll die Minderung und in besonderen Fällen neben der Heilung der lokalen Krankheitssymptome die Aufhebung der seelischen und gesellschaftlichen Probleme der Patienten erreicht werden.

Gegenstand der vorgelegten Abhandlung sind die „Möglichkeiten und Grenzen der operativen ambulanten und klinischen Dermatotherapie der Akne", ein Thema, das trotz der unbestreitbaren Fortschritte auf dem Gebiet der topischen und systemischen Pharmakotherapie (Effendy, Krause) und der immer mehr an praktischer Bedeutung zunehmenden psychosomatischen Behandlung der verschiedenen Formen der Akne (Gieler) auch in den letzten Jahren nichts an seiner Bedeutung verloren hat. Im Gegenteil, seit dem Einzug „der operativen Dermatotherapie“ in die fachärztlichen Weiterbildungspläne und damit in die Tätigkeit der in der Praxis und Klinik tätigen Dermatologen und Auszubildenden hat ihre therapeutische Bedeutung erheblich zugenommen. Wer die dafür ausgewählte Operationsmethode in seiner Ausbildungszeit erlernt hat und beherrscht, ist in der Lage, durch ihren sinnvollen Einsatz in den Heilplänen fast aller Formen der Akne einschließlich ihrer erwünschten und unerwünschten Folgezustände die nachfolgend aufgelisteten Behandlungsziele zu erreichen.

Die langzeitige Nachbeobachtung poliklinisch und klinisch behandelter Aknekranker läßt erkennen, daß heute, wie vor nahezu 60 Jahren, Volks-Wunschdenken: „Oberster Grundsatz“, der Aknetherapie, „muß es bleiben, den Patienten vor dauernden Schäden durch entstellende Narbenbildung zu bewahren, was umso eher möglich ist, wenn die Behandlung frühzeitig eingesetzt wird“, das vorstellbare Therapieziel war und ist. Ob dieser Status immer als „wahrscheinlicher“ Erfolg einer ausschließlich medikamentösen Therapie einkalkuliert werden kann, wage ich zu bezweifeln. Die Gründe für diese Skepsis sind, daß ein Teil der Kranken erst in die Sprechstunde kommt:

- wenn die Chance eines spurenlosen Krankheitsfolgezustandes am Hautorgan durch topische und systemische Pharmakotherapie wegen der langzeitigen Präsenz der Symptome und ihrer Folgezustände vertan ist;
- wenn die zunächst erfolgversprechende Therapie aus verschiedensten Gründen (Gleichgültigkeit des Patienten, Ortswechsel, erfolgte Partnerwahl, gesicherte soziale Position, Protest gegen einen vermeintlichen Zwang durch die zeitlich fixierten lokalen und der parenteralen Therapiemaßnahmen und Kontrolluntersuchungen) abgebrochen wurde;
- wenn es die Kranken nach einer erfolgreichen Pharmakotherapie ablehnen, beim Auftreten von Rezidiven die neu angesetzten therapeutischen Maßnahmen wieder aufzunehmen.

Die Einbeziehung ein- oder mehrzeitiger, mono- oder polymethodisch ausgerichteter, mit oder ohne flankierende topische oder systemische, prä- oder postoperative Pharmakotherapie eingeplanter operativer Verfahren in die dermatologischen Heilpläne wie:

- planierende Operationen (instrumentelle, apparative, chemo-, elektro-, kryochirurgisch ausgerichtete Verfahren);
- elevierende Operationen (“Surgical method for removing wrinkles“, Koriolyse mit Dermabrasion, Stanz-Punch-Elevation, Einbringung von Auto- oder Allotransplantaten (Fett, Kollagen, Gelatine) intra- oder subepidermal verlegt);
- Exzision (Skalpell oder Stanze) mit nachfolgender Defektdeckung (Hautplastik oder -Transplantation), oder
- die Kombination der vorausgehend aufgelisteten Methoden,

erscheint dann zweckmäßig.

Die praktische Durchführung der operativen Methodik – hinsichtlich der technischen Einzelheiten sei auf die monographische Darstellung von Friederich verwiesen – ist von der fachärztlichen Ausbildung her machbar, von der instrumentellen und apparativen Seite her durchführbar und unter den bestehenden lokalen Verhältnissen in der Klinik und Praxis vertretbar. Die Krankheitsdauer und die Phase der notwendigen flankierenden topischen und medikamentösen Therapie wird durch den intraoperativ erzielten Behandlungseffekt abgekürzt. Der Einbau operativer Maßnahmen trägt zur Wirtschaftlichkeit der Aknetherapie bei.

Entgegen vieler anderslautender Meinungen, sind Indikationen zur operativen Lösung der therapeutischen Problematik der Akne, ungeachtet des klinischen Bildes, fast immer gegeben. Die pustulöse Akne oder die Acne conglobata sind keine Kontraindikationen gegen die Durchführung planierender Operationen. Eine flankierende Therapie mit Retinoiden ist keine Kontraindikation gegen eine Dermabrasio. Die Auffassung, daß Keloide nach Durchführung einer derartigen kombinierten Therapie erwartet werden müssen, kann nicht bestätigt werden. Narbige Behandlungs- oder Krankheitsfolgezustände sind Indikationen zur Durchführung elevierender Operationen, wenn nicht der Exzision mit der Stanze oder dem Skalpell mit anschließendem Defektverschluß, der Vorzug gegeben wird. In der Praxis ist es meistens so, daß die zeitlich versetzte, auf mehrere Sitzungen verteilte, polymethodisch ausgerichtetere operative Therapie zu den später zitierten erwünschten „Behandlungszielen“ führt.

Wenn die Aufhebung der klinischen Symptomatik unter Hinterlassung eines Krankheits- und Therapiefolgezustandes abgeschlossen wird, dessen kleinformen-anatomische Items keine Rückschlüsse mehr auf das pathische Geschehen der Krankheit vor der Therapie erlauben – ein Status, den man mit dem Ausdruck „Zufriedenheit mit dem Körperbild“ umreißen kann – war die Dermatotherapie für den Kranken erfolgreich. Eingeräumt werden muß allerdings, daß die Zufriedenheit mit dem eigenen äußeren Erscheinungsbild ein rein subjektives Phänomen ist, das nur durch die individuelle Persönlichkeitsstruktur verstanden werden kann (Gieler). Die innere verstandesmäßige Beteiligung der Kranken, die Mitwirkung beim Heilprozeß nach ausführlicher Aufklärung vor Beginn der Therapie, ist unverzichtbar. Die Aufklärung muß Bemerkungen über die Grenzen des „Machbaren“ enthalten. Der Kranke muß in diese Grenzen verbal oder durch Bildbeispiele eingewiesen werden. Es ist eben nicht „machbar“, daß durch eine Dermatotherapie immer der Status vor Auftreten der Aknekrankheit erreicht wird, d.h. die Rekonstruktion des Hautorgans ausgerichtet auf ein Körperbild, wie es im 11. bis 15. Lebensjahr war, gelingt. „Machbar“ ist dagegen unter Einsatz des gesamten Arsenals der gesamten Dermatotherapie eine Abheilung der klinischen Symptomatik und eine Korrektur der bereits existenten Krankheits- oder Behandlungsfolgezustände.

Behandlungsziele einer operativen Aknetherapie sind damit:

- der Versuch, die Unversehrtheit des Integumentes im Erkrankungsgebiet wieder aufzubauen;
- die eingetretene Störung des Körperbildes aufzuheben oder wenigstens zu mildern;
- die Krankheits- bzw. Behandlungsfolgezustände so weit zu korrigieren, daß sie durch Einsatz „kosmetischer“, d.h. chemischer Mittel, maskierbar werden.

Der Patient soll wissen, wie das wahrscheinlich postoperative Körperbild aussieht. Dann kann er sein uneingeschränktes Einverständnis zum vorgesehenen Therapieplan signalisieren. Der Behandelnde muß davon ausgehen, daß die Korrektur des

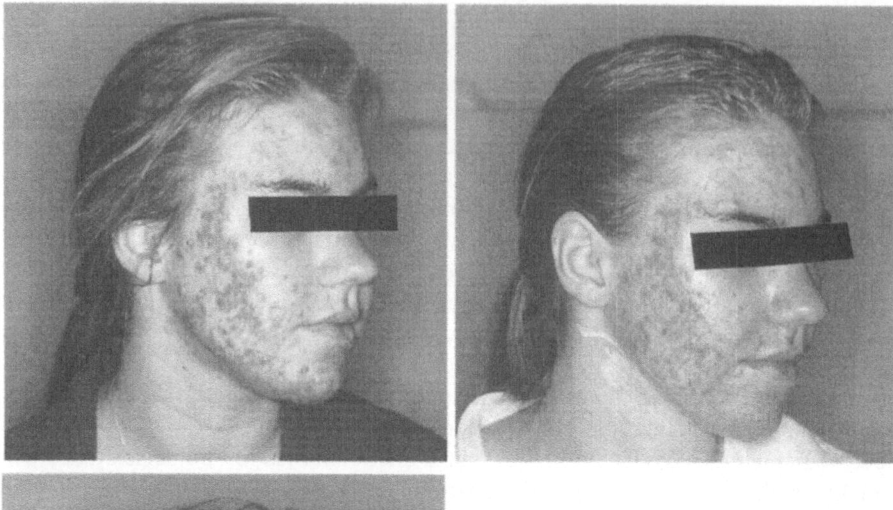

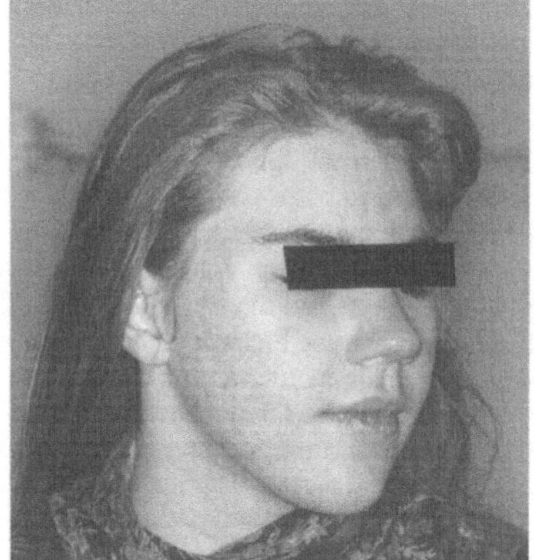

Abb. 1 a–c. a Floride acne vulgaris. **b** Zustand nach Dermabrasion. **c** Zustand 8 Wochen nach Dermabrasion

Körperbildes ohne Veränderung der Persönlichkeit des Akneträgers erfolgt. Es ist durchaus möglich, daß eine erfolgreiche Therapie durch die unterschiedliche, individuelle Aufarbeitung des Körperbildes, durch den Symptomenwechsel, zu einem gefährlichen seelischen Zustand führt, der sogar in einem Suizidversuch enden kann (Gieler). Der Aknekranke muß davon überzeugt werden, daß das erwünschte Ziel einer mit hoher Präzision an die individualen Notwendigkeiten des Einzelfalles angepaßten Dermatotherapie ist, daß ein Körperbild erreicht wird, mit dem man „leben kann“. Daß eine derartige Therapie jahrelang dauern kann – meist über die Abheilung der klinischen Akneeffloreszenzen hinaus – sei unbestritten. Der Patient muß wissen, daß dann kleinste Korrekturen notwendig sind oder daß langzeitig Dekorativa eingesetzt werden müssen. Es ist immer zweckmäßig, in diese Überlegungen einzubeziehen, daß der Aknekranke durch die Beobachtung „unerwünschter aber unvermeidbarer“ Krankheits- und Behandlungsfolgezustände der gesamten Dermatotherapie beunruhigt wird. Vorstellbar ist sogar, daß die „exzessive Hoffnung““ in „exzes-

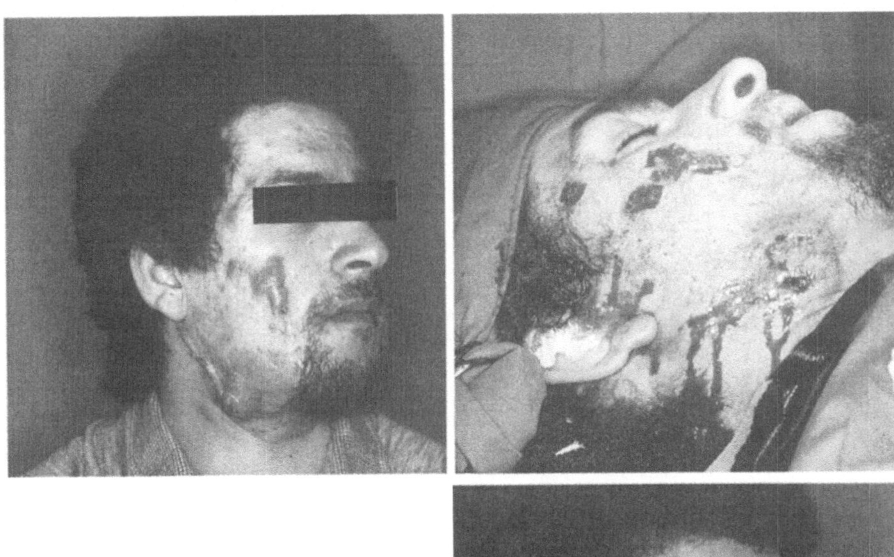

Abb. 2a–c. a Acne conglobata. **b** Operationssitus nach Abschluß einer Dermatomexzision. **c** Zustand 18 Monate nach Dermatomexzision

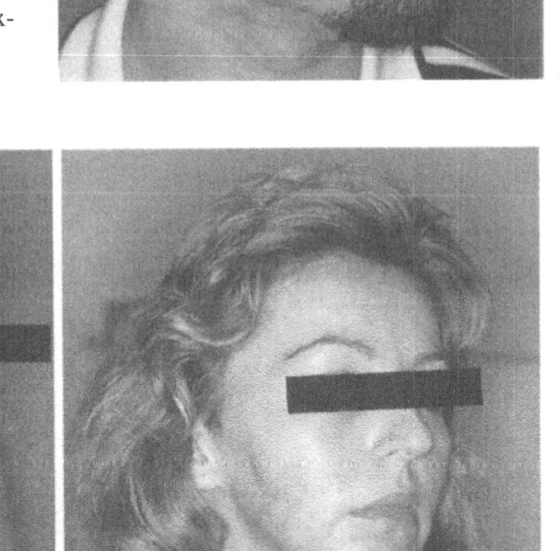

Abb. 3a, b. a Acne vulgaris. **b** Zustand 3 Monate nach Dermabrasion

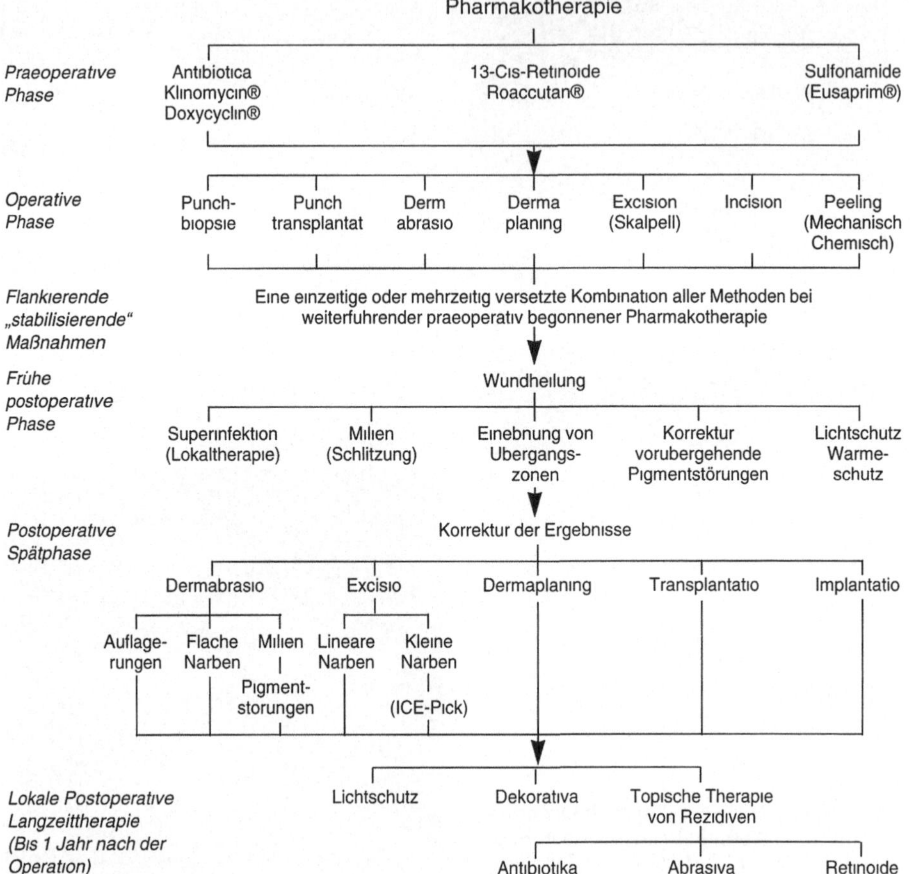

Abb. 4. Heilplan der operativen Aknetherapie

sive Feindseligkeit" (Plewig und Kligmann) beim enttäuschten Patienten umschlägt. Die Bedeutung der von Plato geforderten gründlichen Belehrung des Kranken, die einer „wissenschaftlichen Belehrung nahekommt und die für den Laien verständlich sein muß", ist die beste Vorbeugung vor Trübungen des Arzt-Patienten-Verhältnisses, während und nach jeder Dermatotherapie.

Eine wichtige Voraussetzung für eine erfolgreiche operative Dermatotherapie ist, daß der Hautkranke, der sich einem Eingriff unterzieht, in dem behandelnden Dermatologen die starke Bezugsperson sieht, die er anerkennt, der er vertraut und von der er erwartet, daß sie ihre speziellen Kenntnisse und erlernten Therapieformen einsetzt, um durch eine straffe therapeutische Führung mit der vorgesehenen Operationsfolge und der fachkundigen Nachbeobachtung zum gewünschten Behandlungsziel – falls klinisch möglich, zur Heilung – zu kommen. Der durch Arzt, Presse, Fernsehen, Rundfunk vorinformierte Patient muß sich aber darüber klar sein, daß dies nur möglich ist, wenn er sich seiner Mitverantwortung an den Auflagen der Heilpläne bewußt ist. Dazu gehört die Einhaltung der Termine der Voruntersuchung, Operation und Nachbeobachtung, aber auch die Selbstbeobachtung in der postoperativen Phase. Er muß bereit sein, in allen Zweifelsfällen bei Beobachtung neuer oder für ihn nicht erklärbarer Hautsymptome die diagnostische und therapeutische Hilfe seines Hautarztes in Anspruch zu nehmen. Durch eine derartige Arzt-Patienten-Compliance ist es möglich, die Ergebnisse der operativen Dermatotherapie der Akne zu stabilisieren und notwendige Korrekturen der Ergebnisse früh- und rechtzeitig auszuführen.

Der vorgelegte Text hat den Sinn, dem in der Praxis und Klinik tätigen Dermatologen die Arbeit am und mit dem Aknekranken zu erleichtern. Die alte und bewährte operative Dermatotherapie soll erhalten und gepflegt werden. Neue therapeutische Impulse (psychosomatische Dermatologie, Fortschritte der topischen und parenteralen Pharmakotherapie) sollen in die Heilpläne ergänzend und komplettierend aufgenommen werden, wenn dadurch die Wahrscheinlichkeit besteht, die Behandlungsergebnisse der operativen Dermatotherapie zu verbessern. Der hippokratische Lehrsatz aber „wäre es möglich, einen Kranken auf viele Arten gesund zu machen, so soll man die wählen, die am wenigsten beschwerlich ist, denn so ist es eines tüchtigen Mannes und der Kunst würdiger", ist und bleibt auch die Richtschnur dermatooperativen Handelns in der täglichen Praxis des Hautarztes. Anhand der Kasuistik (Abb. 1–3) soll er angeregt werden, seine eigenen, den Modalitäten des Einzelfalles angepaßte Behandlung durch Einbeziehung der in der Arbeit aufgelisteten Methoden aus der operativen Dermatotherapie mit dem Ziel der Heilung und Hinterlassung eines den Patienten und Arzt befriedigenden Krankheits- und Behandlungsfolgezustandes zu erreichen (s. Abb. 4).

Literatur

1. De Dulanto F (1969) Concepto, Limites y Posibilidades de Dermalogia Quirúrgica (Cirurgia Plastica Dermatologica). Actas 7. Congreso hispano-portugues Dermatologia Medicoquirúrgica, p 513–554
2. Effendy J, Krause W (1992) Topische und systemische Therapie der Akne. In: Friederich HC (Hrsg) Praxis der Aknetherapie, S 13–53
3. Friederich HC (1992) Operative Aknebehandlung. In: Friederich HC (Hrsg) Praxis der Aknetherapie. Wiss. Verlagsanstalt Stuttgart, S 91–152
4. Gieler U (1992) Akne und Psyche. In: Friederich HC (Hrsg) Praxis der Aknetherapie. Wiss. Verlagsanstalt Stuttgart, S 57–84
5. Kleine-Natrop HE (1962) Die operative Therapie des Dermatologen. In: Hesse PG (Hrsg) Beiträge zur modernen Therapie, Bd 4, VEB, Fischer, Jena, S 264–275
6. Plewig G, Kligman AM (1978) Akne. Springer, Berlin Heidelberg New York
7. Proppe A (1977) Heinz-Egon Kleine-Natrop zum 60. Geburtstag. Hautarzt 28:679–680
8. Schreus H Th (1957) Operative Dermatologie. In: Schreus H Th (Hrsg) Ästhetische Medizin in Einzeldarstellungen, Bd 4, S 60–69
9. Sidi E (1952) Petits interventions dermatologiques. Dans: Sidi E, Aron-Brunétière R (eds) Précis de Dermatologie corrective. Masson et Co. Paris, S 70–76
10. Voina A (1936) La Dermatologie esthétique ou la Cosmétologie et ses rapports avec Eugé nique. Dans: Rothmann ST Szodoray L (eds) Deliberationes Congressus Dermatologorum Internationalis IX, Budapestini, vol II, Institutum Typographicum „Patria", p 557–560
11. Volk R (1934) Krankheiten der Talgdrüsen. In: Arzt L, Zieler H (Hrsg) Haut- und Geschlechtskrankheiten. Urban & Schwarzenberg, Berlin Wien

Eine Behandlung des Pemphigus familiaris benignus chronicus durch Dermatoplaning

L. Kretschmer, A. Sauerbrey und K.-M. Taube

Zusammenfassung

Die Hailey-Hailey-Krankheit ist eine benigne, chronische Genodermatose, die durch rezidivierende Hauterscheinungen vorwiegend in den intertriginösen Bereichen gekennzeichnet ist. Bei manchen Patienten erweist sich eine konservative Therapie als ineffektiv. Dermatochirurgische Eingriffe können zu dauerhaften Besserungen führen. Wir demonstrieren den Fall einer 70jährigen Patientin, die seit 35 Jahren unter jährlichen Exazerbationen inguinal, perineal, axillär, am Hals, zuletzt auch in den Ellenbeugen und periorbital litt. Zur Anwendung kamen die Dermabrasion mit einem hochtourigen Schleifgerät und eine oberflächliche Elektroabrasion mit der Schlinge des Elekrokauters. Weiterhin konnte zum 1. Mal gezeigt werden, daß eine einfache Spalthautentnahme aus dem erkrankten Gebiet genauso wirksam ist wie andere oberflächlich-destruierende Eingriffe. Eine Reepithelisierung mit zarter Narbenbildung trat jeweils nach ca. 3 Wochen ein. Während der nunmehr über 2jährigen Nachbeobachtungszeit sind lediglich kleine Randrezidive nach (zu oberflächlicher?) Dermabrasion in den Achselhöhlen sowie ein Rückfall im Bereich einer hypertrophen Narbe nach Elekroabrasion aufgetreten, obwohl am Stamm und am Hals (unbehandelte Bereiche) ein Wiederaufflackern der Hauterscheinungen beobachtet wurde. Die chirurgisch behandelten Flächen blieben ansonsten klinisch erscheinungsfrei, so daß die Patientin ihre Krankheit als deutlich gebessert empfindet.

Das klinische Bild der Hailey-Hailey-Krankheit ist durch eine flüchtige Blasenbildung sowie Rötungen mit verkrusteten Erosionen und feinen Fissuren geprägt. Superinfektionen sind häufig und können zur Belästigung durch fötiden Geruch führen. Weitere Symptome sind ein quälender Juckreiz und gelegentlich Schmerzen. Bei

Tabelle 1. Möglichkeiten für eine konservative Therapie

Lokalbehandlung	Interne Therapie (in schweren Fällen)	Allgemeine Maßnahmen
Antiseptisch, antibiotisch und antimykotisch wirksame Externa	Antibiotika [2] Antimykotika	Vermeidung eines Hospitalismus durch ambulante Behandlung
Glukokortikoidhaltige Externa [2]	Glukokortikoide [2]	Vermeidung von Hitze Kälte, Schwitzen
Cyclosporinlösung [7]	Methotrexat [4] Dapsone [12]	Vermeidung von mechanischer Belastung der erkrankten Hautbezirke

Tabelle 2. Erfolgversprechende Methoden der operativen Therapie beim PCBF

Chirurgischer Eingriff	Literaturbeispiel
Exzision betroffener Hautbereiche und anschließende Deckung mit Spalthaut (mesh graft)	[9]
Exzision betroffener Hautbereiche und anschließende Sekundärheilung	[11]
Kryotherapie	[5]
Dermabrasion	[6, 13]
Elektroabrasion	[10]
CO_2-Laserabrasion	[3, 8]

manchen Patienten wird eine Leukonychia longitudinalis beobachtet [2]. Die Prädilektionsstellen sind die Leistenregion, das Perineum, die Axilla, der Hals und die Ellenbeugen. Als auslösende Faktoren gelten mechanische Traumen, Kälte, Hitze, Feuchtigkeit, UV-Strahlung und eine Superinfektion. Die Krankheit manifestiert sich meist im dritten oder vierten Lebensjahrzehnt, die Prognose ist i. allg. günstig. Im histologischen Präparat imponiert vor allem eine suprabasale Akantholyse.

In der Regel läßt sich die Dermatose durch konservative Therapiemaßnahmen, die in Tabelle 1 dargestellt sind, beherrschen.

Während die konservative Therapie schwerer Fälle des Morbus Hailey-Hailey als problematisch gilt, ist deren operative Therapie oft erfolgreich. Die Möglichkeiten einer operativen Behandlung sind in Tabelle 2 aufgeführt.

Kasuistik

Anamnese

Bei der 70jährigen Patientin seien die für den Morbus Hailey-Hailey typischen Hauterscheinungen erstmalig im 35. Lebensjahr aufgetreten. Nach der Pensionierung hätten die Krankheitsschübe an Dauer und Heftigkeit zugenommen. In den letzten drei Jahren vor der operativen Behandlung war der Erfolg der konservativen Therapie so gering, daß ein rezidivfreies Intervall praktisch nicht mehr erreicht wurde. Als Begleiterkrankungen gab die Patientin eine Hypertonie sowie eine Rezidivstruma nach Resektion 1954 an. Die Familienanamnese ergab eine Belastung der Mutter durch nässende Hauterscheinungen in der Inguinalregion, die erst im höheren Lebensalter aufgetreten seien.

Hautbefund vom November 1990

Befallen sind beide Achselhöhlen, beide Ellenbeugen, beide Inguinalregionen mit den proximalen inneren Oberschenkeln sowie der Hals. Außerdem besteht eine Blepharokonjunktivitis squamosa. Im einzelnen finden sich gerötete, erosiv-nässende, mit Schuppenkrusten bedeckte, konfluierende und mit Fissuren durchzogene Areale, die im Randbereich schlaffe Bläschen aufweisen.

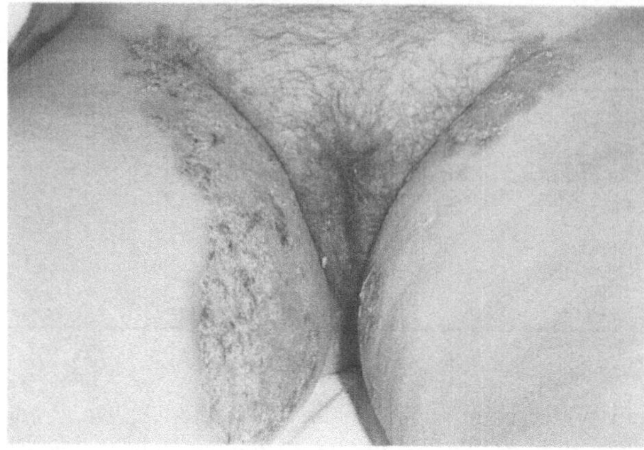

Abb. 1. Typische Hauterscheinungen inguinal und an den proximalen Oberschenkeln

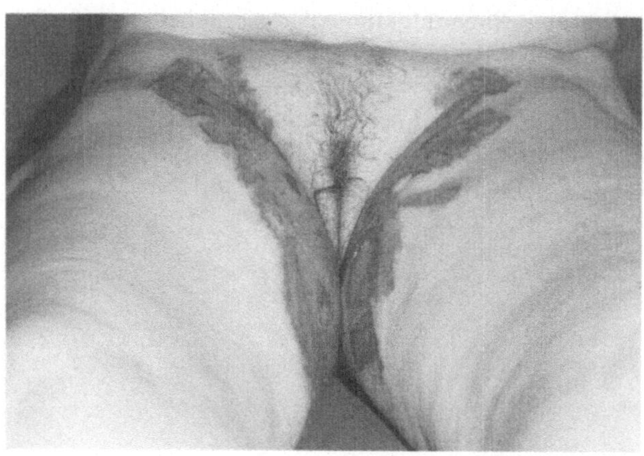

Abb. 2. Zustand nach Spalthautentnahme, kombiniert mit tiefer Dermabrasion

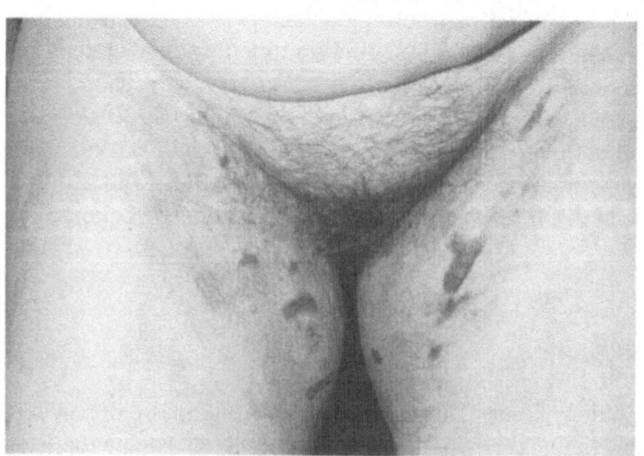

Abb. 3. Abheilung mit Bildung einiger Narben

Histologie

Man sieht eine akanthotische Epidermis mit Hyper- und Parakeratosen, stellenweise ein betontes Stratum granulosum. In der unteren Epidermis zeigen sich ein lockeres Zellgefüge und ein Ödem, suprabasale Spalt- und Blasenbildung, Tzanck-Zellen im Blaseninhalt, vereinzelt auch subepidermal gelegene eosinophile Granulozyten. Direkte Immunfluoreszenz negativ.

Mikrobiologische Untersuchungen (Axilla und Inguinalregion)

(multiple Abstriche)
Staphylococcus aureus, Pseudomonas aeruginosa, Proteus mirabilis, Enterokokken, Sproßpilze

Therapie und Verlauf

Von 1987–1990 kam es trotz intensiver therapeutischer Bemühungen zu keiner vollständigen Remission. Lokal gelangten glukokortikoidhaltige Salben, Zinköl, antisep-

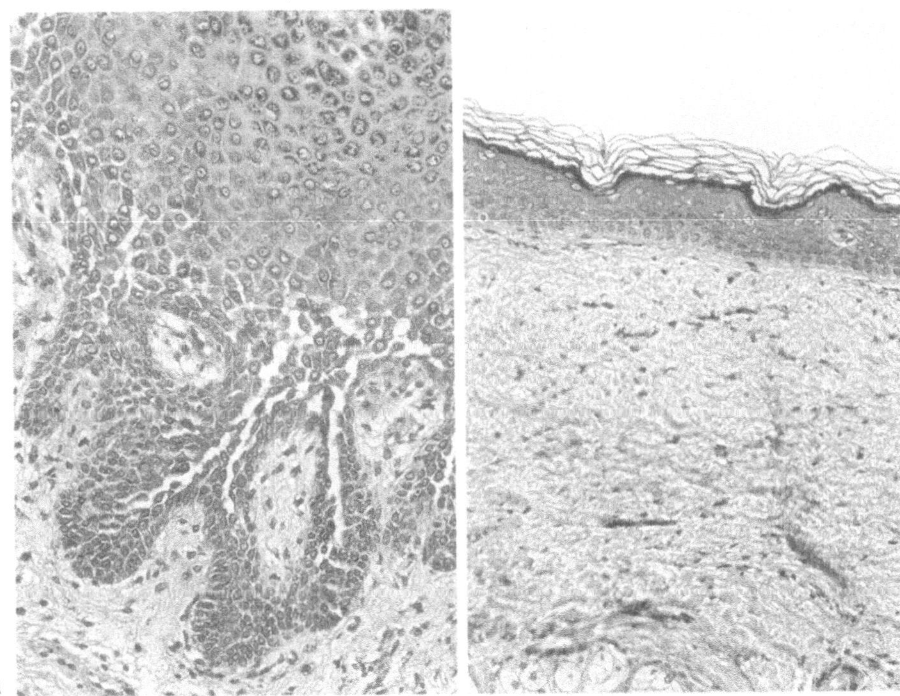

Abb. 4. Histologisch steht die suprabasale Spaltbildung im Vordergrund (HE)

Abb. 5. Zustand nach Spalthautentnahme aus dem erkrankten Gebiet. Der Papillarkörper ist entfernt, die Erkrankung läßt sich histologisch nicht mehr nachweisen (HE)

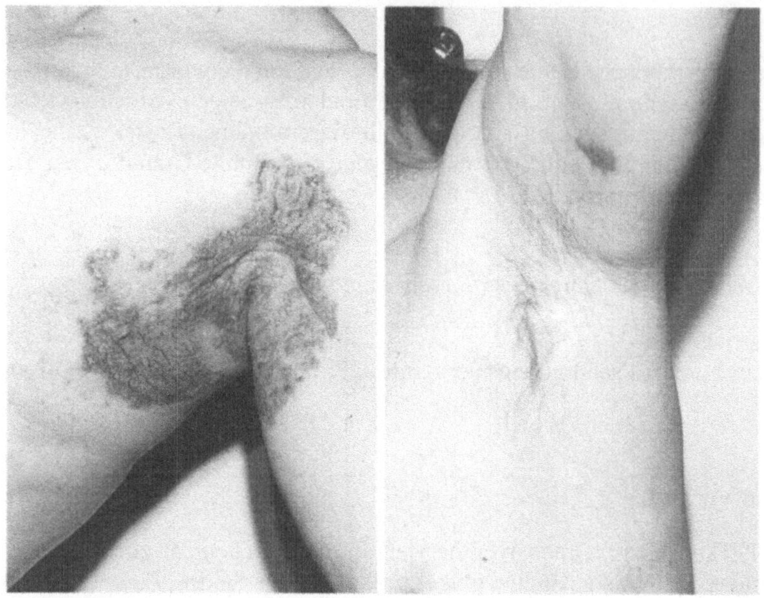
6 7

Abb. 6. Hauterscheinungen bei M. Hailey-Hailey axillär

Abb. 7. Klinisches Bild 6 Monate nach einer Dermabrasion, Narbe am proximalen Oberarm

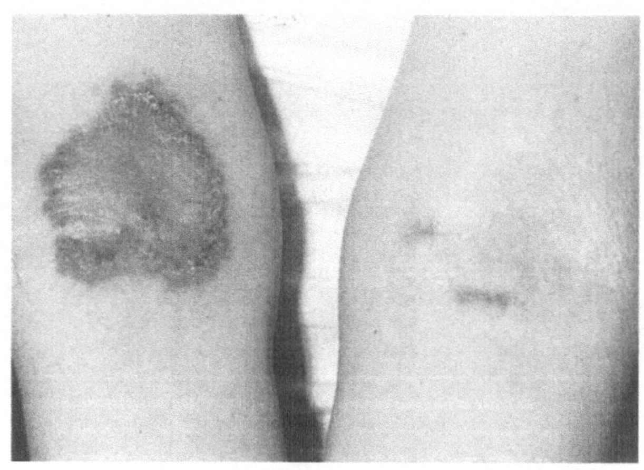

Abb. 8. Während die durch eine konservative Therapie zur Abheilung gebrachte re. Ellenbeuge nach 6 Monaten floride Hauterscheinungen zeigt, bleibt die durch Dermabrasion behandelte li. Ellenbeuge rezidivfrei

tische oder, gezielt nach kultureller Sicherung, antibiotische sowie antimykotische Externa zur Anwendung. Der Versuch einer systemischen Therapie mit Prednisolon blieb erfolglos.

Im Februar 1991 wurden die linke Axilla und die linke Ellenbeuge einer Dermabrasion unterzogen, die kontralaterale Seite zum Vergleich konservativ behandelt. Die Abheilung der operativ behandelten Flächen war nach 3 Wochen abgeschlossen, die der konservativ behandelten Areale nach 6 Wochen. Im September 1991 traten großflächige Rezidive in der rechten Axilla und Ellenbeuge auf, während die gefrästen Bezirke stabil blieben. Im Dezember 1991 trat dann doch ein vom unbehandelten Randbereich ausgehendes Rezidiv in der linken Achselhöhle ein, worauf hier eine Elektroabrasion mit der Diathermieschlinge in der subpapillären Dermis vorgenommen wurde. Die rechte Axilla und die rechte Ellenbeuge wurden nun ebenfalls mit einem hochtourigen Schleifgerät dermabradiert. In den Leisten und perineal wurde eine den Papillarkörper einschließende Spalthautentnahme aus dem erkrankten Gebiet durchgeführt und mit einer Schleifung kombiniert. Seitdem ist es 2mal zu nummulären Randrezidiven in den Achselhöhlen gekommen, die durch ambulante Fräsungen in Lokalanästhesie binnen kurzer Zeit beherrscht wurden. Außerdem kam es zu einem Rückfall im Bereich einer hypertrophen Narbe nach der Elektroabrasion. Die übrigen durch ein Dermatoplaning behandelten Flächen sind seit mehr als 2 Jahren erscheinungsfrei (Abb. 1–8).

Kommentar

Der klinische Verlauf zeigt, daß durch die dermatochirurgischen Maßnahmen zwar keine Heilung aber eine deutliche, auch subjektiv empfundene Besserung erzielt werden kann. In der Vergangenheit wurde die radikale Exzision der erkrankten Haut (mit oder ohne der anschließenden Defektdeckung durch Spalthaut) empfohlen [9, 11]. Hier ist mit einer langwierigen Heilungsphase und postoperativen Beeinträchtigungen zu rechnen. Der Erfolg dieser Verfahren kann durch den Verlust der apokrinen Schweißdrüsen erklärt werden. Eine verminderte Schweißsekretion wird jedoch auch durch eine Hautexzision mit anschließendem Primärverschluß erreicht, allerdings soll dieses Vorgehen zu Rezidiven führen [9].

Ein Blick auf Tabelle 2 zeigt, daß eine oberflächliche Destruktion durch verschiedene dermatochirurgische Verfahren zum Erfolg führen kann. Da die Spaltbildung in der Epidermis suprabasal erfolgt, sollte die papilläre Dermis entfernt werden, ansonsten ist mit Rückfällen zu rechnen [13]. Die Reepithelisierung vollzieht sich ausgehend von den Adnexen, deren Epidermis von den Spaltbildungen nicht betroffen ist [1].

Eine subepidermale Fibrose ist für das Therapieergebnis offenbar nicht essentiell. Im Gegenteil: die hypertrophe Narbe nach axillärer Elektroabrasion löste mechanische Irritationen aus und wurde somit zum Ausgangspunkt für ein Rezidiv.

Die Spalthautentnahme aus dem erkrankten Gebiet hat eine Reihe von Vorteilen. Die Operationszeit ist kurz, die gewünschte Schichtdicke läßt sich exakt einstellen, es erfolgt keine Kontamination der Raumluft mit Blut und Mikroorganismen wie bei der Dermabrasion, mit der eine Spalthautentnahme auch kombiniert werden kann.

Die Therapie des Morbus Hailey-Hailey durch Dermatoplaning durchbricht unserer Meinung nach auch einen Circulus vitiosus, bei dem die Krusten und Hyperkeratosen im Verein mit der mechanischen Belastung zu neuen Spaltbildungen in der instabilen Epidermis führen. Sie kann insbesondere auch Glukokortikoide sparen, wenn Nebenwirkungen zu befürchten sind oder lokal die Superinfektion im Vordergrund steht. Die Behandlung sollte großflächig sein und zur Rezidivprophylaxe die angrenzende gesunde Haut einbeziehen. Postoperativ sind mechanisch irritierende Verbände zu vermeiden. Es soll nicht verschwiegen werden, daß auch Therapieversagen, z. B. nach CO_2-Laserabrasion [7] beschrieben worden sind. Jedoch heilen die durch Dermatoplaning behandelten Hautareale schneller ab und bleiben anschließend eindeutig stabiler.

Literatur

1. Ackermann AB (1978) Histologic diagnosis of inflammatory skin diseases. A method for pattern diseases. Philadelphia, Lea and Febiger
2. Burge SM (1992) Hailey-Hailey disease: the clinical features, response to treatment and prognosis. Br J Dermatol 126:275–282
3. Don PC, Carney PS, Lynch WS et al. (1987) Carbon dioxide laserabrasion: A new approach to management of familial benign chronic pemphigus (Hailey-Hailey disease). J Dermatol Surg Oncol 13:1187–1194
4. Fairris GM, White JE, Leppard BJ, Goodwin PG (1986) Methotrexate for intractable benign familial chronic pemphigus. Br J Dermatol 115:640–642
5. Galimberti RL, Kowalczuk AM, Bianchi O et al. (1988) Chronic benign familial pemphigus. Int J Dermatol 27:495–500
6. Hamm H (1989) Pemphigus chronicus benignus familiaris Hailey-Hailey: Heilung durch Fräsen? In: Breuninger H, Rassner G (Hrsg) Fortschritte der operativen Dermatologie. Bd. IV, 263–265, Springer, Heidelberg Berlin New York Tokyo
7. Jitsukawa K, Ring J, Weyer U et al. (1992) Topical cyclosporine in chronic familial pemphigus (Hailey-Hailey disease). J Am Acad Dermatol 27:625–626
8. Kartamaa M, Reitamo S (1992) Familial benign chronic pemphigus (Hailey-Hailey disease). Treatment with carbon dioxide laser vaporisation. Arch Dermatol 128:646–648
9. Menz P, Jackson IT, Conolly S (1987) Surgical control of Hailey-Hailey disease. Br J Plast Surg 40:557–561
10. Quitadamo MJ, Spencer SK (1991) Surgical management of Hailey-Hailey disease. J Am Acad Dermatol 25:342–343
11. Shons AR (1989) Wide excision of Hailey-Hailey disease with healing by secondary intention. Br J Plast Surg 42:230–232
12. Sire DJ, Johnson BL (1971) Benign familial chronic pemphigus treated with dapsone. Arch Dermatol 103:262–265
13. Zachariae H (1991) Dermabrasion of Hailey-Hailey disease and Dariers disease. J Am Acad Dermatol 27:136

Die chirurgische Therapie einer ausgedehnten narbigen Alopezie mit einem Hautexpander

K. MOSSLER und G. SATTLER

Zusammenfassung

Durch die Verwendung von Hautexpandern in der Dermatochirurgie können ausgedehnte Narben und Hautdefekte mittels ortsständiger Nahlappen plastisch-chirurgisch versorgt werden. Es wird eine 15jährige Patientin mit einer großflächigen narbigen Alopezie vorgestellt. Nach Implantation des Expanders im Bereich der kontralateralen Kopfhaut und sukzessiver Dehnung des Donorareals im Laufe von 3 Monaten konnte in einer zweiten Sitzung die mit der Schädeldecke verwachsene Narbe dermabradiert und der Defekt durch eine Verschiebe-Rotationslappenplastik spannungsfrei verschlossen werden. Die Indikation für den Einsatz der Hautexpandertechnik sollte kritisch gestellt werden und setzt überdurchschnittliche Motivation und Mitarbeit des Patienten voraus. Bei exakter Planung des operativen Eingriffs, Berücksichtigung funktionell-anatomischer Gegebenheiten und Kenntnis bezüglich der Auswahl und korrekten Plazierung des Expanders sind Komplikationen wie Hämatom- und Serombildung, Nahtinsuffizienz, Hautnekrose und Expanderdislokation oder -ruptur selten.

Einleitung

Durch den Einsatz von Hautexpandern in der Dermatochirurgie ist es möglich, selbst ausgedehnte Hautdefekte nahplastisch zu versorgen. Aufgrund der langsamen und kontinuierlichen Dehnung entsteht ein Areal überschüssiger, gut vaskularisierter Haut, mit dessen Hilfe ein primärer Verschluß der entsprechenden Läsion gelingt. Im Hinblick auf das somit erreichbare funktionell-ästhetische Resultat stellt die Hautexpandertechnik einen entscheidenden Fortschritt in der operativen Dermatologie dar.

Kasuistik

Anamnese

15jähriges indisches Mädchen. Im Alter von etwa 2 Jahren vermutlich Verbrennungs- oder Verbrühungstrauma der Kopfhaut. Die Fremdanamnese sowie der klinische Befund lassen darauf schließen, daß eine Spalthauttransplantation vorgenommen worden war.

Klinischer Befund

Bei der Patientin besteht ein großflächiger alopezischer Bezirk links parietookzipital mit einer unregelmäßig pigmentierten, atrophischen und mit dem Schädelknochen fest verwachsenen Narbe (Abb. 1).

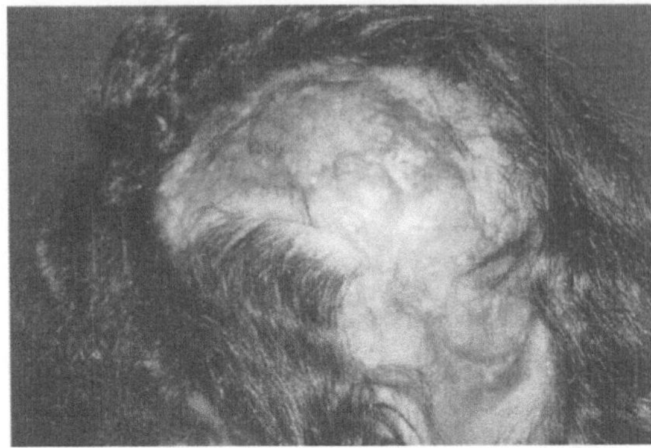

Abb. 1. Ausgangsbefund. Großflächige, mit der Schädeldecke fest verwachsene Narbe nach Verbrennungs- oder Verbrühungstrauma

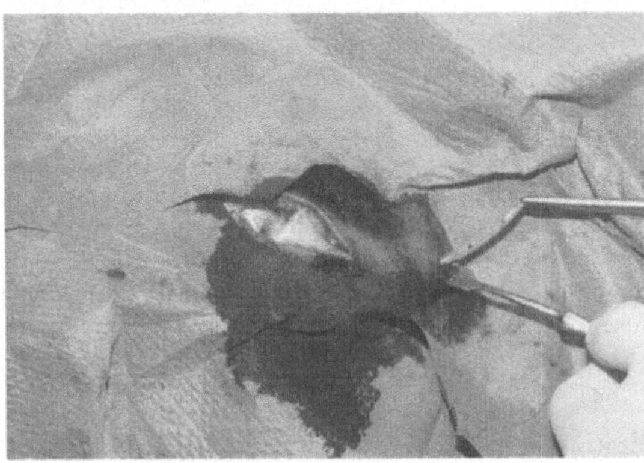

Abb. 2. Expanderimplantation. Der Expander wird subgaleal implantiert, die Zuleitung durch einen subkutanen Tunnel in den Nacken geschoben. Zustand vor Verbindung der Zuleitung mit dem Ventil

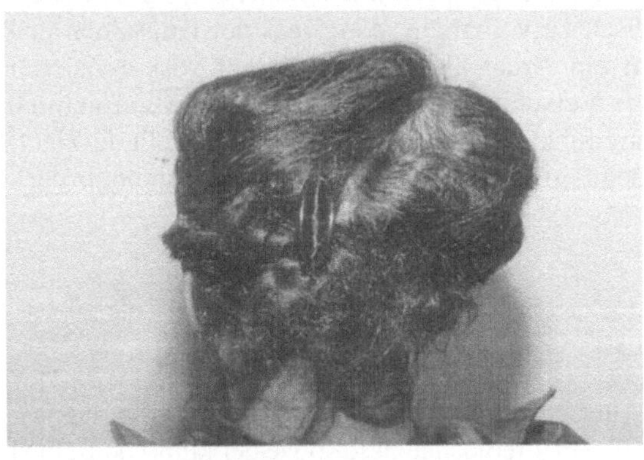

Abb. 3. Abgeschlossene Füllungsphase. Der Expander enthält jetzt 505 ccm sterile Kochsalzlösung

Operatives Vorgehen

Implantation des Expanders

Aus operationstechnischen Gründen, auf die später noch eingegangen wird, wurde die Inzision für die Implantation des 19 × 9 cm großen Expanders nicht am medialen Rand der Narbe sondern rechts parietal im Bereich des Donorareals vorgenommen.

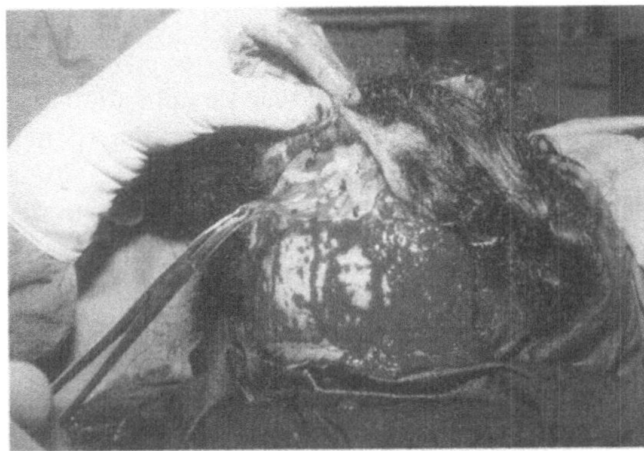

Abb. 4. Plastische Rekonstruktion. Entfernung des entleerten Expanders nach Trennung vom Ventil

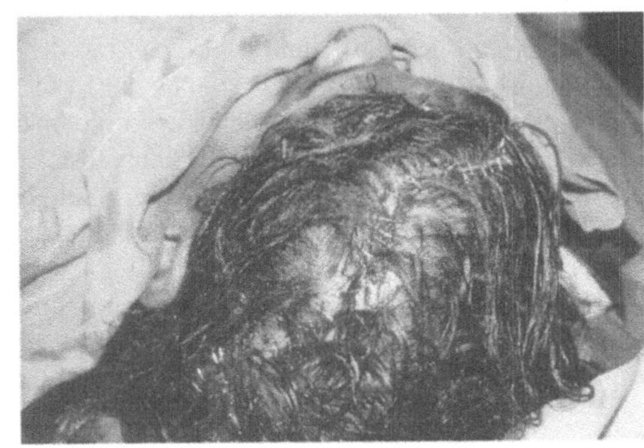

Abb. 5. Plastische Rekonstruktion. Postoperativer Befund nach Verschiebe-Rotationslappenplastik und dog-ear-repair

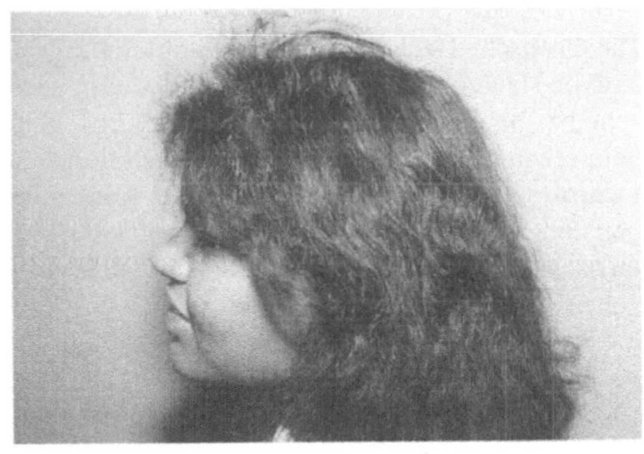

Abb. 6. Zustand 1 Jahr nach plastischer Rekonstruktion und Exzision der Narbe

Nach Mobilisierung des Donorareals und subgalealer Plazierung des mit 100 ccm steriler Kochsalzlösung gefüllten Expanders erfolgte die Präparation eines subkutanen Tunnels zum Nacken hin, in den die Zuleitung des Expanders eingeführt, nach kaudal vorgeschoben und über eine zweite Inzision geborgen (Abb. 2) wurde. Dort erfolgte anschließend die Präparation einer weiteren subkutanen Tasche, in die das Ventil eingelegt und mit dem distalen Ende der Zuleitung verbunden wurde.

Expansion des Donorareals

Der postoperative Verlauf war komplikationslos. Zwischen der 4. und 16. Woche nach der Implantation wurde die kontinuierliche Füllung des Expanders bis auf ein Volumen von 505 ccm vorgenommen (Abb. 3). Hierbei instillierten wir in wöchentlichen Abständen jeweils 20–30 ccm einer sterilen Kochsalzlösung transkutan über das im Nacken plazierte Ventil.

Exstirpation des Expanders und plastische Rekonstruktion

Der Eingriff wurde 4 Monate nach der Expanderimplantation durchgeführt. Zunächst Dermabrasion der großflächigen Narbenplatte mit einer hochtourigen Diamant-Fräse und Entleerung des Expanders über das Ventil. Nach Inzision von Haut und Galea am medialen Rand der Narbe und Mobilisierung der benachbarten gesunden Kopfhaut stießen wir auf den Expander (Abb. 4), der in einer bindegewebigen Tasche fixiert war. Expander und Ventil wurden entfernt, danach erfolgten weitere Inzisionen an den Rändern der Narbe und die vollständige Mobilisierung der haartragenden Kopfhaut. Zuletzt wurden die Wundränder im Sinne einer Verschiebe-Rotationslappenplastik spannungsfrei mittels Einzelknopfnaht und Klammertechnik adaptiert und ein „dog-ear-repair" vorgenommen. Abbildung 5 zeigt den postoperativen Befund.

Der postoperative Verlauf war wiederum komplikationslos. Ein halbes Jahr später zeigte sich eine minimal dehiszente, reizlose Narbe, die auf Wunsch der Patientin exzidiert wurde. Der abschließende Befund ist in Abbildung 6 dargestellt.

Besprechung

Die plastische Deckung größerer Hautdefekte gestaltete sich bis zur Entwicklung der aktiven Hautdehnung [5, 6] äußerst schwierig. Gestielte Lappenplastiken, große Verschiebe- bzw. Rotationslappenplastiken und Ferntransplantate führen nicht immer zum erwünschten kosmetischen und funktionellen Resultat. Im Rahmen der dermatochirurgischen Therapie ausgedehnter kongenitaler Naevuszellnaevi, Tätowierungen und Narben sowie Alopezien hat sich in den letzten 15 Jahren die Rekonstruktion nach mechanischer Hautdehnung mittels Expandertechnik trotz zweizeitigen Vorgehens in vielen Fällen als vorteilhaft herausgestellt, da das ortsständige Donorareal hinsichtlich seiner Konsistenz, Pigmentierung und Behaarung optimale Bedingungen bietet [1, 2, 3, 4, 7].

Die Hautexpandertechnik ist indiziert, wenn die den Defekt umgebende Haut ein einfaches plastisch-chirurgisches Verfahren nicht zuläßt, wenn ein freies Transplantat aus kosmetischen Gründen oder aufgrund ungünstiger örtlicher Gegebenheiten nicht sinnvoll erscheint oder wenn das geplante operative Vorgehen mehrerer Eingriffe bedarf [4].

Im vorliegenden Fall einer narbigen Alopezie konnte mit Hilfe der Expandertechnik eine ausreichende Hautdehnung des haartragenden Donorareals erreicht werden, die eine nahplastische Deckung der großen Narbe ermöglichte. Den operativen Eingriffen gingen mehrere ausführliche Gespräche mit der Patientin und ihren Eltern voraus. Sowohl die psychologische Verarbeitung der Grunderkrankung und der geplanten therapeutischen Vorgehensweise, die für den Patienten und seine Angehörigen aufwendig, belastend und entstellend ist, als auch seine hieraus resultierende Motivation spielen eine erhebliche Rolle für den Erfolg der Operation.

Die Auswahl des Expanders aus einem Sortiment diverser Größen und Formen bereitete aufgrund der ungünstigen Narbenverhältnisse und der unregelmäßigen Begrenzung des Donorareals einige Mühe; sicherlich wäre hier die Einlage zweier Expander denkbar gewesen. Andererseits hätte ein zweiter Expander im linken, kaum haartragenden Retroaurikularbereich implantiert werden müssen, was wiederum die Gefahr einer Druckatrophie essentieller vaskulärer Strukturen und einer Verziehung des Ohres dargestellt hätte.

Die Inzisionslinie für die Expanderimplantation wurde so gewählt, daß sie einerseits nicht über der Konvexität des Expanders lag, um seine versehentliche Beschädigung beim Wundverschluß oder eine Nahtdehiszenz zu vermeiden, und daß sie andererseits eine Plazierung des Expanders in nächster Nähe zur Narbe erlaubte. Daher mußte eine Narbe im Bereich der kontralateralen, nicht betroffenen Kopfhaut in Kauf genommen werden.

Mit der Auffüllung des Hautexpanders wird üblicherweise nach abgeschlossener Wundheilung begonnen. Bei jeder Sitzung darf nur soviel sterile Lösung instilliert werden, daß die Volumenzunahme vom Patienten toleriert wird und keine Schmerzen, höchstens ein Spannungsgefühl, verursacht. Ist der Füllungsgrad des Expanders zu hoch, kann es zu einer Ischämie im gedehnten Hautareal kommen, die sich durch eine entsprechende Weißfärbung ankündigt. Hier liegt auch das Risiko der Druckatrophie oder -nekrose mit anschließender Perforation oder Dislokation des Expanders. In unserem Fall hätte eine Druckatrophie zudem zur irreversiblen Schädigung von Haarfollikeln im Donorareal führen und somit den Erfolg des gesamten Eingriffs vereiteln können. Eine bläuliche Verfärbung der gedehnten Haut spricht hingegen für eine gute Vaskularisation des Lappens [7].

Nach ausreichender mechanischer Dehnung des Donorareals im Verlauf der Volumenzunahme des Expanders wird in den meisten Fällen die Implantationsnarbe exzidiert. Bei der Entfernung von Expander und Ventil ist darauf zu achten, daß die bindegewebige Kapsel, die sich um den Expander gebildet hat, unbeschädigt bleibt, da sie der Vaskularisation der gedehnten Haut dient [3, 7].

Der abschließende plastisch-rekonstruktive Wundverschluß richtet sich nach den geplanten bzw. anatomischen Gegebenheiten und wurde im vorgestellten Fall als Verschiebe-Rotationslappenplastik durchgeführt. Nicht selten kommt es aufgrund einer Retraktion der zuvor gedehnten Haut zu einer Nahtdehiszenz [3], die auch in unserem Fall in geringfügiger Ausprägung zu beobachten war und zu einem späteren Zeitpunkt exzidiert wurde.

Schlußbemerkung

Die Planung und Durchführung eines operativen Eingriffs mittels Hautexpandertechnik erfordert genaue Kenntnis hinsichtlich der Indikationsstellung, der Auswahl des oder der Expander, ihrer Plazierung, Auffüllung und der anschließenden plastisch-rekonstruktiven Operation. Die Komplikationen der mechanischen Hautdehnung wie

Infektion, Hämatom- oder Serombildung, Druckatrophie oder Nekrose der Haut, Nahtinsuffizienz, Dislokation oder Perforation des Expanders lassen sich hierdurch weitestgehend vermeiden. Wesentlich ist die Mitarbeit des Patienten, der über Dauer und Ausdehnung der Behandlung sowie über die zu erwartende, zeitlich begrenzte kosmetische Entstellung oder funktionelle Beeinträchtigung genauestens aufgeklärt werden muß. Unter Berücksichtigung dieser Voraussetzungen stellt die Expandertechnik eine wertvolle Ergänzung bzw. Alternative zu den üblichen nah- und fernplastischen Operationsverfahren im Rahmen der Defektdeckung dar.

Literatur

1. Argenta LC, Watanabe MJ, Grabb WC (1983) The use of tissue expansion in the head and neck reconstruction. Ann Plast Surg 11:31–37
2. Kiessling M, Biltz H, Kreysel HW (1988) Hautexpander in der Behandlung kongenitaler Nävi. In: Haneke E (Hrsg) Fortschritte der operativen Dermatologie, Bd. 4. Springer, Berlin Heidelberg New York Tokyo, S 238–240
3. Konz B (1991) Hautexpander: Erfahrungen in der operativen Dermatologie. Z Hautkr 66 (Suppl 3):61–64
4. Michaelsen C, Breuninger H (1988) Anwendung des Hautexpanders in der operativen Dermatologie. In: Haneke E (Hrsg) Fortschritte der operativen Dermatologie, Bd 4. Springer, Berlin Heidelberg New York Tokyo, S 232–237
5. Neumann CG (1957) The expansion of an area of skin by progressive distention of the subcutaneous balloon. Plast Reconstr Surg 19:124–130
6. Radovan C (1976) Adjacent flap development using expandable silastic implant. Annual Meeting of the American Society of Plastic and Reconstructive Surgeons, Boston, MA
7. Radovan C (1984) Tissue expansion in soft-tissue reconstruction. Plast Reconstr Surg 74:482–492

Keratoakanthome – Tumoren zwischen ambulanten Möglichkeiten und stationären Notwendigkeiten

R. P. A. MÜLLER, S. KRAUSSE und J. KATSCH

Zusammenfassung

Keratoakanthome werden heute als pseudomaligne Tumoren eingestuft und nehmen ihren Ausgang von einer Epithelproliferation des oberen Anteils des Ruhehaarfollikels, sog. Zimmermann-Kragen.

Seit der Erstbeschreibung im Jahre 1888 durch Hutchinson und der Namensgebung durch Freudenthal (1949) reichen die therapeutischen Empfehlungen in der Literatur vom reinen Abwarten bis zur radikalen operativen Entfernung oder systemischen Chemotherapie – stets jedoch in Abhängigkeit des klinischen Zustandsbildes.

In den Jahren 1988–1992 wurden an der Dermatologischen Klinik in Lemgo 114 Keratoakanthome diagnostiziert und therapiert. Dies entspricht ca. 5% aller semimalignen und malignen Hauttumoren, welche in diesem Zeitraum an der Klinik behandelt wurden. Das Durchschnittsalter der Tumorträger betrug 57,5 Jahre, bei einem leichten Überwiegen des männlichen Geschlechts.

Das klinische Erscheinungsbild ist variabel, doch treten 96% der Tumoren solitär auf, und nur 4% erscheinen multipel – synchron, aggregiert als Ferguson-Smith-Syndrom; synchron, eruptiv als Grzybowski-Syndrom oder metachron als Muir-Torre-Syndrom mit anderen viszeralen Malignomen.

Auf Grund ihres raschen Wachstums und den exponierten Prädilektionsstellen suchen die Patienten relativ früh den Arzt auf, und die meisten Keratoakanthome lassen sich ambulant therapieren. Aggresiv wachsende Keratoakanthome und multipel auftretende Tumoren sollten ihre Diagnostik und Therapie im stationären Bereich finden.

Unter den verschiedenen Therapiemodalitäten bevorzugen wir die operative Exzision mit histologischer Aufarbeitung, setzen aber in speziellen Situationen auch die Kryo- und Lasertherapie ein.

Keratoakanthome sind ein ausgezeichnetes Beispiel für eine Zusammenarbeit zwischen Praxis und Klinik auf operativem und onkologischem Sektor. Kann man die meisten Keratoakanthome ambulant therapieren, so gibt es immer wieder doch Varianten und Verläufe, welche eine Hospitalisation der Tumorträger erforderlich machen.

Einleitung

Zwischen der Erstbeschreibung durch J. Hutchinson im Jahre 1889 und der Namensgebung auf Vorschlag von Freudenthal 1949 wurde das Keratoakanthom mit vielen verschiedenen Synonyma belegt [2, 20, 21, 31]. Zumeist waren es Begriffe, wie Verrucom, Molluscum sebaceum oder squamous cell pseudoepithelioma, welche sich immer an das klinische Bild der Tumoren anlehnten. Damals wie heute ist die Pathogenese dieser Tumoren ungeklärt und Versuche, die Ätiologie abzuklären, sind bis heute fehlgeschlagen [21, 31].

Keratoakanthome werden heute als pseudomaligne Tumoren eingestuft und nehmen ihren Ausgang von einer Epithelproliferation des oberen Anteils des Ruhehaarfollikels (sog. Zimmermann-Kragen). Häufigste topographische Lokalisationen sind der Kopf-Hals-Bereich und die oberen Extremitäten, fast stets entwickeln sich die Keratoakanthome dort auf aktinisch veränderter oder geschädigter Haut [21, 39]. Daher liegt es nahe, den aktinischen Einfluß bzw. Schaden als pathoätiologischen Faktor zu benennen. Aber auch diverse Chemikalien stehen im Verdacht in der Ätiologie dieser Tumoren eine Rolle zu spielen [7, 33].

Die Beobachtung, daß bei immunsupprimierten Patienten vermehrt auch Keratoakanthome auftreten können, ließ Spekulationen hinsichtlich einer immunologisch begründeten Ätiologie aufkommen [1, 7]. Immer wieder werden auch Viren für die Entstehung der Keratoakanthome verantwortlich gemacht [12, 19]. So wurden Papillomaviren in einigen Tumoren identifiziert, andere Untersuchungen konnten dies nicht bestätigen [20, 31].

Obwohl klinisch sehr variantenreich, findet man 96% aller Keratoakanthome solitär, und nur 4% treten multipel in Erscheinung [22, 27]. Bei den solitären Tumoren sind zu unterscheiden:

- Simplexform,
- Zentrifugal aggressiv wachsende Form (Keratoakanthoma centrifugum marginatum),
- Riesenform.

Die 4% multipel auftretenden Keratoakanthome lassen sich nach ihren zeitlichen Auftrittsmuster – synchron oder metachron – einteilen. Treten die Tumoren synchron aggregiert auf, dann liegt ein Ferguson-Smith-Syndrom nahe, dagegen ist bei einem synchronen eruptiven Auftreten nach einem Grzybowski-Syndrom zu fahnden [7, 17, 25, 34]. Sind die metachron multipel auftretenden Keratoakanthome mit viszeralen Malignomen vergesellschaftet, dann wird dies als Muir-Torre-Syndrom bezeichnet [31]. Inwieweit gerade bei den Syndromen eine genetische Komponente für die Pathogenese eine Rolle spielt, ist ebenfalls noch völlig ungeklärt.

Die 3 Syndrome mit multipel auftretenden Keratoakanthomen sind:
- Ferguson-Smith-Syndrom,
- Grzybowski-Syndrom,
- Muir-Torre-Syndrom.

In Abhängigkeit ihres klinischen Bildes ist die häufigste klinische Differentialdiagnose die eines spinozellulären Karzinoms. Aber auch als Basaliome, Melanome und Verrucae werden die Keratoakanthome oft verkannt [4, 8, 14, 15, 18, 40]. Die klinische Ähnlichkeit mit dem spinozellulären Karzinom liegt einerseits im täuschend ähnlichen Aufbau einiger Keratoakanthome und andererseits in der terraingleichen Topographie beider Tumoren begründet. Gewisse tumorspezifische Fakten, in Tabelle 1 zusammengestellt, erleichtern die klinische Ansprechbarkeit beider Tumortypen. Vor allem die extrem kurze anamnestische Bestandsdauer der Keratoakanthome ist für die Diagnosestellung bedeutungsvoll [9, 27, 28]. Gelegentlich treten Keratoakanthome auf, welche in ihrem Wachstumsverhalten aber auch im histologischen Bild eine Abgrenzung zum spinozellulären Karzinom fast unmöglich machen [2, 6, 8, 15, 40]. In diesen seltenen Fällen sollte dann immer der malignere Tumor angenommen und die Therapie entsprechend gestaltet werden.

Tabelle 1. Klinische Differentialdiagnose: Keratoakanthom versus spinozelluläres Karzinom

Kriterien	Keratoakanthom	Spinozelluläres Karzinom
Wachstum	Rasch, verdrängend keine Metastasen	Langsam, infiltrierend und destruierend, Metastasen
Anamnestische Bestandsdauer	Wochen	Monate
Form	Kugelig bis kraterförmig – oft zentraler Hornpfropf	Verrukös, ulzerös – oft mehrknotig
Terrain	Unveränderte Haut oder aktinischer Schaden	Oft präkanzerös noxendeterminiert
Altersgipfel der Tumorträger	Um 55 Jahre	Um 70 Jahre

Die Pseudomalignität der Keratoakanthome wird der oft beobachteten Tendenz zur Spontanregression zugeschrieben [22, 31]. Aus dieser Tatsache wird die gelegentlich empfohlene abwartende Haltung hinsichtlich einer Therapie verständlich [3, 9, 21]. Allgemein wird heute die vollständige Exzision mit histologischer Aufarbeitung als Therapie der Wahl für solitäre Keratoakanthome angesehen. Alternativ dazu können in speziellen Fällen auch die Laser- und Kryotherapie erfolgreich eingesetzt werden. Zur Therapie multipel auftretender Keratoakanthome wird der Einsatz von Retinoiden und anderen Chemotherapeutika empfohlen [11, 13, 26, 35].

Nahezu allen Keratoakanthomen gemeinsam ist ihr charakteristisches Wachstumsverhalten. Einem raschen initialen Größenwachstum (Eruptionsphase) folgt eine unterschiedlich lang andauernde Plateauphase, und diese mündet in eine Regressionsphase. Diese Tatsache sollte in die therapeutischen Strategien einfließen. Inadequate Therapiemaßnahmen und diverse exogene und/oder endogene Noxen werden von einigen Autoren als Ursachen für eine maligne Transformation der Keratoakanthome verantwortlich gemacht [28, 30, 32].

Die Mehrzahl der Keratoakanthome kann ambulant therapiert werden. Aggressiv wachsende Formen, Rezidive und multiple Keratoakanthome zwingen zur klinischen Diagnostik und Therapie.

Klinisches Zahlenmaterial

In den Jahren 1988–1992 wurden an der Dermatologischen Klinik in Lemgo 114 Keratoakanthome diagnostiziert und therapiert.

Dies entspricht 5,1% aller semimalignen und malignen Hauttumoren, welche in diesem Zeitraum an der Klinik behandelt wurden. In einer älteren, ähnlich angelegten Studie wurde über einen 4,5%igen Anteil der Keratoakanthome am Gesamttumoraufkommen einer Hautklinik berichtet [27].

Das Durchschnittsalter der Tumorträger betrug 57,5 Jahre, bei einem leichten Überwiegen des männlichen Geschlechts. Ähnliche Präferenzen wurden auch in anderen Studien mitgeteilt [31, 39]. Häufigster Sitz der Keratoakanthome war mit 80,7% der Kopf-Hals-Bereich, gefolgt von der oberen Extremität mit 8,8% vgl. Abb. 1.

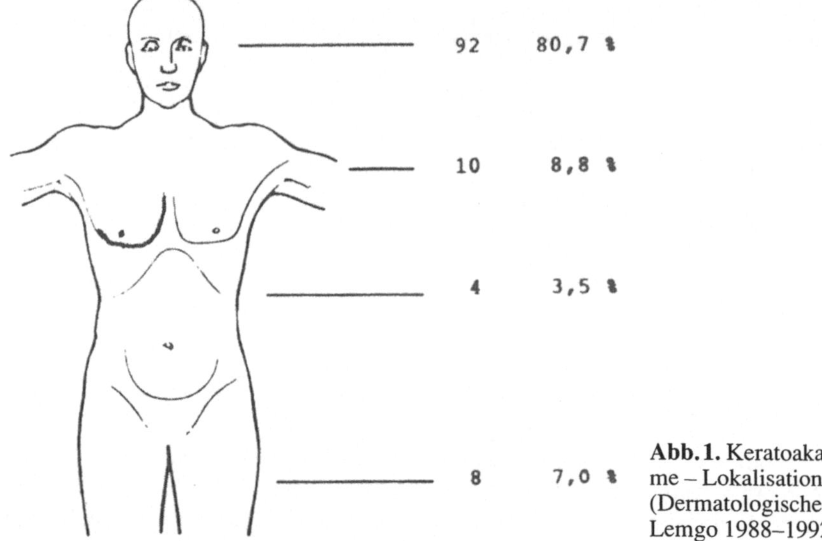

Abb. 1. Keratoakanthome – Lokalisationen (Dermatologische Klinik Lemgo 1988–1992)

Diese Lokalisationen entsprechen den Arealen mit der maximalen Lichtexposition. Die Keratoakanthome entwickelten sich somit zumeist auf aktinisch veränderter Haut.

Von allen semimalignen und malignen Tumoren der Haut hatten die Keratoakanthome die kürzeste anamnestische Bestandsdauer. Im Mittel betrug diese 4–5 Monate, wogegen spinozelluläre Karzinome ca. 14 Monate und Basaliome durchschnittlich 24 Monate als anamnestischen Bestand aufwiesen. Gerade diese extrem kurze anamnestische Bestandsdauer kann neben dem klinischen Bild bei der Diagnosefindung sehr hilfreich sein.

Unter den 114 Keratoakanthomen waren 2 Fälle mit multiplen Tumoren im Sinne eines Ferguson-Smith-Syndroms und 2 Fälle eines lokal aggressiv wachsenden Keratoakanthoms im Sinne eines Keratoakanthoma centrifugum marginatum. 3 Tumoren imponierten als sog. Riesenkeratoakanthome mit mehreren Zentimetern Durchmesser.

Therapeutisch wurden neben der chirurgischen Exzision bei unserem Krankengut auch die Laser- und Kryotherapie eingesetzt (Tabelle 2). Entsprechend den Mitteilungen in der Literatur wurde auch bei uns am häufigsten die Exzision mit histologischer Schnittrandkontrolle gewählt.

Die resultierenden Exzisiondefekte konnten entweder mittels Dehnungsplastik und Primärnaht oder durch lokale Lappenplastiken geschlossen werden. Lediglich bei den „Riesenkeratoakanthomen“ mußten die Defekte durch freie Transplantate gedeckt werden. Sowohl die Kryo- als auch die Lasertherapie wurden nur dann eingesetzt, wenn patientenspezifische Bedingungen, wie Antikoagulantientherapie, Multimorbidität etc., dies erforderlich machten. Nachteilig für beide Therapieformen erweist sich die fehlende histologische Aufarbeitung der Tumoren. Gleichwohl muß für beide Methoden herausgestellt werden, daß die Therapieergebnisse recht gut waren. Zumeist resultierten unauffällige Narben.

Tabelle 2. Angewandte Therapien

Therapie	Anzahl	Anteil [%]
Chirurgische Exzision	104	91,2
Kryotherapie	6	5,3
Lasertherapie	4	3,5

Von den 114 Keratoakanthomen wurden 44 (= 38,6%) ambulant therapiert. Bei den meisten Fällen war die Defektrekonstruktion der eigentliche Grund für den klinischen Aufenthalt. Und gerade hier wird vor dem Hintergrund der momentanen Diskussion um das „ambulante Operieren" in Zukunft wohl eine weitere Verlagerung in die ambulante Therapie erfolgen.

Klinische Beispiele

Fallbeispiel 1

Sogenanntes „Riesenkeratoakanthom" bei einer 72jährigen Patientin im Bereich der linken Schläfe. An der Tumorbasis erkennt man den lippenförmigen Randsaum in dessen Zentrum ein gewaltiger Hornpfropf imponiert. Der Tumor wurde exzidiert und der Defekt mit einem freien Transplantat verschlossen (Abb. 2).

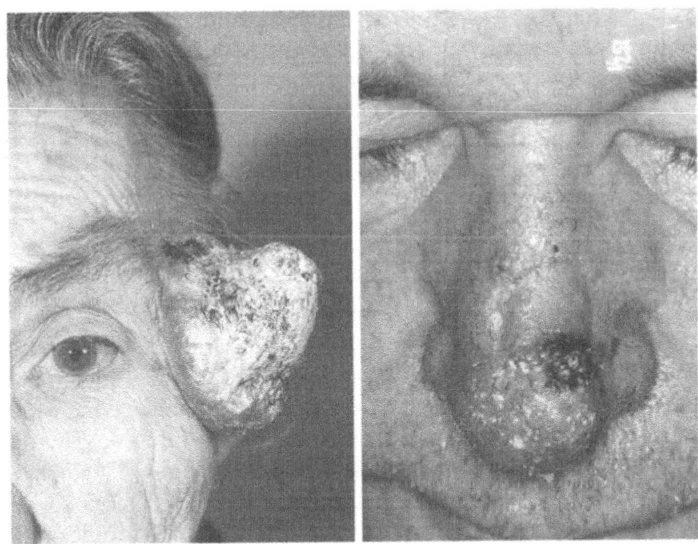

2 3

Abb. 2. Sog. „Riesenkeratoakanthom" bei einer 72jährigen Patientin im Bereich der linken Schläfe

Abb. 3. 57jähriger Patient mit Keratoakanthom an der Nasenspitze bei Zustand nach Keratoakanthomexzision und plastischer Deckung im Bereich des Nasenrückens vor 4 Monaten

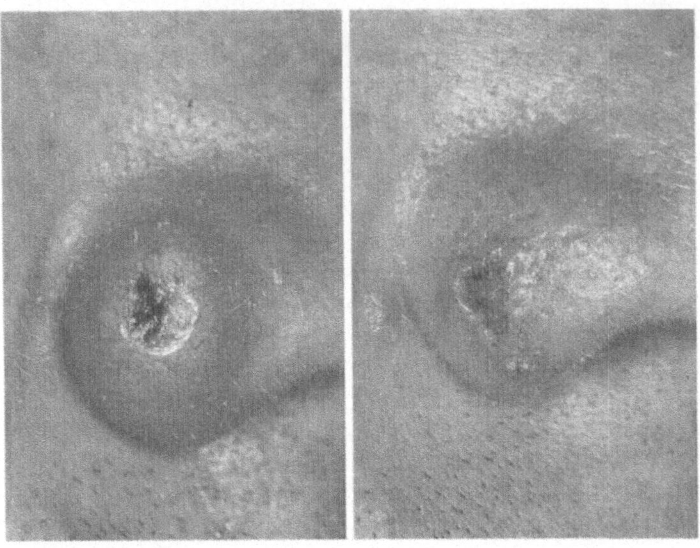

Abb. 4. a 28jährige Patientin mit Keratoakanthom am rechten Nasenflügel. **b** Zeichen der Spontanregression des Tumors 3 Wochen später

Fallbeispiel 2

Nachdem auswärts bei dem 57jährigen Patienten bereits ein Keratoakanthom im Bereich des Nasenrückens entfernt wurde, entwickelte sich 4 Monate später an der Nasenspitze ein lokal aggressiv wachsendes Keratoakanthom. Zum Zeitpunkt der Vorstellung des Patienten waren bereits Teile des einstigen Transplantates vom Tumorwachstum involviert. Das Keratoakanthom wurde mit Sicherheitsabstand exzidiert und der große Defekt mittels einer Stirnlappenplastik gedeckt. Der Patient wird seit 26 Monaten in ¼jährlichen Intervallen nachkontrolliert; bisher ohne Hinweis auf ein Rezidiv bei sehr gutem ästhetischem Resultat (Abb. 3).

Fallbeispiel 3

Beispiel für einen Fall der Spontanregression eines solitären Keratoakanthoms. Der 28jährige Patient stellte sich mit einem kirschgroßen Keratoakanthom im Bereich des rechten Nasenflügels vor (Abb. 4a). Anamnestisch gab der Patient an, daß der Tumor zunächst innerhalb von wenigen Wochen eruptiv aufgeschossen sei, danach über einen Monat in gleicher Größe bestanden habe und zum Zeitpunkt seiner Vorstellung bereits eine Tumorverkleinerung eingetreten sei. Der Patient lehnte jegliche Therapie ab, stellte sich aber nach 3 Wochen erneut zur Kontrolle vor, s. Abb. 4b. Zwischenzeitlich war die Spontanregression des Tumors so weit vorangeschritten, daß nur noch ein krateriformer, an ein Basaliom erinnernder Restzustand resultiert.

Fallbeispiel 4

Keratoakanthom im Bereich der aktinisch vorgeschädigten Stirnhaut bei einem 56jährigen Patienten. Der Tumor wurde spindelförmig exzidiert und der Defekt nach

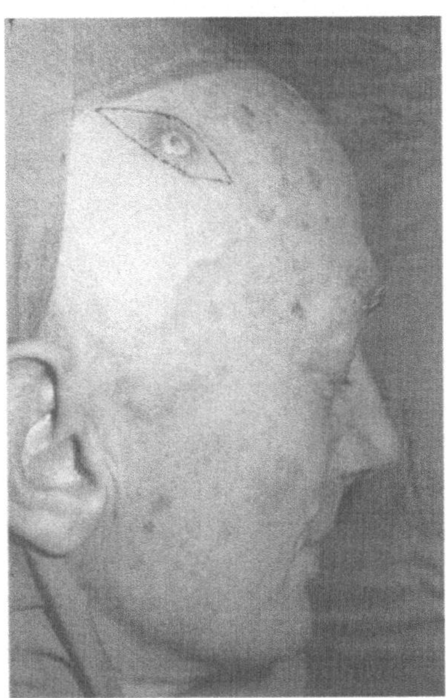

Abb. 5. 56jähriger Patient mit Keratoakanthom im Bereich der aktinisch vorgeschädigten Stirnhaut. Eingezeichnetes Exzisionsgebiet

Unterminierung der Wundränder primär verschlossen. Die meisten der solitären Keratoakanthome lassen sich auf diese Weise in Lokalanästhesie ambulant entfernen. In einigen Fällen erfordert die topographische Lage der Tumoren den Einsatz von lokalen oder regionalen Lappenplastiken zum Defektverschluß (Abb. 5).

Fallbeispiel 5

Bei einem 47jährigen Patienten bestand ein kirschgroßes Keratoakanthom im Bereich der rechten Oberlippe (Abb. 6a). Der Tumor wurde histologisch in – toto exzidiert und der Defekt mittels einer Transpositionslappenplastik verschlossen. Direkt nach Entfernung der Fäden kam es im Bereich des oberlippenseitigen Plastikrandes zum Rezidiv (Abb. 6b). Nach vollständiger Tumorexzision resultierte ein ausgedehnter Defekt (s. Abb. 6c). Dieser wurde durch eine modifizierte Wangenrotationslappenplastik geschlossen. Nachdem die Plastik 1 Woche komplikationslos einheilte, begann der Patient, entgegen des ärztlichen Rates, zu rauchen und dies hatte eine Lappennekrose zur Folge. Nach der Demarkierung der Nekrose und deren chirurgischen Debridement erfolgte in einer erneuten Operation die definitive Rekonstruktion. Abbildung 6d zeigt das postoperative Ergebnis ein Jahr danach. Dieser Fall zeigt einerseits das aggressive Wachstumsvermögen einzelner Keratoakanthome und andererseits die Wichtigkeit einer konsequenten Patientenführung.

Fallbeispiel 6

Die 54jährige Patientin stand wegen eines kardiochirurgischen Eingriffes unter einer Dauermedikation mit Antikoagulatien. Seit 6 Wochen beobachtete sie einen rasch wachsenden Tumor im Bereich der linken Nasenspitze (Abb. 7a). Der Tumor wurde klinisch als Keratoakanthom identifiziert und mit dem Neodym YAG Laser thera-

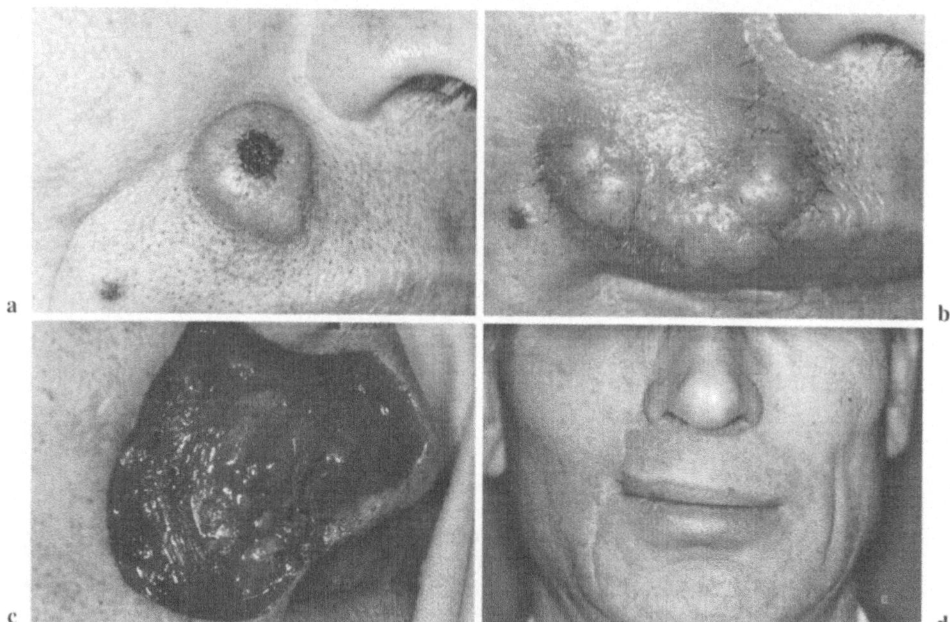

Abb. 6. a 47jähriger Patient mit Keratoakanthom im Bereich der Oberlippe rechts. **b** Lokales Rezidiv unmittelbar nach Tumorexzision und plastischer Deckung mittels Transpositionslappenplastik. **c** Ausgedehnter Defekt nach vollständiger Rezidivtumorexzision. **d** Ergebnis 1 Jahr nach definitiver Rekonstruktion

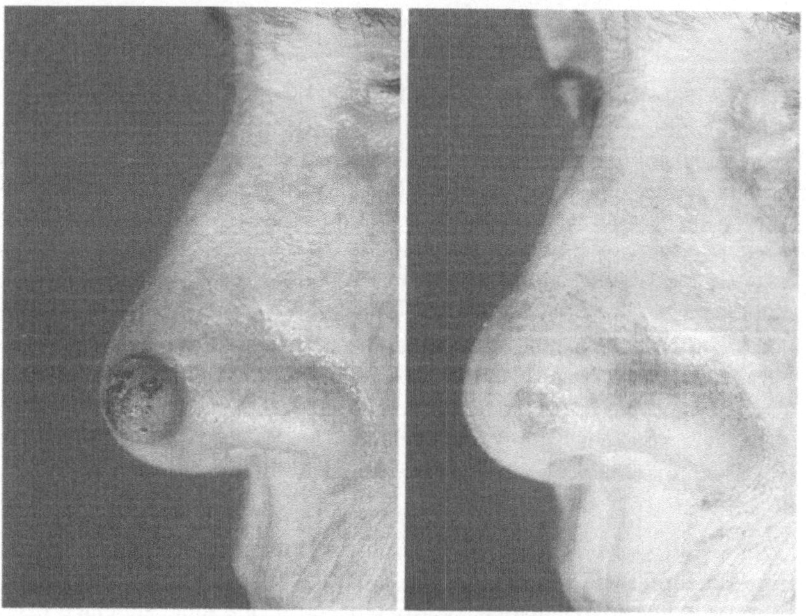

Abb. 7. a 54jährige Patientin mit Keratoakanthom im Bereich der Nasenspitze links. **b** Vernarbung 16 Tage nach Lasertherapie (Neodym YAG Laser)

piert. Bereits wenige Tage nach der Lasertherapie wurde der Tumor abgestoßen und nach 16 Tagen resultierte eine diskrete Vernarbung (s. Abb. 7b).

Diskussion

Trotz der Tatsache, daß Keratoakanthome auch im Bereich der Schleimhäute, subungual und an Palmae und Plantae entstehen können, gehen die meisten Autoren davon aus, daß eine Proliferation eines Haarfollikelanteils Ausgang der Keratoakanthomentstehung ist [2, 15, 21, 22, 31, 39]. Somit gehören die Keratoakanthome zu den Adnextumoren der Haut.

Geben die Keratoakanthome schon dem Dermatologen gelegentlich Anlaß zu diversen Differentialdiagnosen, so sind diese Tumoren vielen Nichtdermatologen nahezu unbekannt [8, 18, 39, 40]. In ihrer Studie zur klinisch-diagnostischen Sicherheit bei Hauttumoren errechneten Koch und Knabner (1992) für die Keratoakanthome eine diagnostische Genauigkeit bei Dermatologen von 49% und für Nichtdermatologen von nur 1,3%. Für die häufigste Differentialdiagnose, dem spinozellulären Karzinom, wurden 22,7% gegenüber 18,4% errechnet [23].

Den 96% solitär auftretenden Keratoakanthomen stehen 4% multipler, entweder synchron oder metachron auftretend, gegenüber [2, 3, 11, 20, 31]. Vor allem bei metachronen multiplen Keratoakanthomen ist nach viszeralen Malignomen zu fahnden.

Immer wieder stellt sich die Frage nach einer Virusgenese in der Diskussion um die Ätiologie der Keratoakanthome. In der Tat wurde in einigen Fällen HPV-DNA nachgewiesen [12, 19]. Insgesamt sind aber die Angaben so divergent, daß eine abschließende Aussage zu dieser Frage aussteht.

Weitgehende Übereinstimmung findet sich in den Mitteilungen, daß Keratoakanthome sehr häufig auf aktinisch veränderter Haut oder auf lichtexponierten Arealen entstehen [27, 31, 39]. Entsprechend dem eigenen Zahlenmaterial wurden ca. 80% aller Keratoakanthome im Kopf-Hals-Bereich gefunden. Handrücken und Unterarme waren die zweithäufigste Lokalisation mit 8–10%.

Manche Keratoakanthome zeigen ein extrem aggressives Wachstumsverhalten und sind dadurch sowohl in ihrer klinischen Ansprechbarkeit als auch in ihrer Therapie nur schwer von einem spinozellulären Karzinom zu differenzieren [6, 14, 28, 29, 30]. Die Mehrzal der Tumoren weist jedoch einen typischen Wachstumsverlauf auf. Einer initialen Eruptionsphase über wenige Wochen folgt eine Plateauphase oft über Monate. Danach schließt sich häufig eine Regressionsphase wieder über wenige Wochen an. In den wenigen Fällen, welche wir bis zur Spontanregressionsphase beobachten konnten, kam es in keinem Fall zu einer restitutio ad integrum. In allen Fällen blieb ein Restzustand, welcher klinisch an ein beginnendes Basaliom erinnerte.

Die zentrifugal aggressiv wachsenden Formen werden als Keratoakanthoma centrifugum marginatum bezeichnet [14, 16, 37, 40]. Dieser Variante scheint die Fähigkeit zur Spontanrückbildung zu fehlen. Im Gegenteil, ihr aggressives Wachstum kann involvierte Strukturen zerstören. Daher sind diese Tumoren frühzeitig und mit deutlichem Sicherheitsabstand zu exzidieren.

Die Tatsache, daß viele Keratoakanthome eine Tendenz zur spontanen Rückbildung aufweisen, macht Überlegungen zur Therapie dieser Tumoren keinesfalls überflüssig. Allgemein gilt die chirurgische Exzision für solitäre Formen als Mittel der

Wahl [9, 22, 31, 39]. Damit wird einerseits die histologische Aufarbeitung sichergestellt, und andererseits kann das Narbenbild bestimmt werden. Aber auch die Laser- und Kryotherapie eignen sich zur erfolgreichen Behandlung der Keratoakanthome. Gerade der Neodym-YAG-Laser wurde mit gutem Erfolg eingesetzt. Durch eine tangentiale Einstrahlung des Laserlichtes an der Tumorbasis wurde dieser nach wenigen Tagen auf Hautniveau abgestoßen, und es resultierte in der Regel nur eine kleine Narbenplatte. Deutlich schwieriger gestaltete sich die Kryotherapie. Zur Anwendung kam bei uns das Kontaktverfahren, und dabei wurde mehrfach entweder zu aggressiv oder zu oberflächlich vereist. Es resultierten daher entweder deutliche Kryonarben oder Rezidive. Beide Verfahren, Laser- und Kryotherapie, wurden bei unseren Patienten nur in speziellen Situationen oder auf Wunsch des Patienten nach Aufklärung über die therapeutischen Möglichkeiten eingesetzt.

Weitere Therapiemodalitäten bei solitären Keratoakanthomen sind die Strahlentherapie sowie die intraläsionale Injektion diverser Substanzen [10, 24, 26, 38]. Auch eine systemische Therapie mit Retinoiden wird von einigen Autoren empfohlen [13, 35]. Vor allem bei multiplen Keratoakanthomen und Tumoren in extremen Lokalisationen, wo Grenzen der chirurgischen Intervention gesetzt sind, ist der Einsatz von Retinoiden angezeigt [11, 17, 25, 34, 35, 36]. Von allen bisher eingesetzten Retinoiden zeigte das Etretinat die besten Ergebnisse. Beim Einsatz von Etretinat sollte mit einer Dosis von 1 mg/kg KG/d begonnen werden. Nach deutlichem Wirkungseintritt kann man die Dosis langsam reduzieren, muß jedoch eine Erhaltungsdosis über einen längeren Zeitraum beibehalten. Bei zu raschem Absetzen der Medikation sind sehr häufig Rezidive beobachtet worden [13, 25, 35]. Besonders beim Ferguson-Smith-Syndrom ist der Einsatz von Retinoiden indiziert, wogegen biem Grzybowski-Syndrom die Retinoid-Therapie weniger anspricht [25].

An lokal-therapeutischen Substanzen wurden vor allem 5-Fluorouracil und Bleomycin sowie Triamcinolon-Kristallsuspension eingesetzt [3, 9, 26, 38]. 5-Fluorouracil sollte in einer Konzentration von 50 mg/ml intraläsional verabreicht werden. Beim Bleomycin darf eine maximale Gesamtdosis von 15 mg nicht überschritten werden. Pro Sitzung empfiehlt sich eine Dosis von 3 mg in wöchentlichen Intervallen. Bei beiden Substanzen resultiert zumeist, in Abhängigkeit der jeweiligen Gesamtdosis, ein längerbestehendes Ulkus. Eigene Erfahrungen zur intratumoralen Triamcinoloninjektion bestehen nicht und die Angaben in der Literatur hierzu sind äußerst kontrovers und nicht sehr erfolgversprechend.

Eine sehr schonende Behandlungsform der Keratoakanthome stellt die Strahlentherapie dar. Besonders bei betagten und/oder multimorbiden Patienten kann die Strahlentherapie indiziert sein. Nachteilig ist jedoch die fehlende histologische Aufarbeitung des gesamten Tumors. Die meisten dermatologischen Strahlentherapeuten empfehlen jedoch vor der Strahlentherapie eine Probebiopsie durchzuführen [10]. Die Mehrzahl der Keratoakanthome zeigte bereits nach 25 Gy eine starke bis vollständige Rückbildung. In einigen Fällen wurden Strahlendosen, wie sie beim spinozellulären Karzinom benötigt werden, verabreicht. Dabei stellt sich die Frage, ob in diesen Fällen nicht bereits vor der Strahlentherapie ein Karzinom vorlag? Die Fraktionierung von 5 Gy wöchentlich kann, ähnlich wie die Beobachtung bei der Probebiopsie, die Spontanrückbildung der Tumoren triggern. Sollte jedoch nach der Verabreichung von 30 Gy keine klinisch objektivierbare Wirkung eingetreten sein, dann ist die Diagnose samt einzuschlagender Therapie neu zu überdenken.

Lassen sich die meisten Keratoakanthome in Lokalanaesthesie ambulant operativ entfernen, so gibt es immer wieder patientenbezogene und/oder tumorspezifische Umstände, welche eine stationäre Behandlung erforderlich machen. Sieht man sich kleinen Tumoren gegenüber, dann wird nach der vollständigen Tumorexzision der entstandene Defekt entweder durch eine Primärnaht oder durch eine einfache Lappenplastik geschlossen. Ausgedehntere Exzisionsdefekte und Defekte in speziellen Lokalisationen erfordern oft den Einsatz von aufwendigeren Lappenplastiken oder den Einsatz von freien Transplantaten. Und oft sind es die rekonstruktiven Maßnahmen, welche eine Hospitalisation des Patienten erforderlich machen. Die aggressiv wachsenden Formen und die Rezidivtumoren gehören u.E. in klinische Diagnostik und Therapie. Beim Auftreten von multiplen Keratoakanthomen sollte frühzeitig eine Kooperation zwischen Praxis und Klinik hergestellt werden. In diesen Fällen ist zu begrüßen, daß gefordert wird, daß die Einnahme von speziellen Medikamenten nicht unter stationären Bedingungen zu erfolgen habe. Andererseits muß aber sichergestellt sein, daß diese Medikamente in der ambulanten Therapie auch verordnet werden. Erfahrungen aus der Vergangenheit haben gezeigt, daß solche Patienten zwar stationär eingewiesen wurden, ihnen dann aber die empfohlene Therapie ambulant vorenthalten wurde. Hierzu muß in erster Linie der aufwendige Bürokratismus abgebaut werden.

Vor dem Hintergrund der Diskussion um Einsparungen im Gesundheitswesen wird gerade diese Tumorentität hinsichtlich der einzuschlagenden Therapie Neuerungen erfahren. Dabei müssen trotz aller Sparabsichten das Wohl und die Sicherheit unserer Patienten als oberste Maxime unseres therapeutischen Handelns bleiben. Beim Öffnen der dermatologischen Kliniken bezüglich des „ambulanten Operierens" werden Voraussetzungen geschaffen, das eine oder andere Keratoakanthom, welches bislang stationär therapiert wurde, dann ambulant zu versorgen. Dazu sind die niedergelassenen Dermatologen und Kliniken dann noch mehr als bisher zu einer engen Kooperation aufgerufen. Ein umfassender, zeitgerechter Informationsfluß ebenso wie eine lückenlose Betreuung der Patienten werden dazu unabdinglich. Beide Grundvoraussetzungen sind organisatorisch machbar, aber keinesfalls zur aktuellen Honorierung. Der Verfall des Punktwertes und die starre Fallpauschalierung sprechen bislang noch eindeutig gegen solche Aussichten.

Literatur

1. Bart RS, Lagum S (1989) Keratoacanthoma following pneumococcal vaccination. J Derm Surg Oncol 9:381–382
2. Berger H (1986) Keratoakanthome. Z Hautkr 61:535–538
3. Bönniger F, Burg G (1981) Multiple Keratoakanthome. In: Petres J, Müller RPA (Hrsg) Präkanzerosen und Papillomatosen der Haut. Springer, Berlin Heidelberg New York, S 139–143
4. Bräuninger W, Hoede N (1986) Subunguales Keratoakanthom. Hautarzt 37:270–273
5. Chalet MD, Conners C, Ackerman AB (1975) Squamous cell carcinoma vs. kerato-acanthoma: Criteria for histological differentiation. J Dermatol Surg 1:14–15
6. Chuang T-Y, Reizner GT, Elpern D et al. (1993) Keratoacanthoma in Kauai, Hawaii. The first documented incidence in a defined population. Arch Dermatol 129:317–319
7. Dangoisse Ch, Meyvisch K, Ledoux M (1993) Multiple eruptive Keratoakanthoma and immunity disorders. Dermatology 186:313–316

8. Davies DG (1969) Keratoacanthoma or squamous cell carcinoma? J Laryngol Otol 83: 333–347
9. Ebner H, Mischer P (1975) Zur Therapie des Keratoakanthoms. Wr Med Wochenschr 125: 91–93
10. Elsmann H-J, Ernst K, Suter L (1991) Strahlenbehandlung der Keratoakanthome. Z Hautkr 66/5:400–402
11. Engelmann L, Kunze J, Borowka S (1988) Grenzen und Möglichkeiten der Therapie multipler Keratoakanthome. Zbl Haut 155:81
12. Gassemaier A, Pfister H, Hornstein OP (1986) Human papillomavirus 25-related DNA in solitary keratoacanthoma. Arch Derm Res 279:73–76
13. Goldberg LH, Rosen T, Becker J, Knauss A (1990) Treatment of solitary keratoacanthomas with oral isotretinoin. J Am Acad Dermatol 23/5:934–936
14. Goldenhersh MA et al. (1984) Invasive squamous cell carcinoma initially diagnosed as a giant keratoacanthoma. J Am Acad Dermatol 10:372–378
15. Gründer B, Hundeiker M (1973) Keratoakanthom und Karzinom. Dermatol Monatsschr 159:122–133
16. Hackel H, Burg G, Lechner W et al. (1989) Keratoacanthoma centrifugum marginatum. Hautarzt 40:763–766
17. Higuchi M, Tanikawa E, Nomura H et al. (1990)) Multiple keratoacanthomas with peculiar manifestations and course. J Am Acad Dermatol 23/2:389–392
18. Hofmann U, Megahed M (1993) Noduläres Melanom unter dem klinischen Bild eines Keratoakanthoms. Zbl HuG 162 (Suppl): 198
19. Höpfl RM, Schir MM, Fritsch PO (1992) Keratoacanthomas: Human Papilloma-virus associated? Arch Dermatol 128:563–564
20. Hundeiker M (1981) Die Keratoakanthome. In: Petres J, Müller RPA (Hrsg) Präkanzerosen und Papillomatosen der Haut. Springer, Berlin Heidelberg New York, S 133–138
21. Kalkoff KW, Macher E (1961) Zur Histogenese des Keratoakanthoms. Hautarzt 12:8–15
22. Kingman J, Callen J (1984) Keratoacanthoma. A clinical study. Arch Dermatol 120: 736–740
23. Koch H-J, Knabner K (1992) Klinisch-diagnostische Sicherheit und Operationshäufigkeit von Hautärzten und Nichtdermatologen bei Hauttumoren. Dermatol Monatsschr 178: 487–490
24. Köster W, Nasemann Th, Reimlinger S, Wiskemann A (1985) Röntgendifferentialtherapie des Keratoakanthoms, ein kasuistischer Beitrag. Z Hautkr 60:215–218
25. Laaff H, Mittelviefhaus H, Wokalek H, Schöpf E (1992) Eruptive Keratoakanthome Typ Grzybowski und Ektropium. Hautarzt 43:143–147
26. Mc Naitry D (1964) Intradermal triamcinolone therapy in keratoacanthoma. Arch Dermatol 89:136–140
27. Müller RPA, Petres J (1984) Semimaligne und maligne Tumoren im Kopf-Hals-Bereich. In: Müller RPA, Friederich HC, Petres J (Hrsg) Fortschritte der operativen Dermatologie, Bd. 1. Springer, Berlin Heidelberg New York Tokyo, S 23–68
28. Poleksic S, Yeung KY (1978)) Rapid development of keratoacanthoma and accelerated transformation into squamous cell carcinoma of the skin. Cancer 41:12–16
29. Requena L, Romero E, Sanchez M et al. (1990) Aggressive Keratoacanthoma of the Eyelid: „Malignant" Keratoacanthoma or Squamous Cell Carcinoma? J Dermatol Surg Oncol 16/6:564–568
30. Schnur P, Bozzo P (1978) Metastasizing keratoacanthomas? The difficulties in differentiating keratoacanthomas from squamous cell carcinomas. Plast Reconstr Surg 62: 258–262
31. Seifert A, Nasemann Th (1989) Das Keratoakanthom und seine klinischen Varianten. Hautarzt 40:189–202
32. Shaw JC, Storrs FJ, Everts E (1990) Multiple keratoacanthomas after megavoltage radiation therapy. J Am Acad Dermatol 23/5:1009–1011
33. Stephenson TJ, Royds J, Silcocks PB, Bleehen SS (1992) Mutant p 53 oncogen expression in keratoakanthoma and squamous cell carcinoma. Br J Derm 127:566–570
34. Sterry W, Steigleder GK, Pullmann H, Baumeister K (1981) Eruptive Keratoakanthome. Hautarzt 32:119–125

35. Street ML, White JW, Gibson LE (1990) Multiple keratoacanthomas treated with oral retinoids. J Am Acad Dermatol 23/5:862–866
36. Voigtländer V, Pfister P (1988) Zum Problem der Keratoakanthome im Lidbereich. In: Haneke E (Hrsg) Fortschritte der operativen Dermatologie, Bd. IV. Springer, Berlin Heidelberg New York London Paris Tokyo, S 130–133
37. Weedon B, Barnett L (1975) Keratoacanthoma centrifugum marginatum. Arch Dermatol 111:1024–1026
38. Weichler-Wolfgramm B, Weihe J, Bratzke B (1988) Therapie des Keratoakanthoms mit intraläsionalen Gaben von 5-Fluorouracil. Akt Dermatol 14:106–107
39. Wozniak K-D, Reichenbächer B (1991) Zur Bedeutung des Keratoakanthoms. Hautnah Derm 5:72–77
40. Ziemer A, Göring H-D (1992) Spinaliom unter dem Bild eines Keratoakanthoma centrifugum marginatum. Z Hautkr 67:808–811

Multizentrische Studie – Karzinom der Haut und Unterlippe

T. SCHREINER und H. BREUNINGER

Zusammenfassung

Die bisherige internationale Tumorklassifikation (pT) der UICC ist relativ grob und für eine genaue Abschätzung des Metastasierungsrisikos nicht geeignet. Eine wesentlich bessere Abschätzung erlauben histologische Parameter wie z. B. die Tumordicke, die einer der wichtigsten prognostischen Parameter zu sein scheint, sowie die Eindringtiefe, der Differenzierungs- und Verhornungsgrad, die Mitoserate und das entzündliche Infiltrat. Um eine möglichst exakte Einschätzung des Metastasierungsrisikos zu erhalten, ist eine multivariate Analyse an einer größeren Zahl von Tumoren notwendig. Um die erforderliche Anzahl in einem vertretbaren Zeitrahmen zu erhalten, wurde eine multizentrische Studie Anfang 1991 begonnen.

Es beteiligen sich gegenwärtig 6 Kliniken. Bis jetzt sind ca. 1000 Karzinome der Haut in die Studie eingegangen, in 40 Fällen ist es zu einer Metastasierung gekommen. Soweit die histologischen Daten vorliegen, läßt sich schon jetzt sagen, daß bei keinem der metastasierten Fälle der Primärtumor dünner als 2 mm war – Ziel der Studie ist es, ca. 2000 Karzinome zu erfassen und über 3 Jahre nachzubeobachten, um die genannte multivariate Analyse zu ermöglichen.

Einleitung

Noch vor dem Melanom ist das Plattenepithelkarzinom der Haut und der Unterlippe der häufigste maligne Hauttumor mit Metastasierungspotenz. Die internationale Tumorklassifikation klassifiziert die Plattenepithelkarzinome der Haut und der Unterlippe nach ihrer klinischen Größenausdehnung und ihrer Infiltrationstiefe in pT_1 bis pT_4 [5]. Es gibt aber auch Untersuchungen, die eine klare Korrelation zwischen der histologisch gemessenen Tumordicke und der Prognose der Erkrankung etablieren konnten. Ähnlich wie beim Melanom steigt auch hier die Metastasierungsrate mit der Tumordicke an. Eine teils retro-, teils prospektive Untersuchung an ca. 600 Plattenepithelkarzinomen der Haut und der Unterlippe aus dem Krankengut der Universitäts-Hautklinik Tübingen konnte zeigen, daß bei Plattenepithelkarzinomen unter 2 mm Dicke nie eine Metastasierung eintrat und daß bei Plattenepithelkarzinomen über 6 mm Tumordicke die Metastasierung 4mal so häufig war wie bei Plattenepithelkarzinomen zwischen 2 und 6 mm Dicke. Bei den Tumoren über 6 mm Dicke betrug die Metastasierungsrate immerhin schon 15% [1, 4].

Problemstellung

Diese Zahlen legen nahe, daß die Tumordicke einer der wichtigsten prognostischen Parameter für die Prognose der Erkrankung ist. Sie kann somit auch zur Risikoklassi-

fizierung für eine Tumornachsorge dienen. Diese Tatsache ist aus folgenden Gründen wichtig:
Die Metastasierungsrate der Plattenepithelkarzinome ist insgesamt niedrig. Sie betrug an einem Kollektiv der Universitäts-Hautklinik Tübingen insgesamt 3,9%. Dieser Prozentsatz ist mit Angaben aus der Literatur [3, 6, 7] gut vergleichbar, obwohl auch deutlich höhere Zahlen genannt werden [2, 4]. Es könnte sich dabei aber um Kollektive mit einem höheren Anteil von High-risk-Tumoren handeln. Man kann also davon ausgehen, daß die überwiegende Mehrzahl aller Patienten mit Plattenepithelkarzinomen keine Metastasen entwickeln werden. Da die Inzidenz des Karzinoms der Haut höher ist als die des Melanoms, würde eine undifferenzierte Nachsorge jeden personellen Rahmen sprengen. Das Problem ist also eine Einteilung der Nachsorge nach möglichst exakt bestimmbaren Risikogruppen. An unserer Klinik wurde deshalb ein Vorgehen gewählt, welches sich zunächst an der Tumordicke orientiert, da sich dieser Parameter als hilfreich erwies. Wir kontrollieren deshalb im Rahmen unseres datenbankgesteuerten Nachsorgesystems High-risk-Tumoren, d.h. Tumoren mit einer Dicke über 4 mm, engmaschiger nach als sogenannte Low-risk-Karzinome (2–4 mm). Die Begrenzung zu den High-risk-Tumoren erfolgte wegen der noch geringen Erfahrung aus Sicherheitsgründen bewußt bei 4 mm und nicht bei 6 mm. Von den Tumoren unter 2 mm Dicke erfuhren wir vom Verlauf nur noch durch Briefkontakte.

Die bisher aufgetretenen Metastasen fanden sich tatsächlich fast nur in der High-risk-Gruppe (92%). Dies unterstreicht die Bedeutung des nächsten Argumentes für eine risikoadaptierte Nachsorge, nämlich der sinnvolle Einsatz personeller Kapazitäten. Durch die risikoadaptierte Nachsorge können die relativ wenigen echten Hochrisikopatienten viel engmaschiger betreut werden. Eine rechtzeitig erkannte lokoregionäre Metastasierung kann dann oftmals noch kurativ behandelt werden.

Ziel der Studie

Die Vorarbeiten [1] haben gezeigt, daß außer der Tumordicke noch durch weitere am HE-gefärbten Schnitt mit wenig Aufwand feststellbare Parameter eine exaktere Risikoabschätzung vorgenommen werden kann. Es sind dies die Eindringtiefe, Differenzierungsgrad, Verhornungsgrad, Mitoserate oder entzündliches Infiltrat. Um diese Faktoren jedoch mit ihrem richtigen Stellenwert zur Risikoabschätzung heranziehen zu können, ist eine multivariable Analyse notwendig. Dazu sind aber die Verläufe von ca. 2000 Karzinomen notwendig.

Um möglichst bald diese Anzahl von Tumoren zu erreichen, wurde die prospektive multizentrische Karzinomstudie initiiert, die von der DDG, der ADO (Arbeitsgemeinschaft dermatologische Onkologie) und der VOD (Vereinigung für operative und onkologische Dermatologie) ideell unterstützt wird.

Stand der Studie

Die Studie wurde 1991 begonnen. Gegenwärtig stellen sechs Kliniken (Universitäts-Hautklinik Tübingen, Fachklinik Hornheide, Münster-Handorf, Universitätsklinik für Hautkrankheiten, Dresden, Hautklinik Kassel, Universitätsklinik für Hautkrankheiten, Magdeburg, Universitätsklinik für Hautkrankheiten, Halle Wittenberg) anonymisierte Daten ihrer Patienten zur Verfügung. Der Nachbeobachtungszeitraum beträgt 3 Jahre. Gesammelt werden Daten zur Tumorhistologie, Art der Therapie und Verlauf. Bis jetzt sind ca. 1000 Karzinome der Haut in die Studie eingegangen, in 40 Fällen ist es zu einer Metastasierung gekommen. Diese entspricht einer Metastasierungsrate von 4%. Soweit die histologischen Daten vorliegen ist erkennbar, daß bei keinem der metastasierten Fälle der Primärtumor dünner als 2 mm war. Eine multivariable Analyse ist erst nach Abschluß der Studie möglich.

Zusammenfassen läßt sich sagen, daß die Tumordicke bei Plattenepithelkarzinomen der Haut und Unterlippe ein mittlerweile etablierter Parameter zur Risikoabschätzung ist und wie in der Studie von Breuninger [1] dargestellt, der herkömmlichen pT_1 bis pT_4-Klassifizierung in der Risikoeinschätzung weit überlegen ist. Im Sinne einer differenzierten und effektiven Nachsorge wäre es aber wünschenswert, wenn noch weitere Parameter, die am histologischen HE-gefärbten Schnitt leicht zu erfassen sind, zur genaueren Risikoeinschätzung etabliert werden könnten.

Die vorgestellte Studie wird dieses Ziel in gemeinsamer Anstrengung erreichen können.

Literatur

1. Breuninger H, Black B, Rassner G (1990) Microstaging of squamous cell carcinomas. AJCP November 1990
2. Epstein E, Epstein NN, Bragg K, Linden G (1968) Metastases from squamous cell carcinoma of the skin. Arch Dermatol 97:245–251
3. Fierson FH, Cooper PH (1986) Prognostic factors in squamous cell carcinoma of the lower lip. Hum Pathol 17:346–354
4. Friedman HJ, Cooper PH, Wanebo HJ (1985) Prognostic and therapeutic use of microstaging of cutaneous squamous cell carcinoma of the trunk and extremities. Cancer 56:1009–1105
5. Hermanek P, Sobin LLH eds (1987) International Union against cancer TNM classification of malignant tumours. Springer, Berlin Heidelberg New York Tokyo
6. Mihm MC, Clark WH Jr, From L (1971) The clinical diagnosis, classification and histogenetic concepts of the early stages of cutaneous malignant melanomas. N Engl J Med 284: 1078–1082
7. Sage HH, Casson PR (1976) Squamous cell carcinoma of the scalp, face and neck. In: Andrade R, Gumport SL, Popkin GL, Rees TD, eds. Cancer of the skin, vol 2. Philadelphia: Saunders WB 899–915

Badekappenförmiges Riesenmelanom der Kopfhaut über proliferierender Trichilemmalzyste

U. WLOTZKE, S. HOHENLEUTNER, M. LANDTHALER und U. HOHENLEUTNER

Zusammenfassung

Der Fall eines badekappenförmigen Riesenmelanoms der Kopfhaut bei einer 85jährigen Patientin wird vorgestellt. Da es weder klinisch noch histologisch den vier klassischen Melanomtypen zuzuordnen war, betont dieser Fall das Spektrum der nicht klassifizierbaren bzw. Sonderformen. Die differentialtherapeutischen Aspekte des Defektverschlusses werden diskutiert.

Einleitung

Die vier klassischen Melanomtypen sind seit langem etabliert, ihre prozentuale Häufigkeit wird mit 60% für das superfiziell spreitende Melanom (SSM), 20% für das noduläre Melanom (NM), 10% für das Lentigo-maligna-Melanom (LMM) und 5% für das akrolentiginöse Melanom (ALM) angegeben [3].

Der Anteil atypischer, nicht klassifizierbarer Formen bzw. von Varianten und Sonderformen wird mit 5% benannt [3]. Vorwiegend in kasuistischen Mitteilungen berichtet, erweitert sich ihr Spektrum ständig [6].

Im Folgenden stellen wir den Fall einer 85jährigen Patientin mit einem ungewöhnlichen Riesenmelanom der Kopfhaut einschließlich differentialtherapeutischer Möglichkeiten des Defektverschlusses vor.

Kasuistik

85jährige Patientin, rüstiger Allgemeinzustand. Seit zwei Jahren zunehmende Pigmentierung der Kopfhaut, aus kosmetischen Gründen seitdem Perückenträgerin. Als störend wurde bei der Vorstellung die beginnende Pigmentierung der Stirn empfunden. Familienanamnese hinsichtlich Melanomen leer.

Dermatologischer Befund

Im Bereich der frontoparietalen Schädelkalotte fand sich eine ca. 15 cm durchmessende, inhomogen schwarzbraune Pigmentierung der Kopfhaut mit feinfleckiger Auflösung nach randwärts. Zentral saß ein schwarzer, erosiver Tumor auf mit plattenartiger Umgebungsinfiltration (Abb. 1). Der Status der hautnahen Lymphknoten war unauffällig.

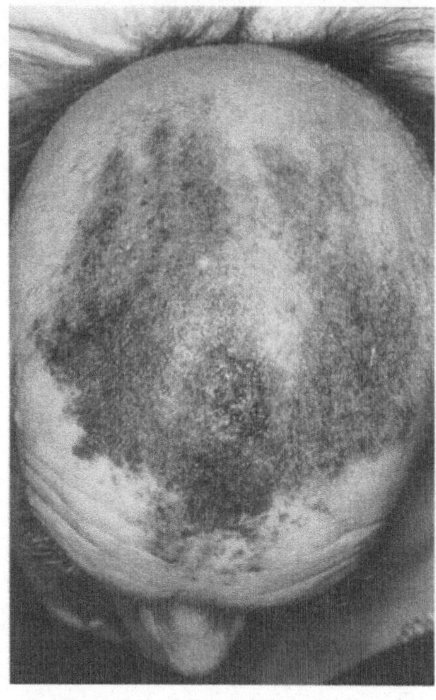

Abb. 1. Flächiges Melanom über Trichilemmalzyste

Untersuchungsbefunde

Laborparameter, Oberbauchsonographie, Röntgen-Thorax unauffällig.

Therapie und Verlauf

Zunächst wurde unter der klinischen Verdachtsdiagnose eines sekundär knotigen malignen Melanoms der zu wählende Sicherheitsabstand in Verhandlungen mit der eigenwilligen Patientin auf 1.5 cm festgelegt. In Intubationsnarkose erfolgte dann die radikale Exzision der gesamten Läsion bis zum Periost, das frei von Infiltration war. Ein kleiner Teil des Defektes im Stirnbereich wurde primär verschlossen, der knapp 17 cm durchmessende Restdefekt mit einem gemeshten Spalthauttransplantat (Dicke 0.5 mm, Expansionsverhältnis 1:3) vom rechten Oberschenkel gedeckt (Abb. 2). Der intra- und postoperative Verlauf war komplikationslos, das Transplantat ging vollständig an (Abb. 3). Die Patientin ist derzeit 12 Monate rezidiv- und metastasierungsfrei.

Histologie

Überwiegend Akanthose der Epidermis. Intraepidermal kleinere Nester atypischer, pigmentierter, melanozytärer Zellen mit fokaler transepidermaler Ausschleusung. Im Bereich des oberen und mittleren Koriums dichtgepackt atypische Tumorzellen mit teils pigmentiertem Zytoplasma, großen blasigen Zellkernen mit unregelmäßiger

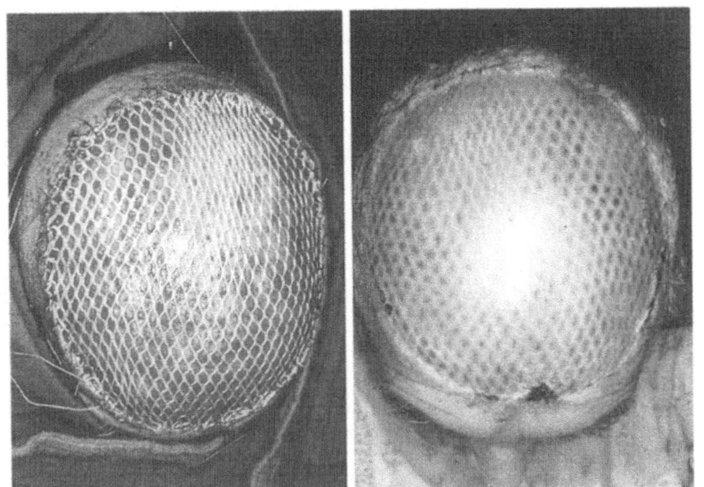

Abb. 2. Gemeshtes Spalthauttransplantat auf Periost, intraoperativ

Abb. 3. Komplett eingeheiltes Spalthauttransplantat, 20 Tage postoperativ

Chromatinstruktur ohne Reifung zur Tiefe. Multiple atypische Mitosen. Schüttere lymphoplasmazelluläre Infiltrate und pigmentbeladene Melanophagen. Zur Subkutis hin Anschnitte einer Zyste, deren Wand epidermalen Aufbau ohne Stratum granulosum zeigt. Daneben Areale mit Proliferation von Zystenwandbestandteilen und trichilemmaler Verhornung. In der Peripherie der Gesamtläsion lymphogene Aussaat von Tumorzellen ohne Bezug zur Epidermis. Beurteilung: Melanom über proliferierender Trichilemmalzyste. Tumordaten: Clark Level IV/Tumordicke nach Breslow 1,4 mm/prognostischer Index 7.

Diskussion

Unser Fall belegt, daß sich Melanome durch eine erhebliche makro- und mikroskopische Variationsbreite auszeichnen können. Entgegen dem klinischen Eindruck ergab die histologische Aufarbeitung einen überraschenden Befund. Hier zeigte sich die zentrale, knotige Veränderung als proliferierende Trichilemmalzyste, über der sich das flächige Melanom entwickelt hatte. Die maximale Tumordicke des Melanoms selbst betrug nur 1.4 mm. Auch die Zuordnung zu einem der 4 Melanomtypen bereitete Schwierigkeiten: im Falle eines SSM wäre eine frühere, eigenständige Knotenbildung zu erwarten gewesen. Gegen ein LMM sprach die überwiegende Akanthose der Epidermis. Das ALM ist per definitionem an follikellose Areale gebunden, ein NM lag eindeutig nicht vor. Tabelle 1 zeigt klinische und histologische Sonderformen von Melanomen (MM) (erweitert nach [3], Literatur bei [1]). Da in unserem Fall keine der vorgenannten Kategorien erfüllt ist, möchten wir dieses Melanom als nicht klassifizierbar einordnen.

Die operationstechnische Alternative zum Defektverschluß in einzeitigem Vorgehen mittels gemeshtem Spalthauttransplantat war die zweizeitige, gleichartige Dek-

Tabelle 1. Sonderformen des malignen Melanoms (*MM*)

Klinisch	Histologisch
Familiäres MM	Desmoplastisches MM
Okkultes MM	Nävoides MM
Amelanotisches MM	Weichteil-MM [10]
Extrakutanes MM [7]	Angiotropes MM [6]
Verruköses MM [5]	Siegelringzell-MM
Erysipeloides MM [11]	Ballonzell-MM
Multiple Primäre MM	Neurotropes MM
Regressives MM	Myxoides MM [12]
Polypoides MM [9]	Osteogenes MM [4]
Kongenitales MM [2]	
MM auf kongenitalem Nävus [2]	
Transplazentar metastasierendes MM [2]	

kung entweder nach Wundgrundkonditionierung oder nach Versorgung mit einem umgedrehten (gemeshten) Koriumtransplantat [8]. Unsere Patientin entschied sich zielstrebig für die definitive, einzeitige Versorgung. Theoretische Nachteile dieses Vorgehens, z.B. eine ungenügende Kalottenpolsterung, konnten weder subjektiv durch die Patientin noch objektiv im Rahmen der Nachuntersuchungen festgestellt werden.

Dieselbe Perücke, die 2 Jahre lang zur Verdeckung der kosmetisch störenden Pigmentläsion getragen wurde, findet aufgrund der postoperativen Alopezie auch weiterhin Verwendung.

Literatur

1. Barnhill RL (1993) Pathology and prognostic factors. Curr Opin Oncol 5:364–376
2. Hohenleutner U, Landthaler M, Braun-Falco O (1991) Maligne Melanome im Kindes- und Jugendalter. Hautarzt 42:545–550
3. Kaufmann R, Weber L, Rodermund OE (1989) Kutane Melanome. Editiones 'Roche', Basel
4. Lucas DR, Tazelaar HD, Unni KK et al (1993) Osteogenic melanoma. A rare variant of malignant melanoma. Am J Surg Pathol 17/4:400–409
5. Merkle T, Landthaler M, Eckert F, Braun-Falco O (1991) Acral verrucous malignant melanoma in an immunosuppressed patient after kidney transplantation. J Am Acad Dermatol 24/3:505–506
6. Moreno A, Espanol I, Romagosa V (1992) Angiotropic malignant melanoma. J Cutan Pathol 19:325–329
7. Peter RU, Landthaler M, Braun-Falco O (1992) Extrakutane Melanome: Klinik und Biologie. Hautarzt 43/9:535–541
8. Pleier R, Schwantes H, Balda BR (1988) Das „gemeshte" umgedrehte Koriumtransplantat. In: Haneke E (Hrsg) Gegenwärtiger Stand der operativen Dermatologie. Springer, Berlin Heidelberg New York Tokyo, S 126–129
9. Plotnick H, Rachmaninoff N, VandenBerg HJ (1990) Polypoid melanoma: A virulent variant of nodular melanoma. J Am Acad Dermatol 23:880–884
10. Sara AS, Evans HL, Benjamin RS (1990) Malignant melanoma of soft parts (Clear Cell Sarcoma). Cancer 65:367–374
11. Tan BB, Marsden JR, Sanders DSA (1993) Melanoma erysipeloides: inflammatory metastatic melanoma of the skin. Br J Dermatol 129:327–329
12. Urso C, Giannotti B, Bondi R (1990) Myxoid melanoma of the skin. Arch Pathol Lab Med 114:527–528

Angiosarkom an der Kopfhaut – Mikrografisch gestützte operative Therapie

W. Skarabis, H. Audring und H. Winter

Zusammenfassung

Bei einem 57jährigen Patienten wurde ein histologisch und immunhistochemisch gesichertes, unreifes, kutanes Angiosarkom an der rechten Stirn exzidiert. Das multizentrische Wachstum des Tumors erforderte eine dreidimensionale Schnittrandkontrolle mittels Mikrografie. Zwei Nachexzisionen waren aufgrund von Tumorzellproliferationen im Bereich der Schnittränder notwendig. Die Kontrolle der Radikalität des operativen Vorgehens durch die Mikrografie ist Voraussetzung zur Verbesserung der ernsten Prognose.

Angiosarkome stellen eine Rarität (< 1%) unter den Weichteiltumoren dar. Ungefähr ein Drittel der Angiosarkome ist in der Haut lokalisiert [3]. Die sehr ernste Prognose der kutanen Angiosarkome wird bedingt durch häufige lokale Rezidive und ein rasches Fortschreiten der lokalen Destruktionen. Bei Operabilität gilt die Tumorexzision als Therapie der Wahl. Die notwendige Radikalität des operativen Vorgehens sollte durch mikrografische Schnittrandkontrollen gesichert werden. Eine adjuvante oder palliative Strahlentherapie wird nur von einigen Autoren empfohlen [8].

Kasuistik

Ein 57jähriger Patient stellte sich im September 1992 mit zwei flach erhabenen Tumoren im Bereich einer Narbe an der rechten Stirn vor. Bereits ein halbes Jahr vorher war ambulant in einer Poliklinik ein ca. 1 cm großer Knoten an dieser Stelle entfernt worden. Das histologische Bild hatte zu diesem Zeitpunkt am ehesten einem niedrig-malignen bindegewebigen Tumor entsprochen, wobei auch ein Angiosarkom nicht ausgeschlossen worden war. Der jetzige Befund mußte als Rezidiv gewertet werden.

Aufnahmebefund

Neben einer 3 cm langen Narbe an der rechten Stirn-Haar-Grenze fanden sich zwei flache, unscharf begrenzte, nur mäßig derbe, indolente, hautfarbene Tumoren (Abb. 1). Eine Lymphknotenschwellung war nicht tastbar. Der übrige körperliche Untersuchungsbefund war unauffällig.

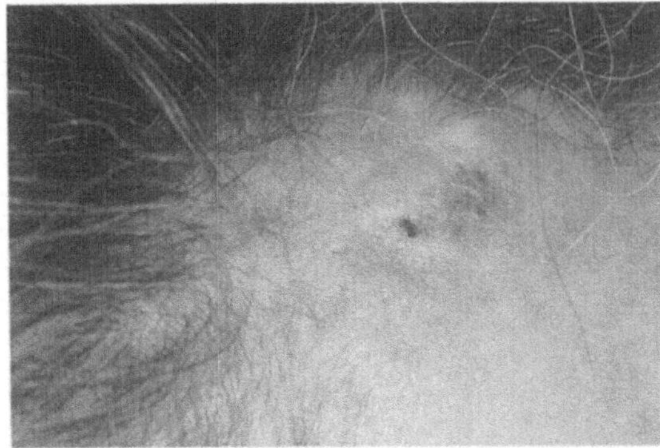

Abb. 1. Aufnahmebefund: An der rechten Stirn-Haar-Grenze zwei flache, unscharf begrenzte, mäßig derbe, indolente, hautfarbene Knoten

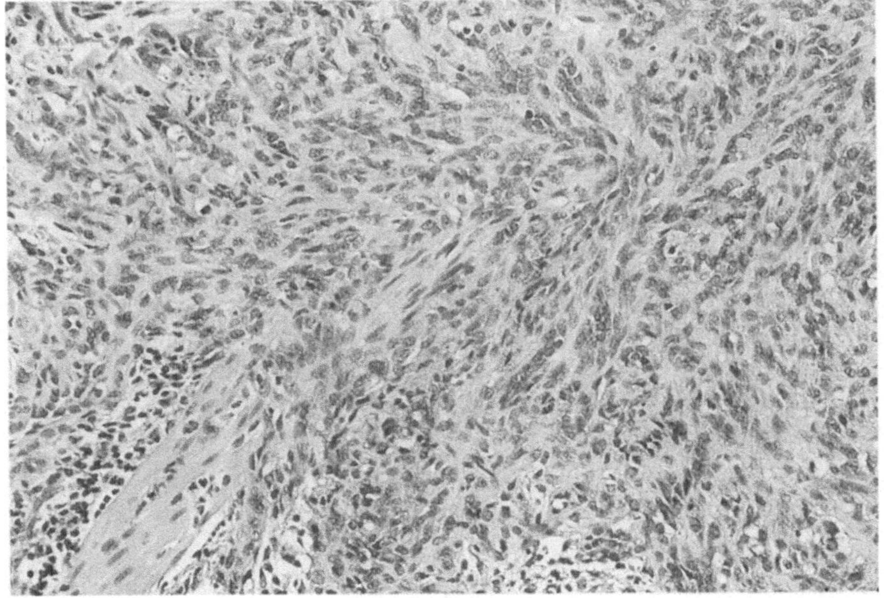

Abb. 2. Pathohistologischer Befund: Zellreicher Tumor, gelegentlich Gefäßstrukturen formierend, mit relativ hoher Mitoserate

Histologische Diagnostik

Die zunächst durchgeführte Stanzbiopsie zeigte den Befund eines malignen Tumors, am ehesten bindegewebiger Herkunft, erlaubte aber keine genaue Klassifikation. Der jedoch aus dem histologischen Bild zu vermutende hohe Malignitätsgrad ließ eine vollständige Exzision mit histografischer Schnittrandkontrolle als dringend notwendig erscheinen. Bei der Untersuchung des Exzisates stellte sich ein meist zellreicher Tumor dar (Abb. 2), der sich, durch einen schmalen Bindegewebsstreifen von der Epidermis abgegrenzt, im gesamten Korium und über die Subkutis hinaus bis in die bindegewebige Galea ausbreitete. Neben soliden, undifferenzierten Zellmassen mit

Tabelle 1. Ergebnisse der immunhistochemischen Untersuchung des Tumors

Monoklonale Antikörper		Ergebnis
UEA-I	Ulex-europaeus-I-Agglutinin	Positiv
PCNA	Proliferating Cell-Nuclear-Antigen	Positiv
Vimentin	Intermediärfilament	Positiv
Zytokeratine		Negativ
EMA	Epithelium Membrane Antigen	Negativ
Desmin		Negativ

vielen atypischen Mitosen fanden sich auch Bereiche mit einer relativen Kernarmut und verstärkter Bindegewebsneubildung. Im Bereich der Hautanhangsgebilde und der bindegewebigen Nervenscheiden war ein infiltrierendes und destruierendes Verhalten des Tumors nachweisbar. Ein wesentliches Merkmal des Tumors war sein multizentrisches Wachstum. Neben den zentralen Tumormassen fanden sich multiple diskontinuierliche Tumorzellproliferationen, mit zum Teil unterschiedlichem Differenzierungsgrad. Dabei war die Bindung der Proliferate an die Gefäßregionen aller Etagen sowie die Neubildung von Gefäßen mit kapillärer Wand deutlich. Der Haupttumor ließ dagegen nur ganz vereinzelt eine Ausbildung von Gefäßlumina erkennen. Die histologische Diagnose eines unreifen Angiosarkoms ließ sich immunhistochemisch bestätigen. Die diagnostisch eingesetzten monoklonalen Antikörper und das jeweilige Ergebnis der Untersuchung sind in Tabelle 1 zusammengefaßt.

Therapie und Verlauf

Der klinisch tastbare Tumor wurde mit einem Sicherheitsabstand von 1–2 cm unter Erhalt der Galea aponeurotica exzidiert. Die mikrografische Untersuchung zeigte noch Tumorzellproliferationen im Bereich der Schnittränder. Außerdem mußte inzwischen palpatorisch der Verdacht auf einen weiteren Tumorausläufer parietookzipital geäußert werden. Daraufhin wurde großzügig nachexzidiert (Abb. 3). Bei erneuter mikrografischer Untersuchung des in toto entnommen Exzisates konnten die basalen Schnittränder immer noch nicht als frei beurteilt werden, wodurch eine 2. Nachexzision in der Tiefe des Defektes bei Mitnahme der Galea aponeurotica notwendig wurde. Trotz gewisser differentialdiagnostischer Schwierigkeiten bei der Abgrenzung des inzwischen gut gewachsenen Granulationsgewebes von präexistenten Gefäßten einerseits und neugebildeten, evtl. dem Tumor zuzuordnenden andererseits, konnte mit an Sicherheit grenzender Wahrscheinlichkeit die vollständige Tumorentfernung festgestellt werden. Zwischen den Exzisionen wurde bis zum Vorliegen des histologischen Ergebnisses das Wundgebiet jeweils temporär mit einer Polyurethanweichschaumkompresse und später mit einer neuartigen Hydrogel-Kompresse gedeckt. Nach 14tägiger Wundkonditionierung konnte der Defekt mit einem Spalthauttransplantat vom linken Oberschenkel endgültig gedeckt werden (Abb. 4). Zum gegenwärtigen Zeitpunkt (7 Monate postoperativ) besteht kein Verdacht auf ein lokales Rezidiv.

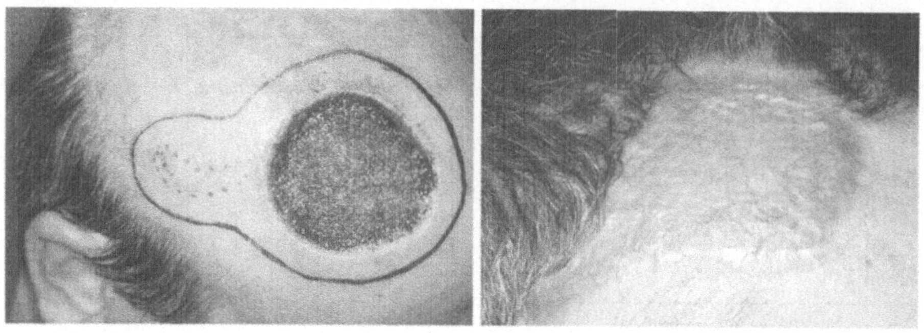

Abb. 3. Zustand nach mikrographischer Exzision des Haupttumorgebietes. Markierung des nachgewiesenen Tumorausläufers und eingezeichnete Schnittführung zur Nachexzision (Mikrographie)

Abb. 4. 6 Wochen nach plastischer Deckung des konditionierten Exzisionsgebietes mit einem Spalthauttransplantat (Mesh-graft-Technik)

Diskussion

Bei dem hier dargestellten Tumor handelt es sich um ein unreifes kutanes Angiosarkom. Der Begriff Angiosarkom umfaßt in der Regel sowohl Hämangiosarkome als auch Lymphangiosarkome, da eine sichere Differenzierung häufig nicht möglich ist [3]. Das Angiosarkom der Kopfhaut [12] und das Postmastektomie-Angiosarkom (Stewart-Treves-Syndrom, [10]) wurden als Entitäten abgegrenzt, obwohl eine Reihe histologischer Gemeinsamkeiten auch die Zusammenfassung unter dem Begriff der kutanen Angiosarkome erlaubt [7]. Sinnvoll erscheint die Unterteilung in kutane Angiosarkome mit oder ohne Lymphödem [3].

Das klinische Bild der Angiosarkome kann sehr unterschiedlich imponieren. Diffuse Infiltrationen, die auch als Hämatome fehlgedeutet werden können, knotig wachsende und ulzerierende Formen wurden beschrieben. Im Gesichtsbereich findet sich insbesondere bei dem Angiosarkom der Kopf- und Gesichtshaut des älteren Menschen [9, 12] ein begleitendes Lympödem. In unserem Fall fanden sich kein Lymphödem und keine Ulzerationen; die diffusen Infiltrationen waren hautfarben.

Das lichtmikroskopische Bild allein erlaubt nur selten die sichere Klassifikation dieses Tumors. Bei einem insgesamt sehr variablen Zellbild mit unterschiedlichen Differenzierungsgraden ließ in unserem Fall die Stanzbiopsie zunächst einen bindegewebigen Tumor vermuten. Erst nach Exzision des gesamten Tumors wurde der Verdacht auf ein Angiosarkom erhärtet. Die endotheliale Herkunft der Tumorzellen wurde durch die immunhistochemische Markierung mit Ulex-europaeus-1-Agglutinin und Vimentin nachgewiesen.

Ein wesentliches Merkmal des Tumors war sein multizentrisches Wachstum. Neben den zentralen Zellmassen fanden sich sowohl in der horizontalen als auch vertikalen Ausbreitungsrichtung kleine, diskontinuierliche Tumorzellproliferationen. Insbesondere diese nicht selten beobachtete Eigenschaft der Angiosarkome wird für die Schwierigkeiten bei der Therapie verantwortlich gemacht [3]. Als initiale Therapie sollte heute immer die radikale operative Entfernung des Tumors angestrebt werden [5, 11]. Zur Kontrolle der geforderten Radikalität werden verschiedene Verfah-

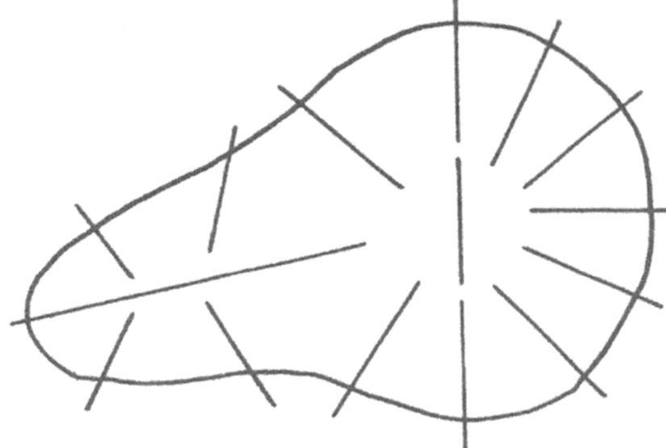

Abb. 5. Halbschematische Darstellung der Schnittführung für die Mikrografie. (Vgl. Abb. 3)

ren angegeben. Dazu gehören die präoperative Ausbreitungsdiagnostik mit zahlreichen Stanzbiopsien [1] und intraoperative Gefrierschnitte [4], die allerdings häufig falsch-negative Befunde erbringen.

Mit der mikrografischen Untersuchung des en bloc entnommenen Exzisates ist eine subtile postoperative Schnittrandkontrolle möglich. Die Schnittführung bei der Aufarbeitung der Exzisate ist halbschematisch in Abbildung 5 dargestellt. Eine Vielzahl von radiären Schnitten erlaubt die Kontrolle der basalen und lateralen Exzisionsränder. In unserem Fall waren aufgrund dieser aufwendigen mikrografischen Untersuchung zwei Nachexzisionen, zuletzt unter Mitnahme der Galea aponeurotica notwendig.

Die Besonderheit unseres therapeutischen Vorgehens bringt es mit sich, daß insbesondere bei mehrfach notwendigen Nachexzisionen eine frühe Granulations- und Narbenbildung einsetzt. Dabei ist sowohl bei angiomatösen als auch bei bindegewebigen Neubildungen die Abgrenzung von Granulations- und Tumorgewebe oftmals außerordentlich schwierig. Dies betraf auch das 2. Nachexzisat, das durch den Granulationsgewebsrasen hindurch notwendig war. Hier war die Grenze der sicheren Beurteilbarkeit der Schnittränder erreicht, so daß die Schnittrandfreiheit als sehr wahrscheinlich, aber nicht absolut sicher angesehen werden muß.

Bei einem mehrzeitigen Vorgehen hat sich die temporäre Defektdeckung mit einer Polyurethanweichschaumkompresse bis zum Vorliegen der mikrografischen Befunde als sehr hilfreich erwiesen. Dabei wird für empfindliche Gewebe die Verwendung einer neuartigen Hydrogel-Kompresse empfohlen. Diese kann das Wundsekret bis zu einem gewissen Grad aufnehmen und verhindert gleichzeitig das Austrocknen des bedeckten Gewebes. Deshalb wechselten wir jeweils am 4. postoperativen Tag von der Polyurethanweichschaumkompresse zu der neuen Hydrogel-Kompresse und erreichten damit nach 14 Tagen die Auffüllung des Defektes bis zum Hautniveau. In diesem Zusammenhang ist es wichtig zu erwähnen, daß bei guter Führung der Patienten die „Compliance" trotz des zeitaufwendigen Verfahrens als sehr gut zu bezeichnen ist.

Als therapeutische Alternative bei inoperablen Befunden bzw. unradikaler Tumorentfernung wird eine Radiatio mit Elektronenstrahlen empfohlen. Der Wert alleiniger Bestrahlung kann z.Zt. nicht sicher abgeschätzt werden [5, 8], da nur kleine Fallzahlen bekannt sind. Eine Chemotherapie kann gegenwärtig nicht empfohlen werden [2].

Die mittlere Überlebenszeit der Patienten mit einem kutanen Angiosarkom wird mit 11 bis 20 Monaten angegeben [2, 6, 7]. Heilungen bzw. Vollremissionen sind die absolute Rarität: 1 von 8 Fällen bei Daugaard et al. [2], 1 von 17 Fällen bei Maddox et al. [7]. Bemerkenswert ist, daß die Prognose offenbar nicht von dem Differenzierungsgrad des Tumors, wohl aber von der Größe und der primären Operabilität des Tumors abhängt [2, 6, 7]. Mit der mikrografischen Kontrolle der radikalen Tumorentfernung sollte somit eine Verbesserung der sonst sehr ernsten Prognose zu erreichen sein.

Literatur

1. Barttelbort SW, Stahl R, Ariyan S (1989) Cutaneous angiosarcoma of the face and scalp. Plast Reconstr Surg 84:55–59
2. Daugaard S, Hultberg BM, Hou-Jensen K, Mouridsen HT (1988) Clinical features of malignant haemangiopericytomas and haemangioendotheliosarcomas. Acta Oncol 27: 209–213
3. Enzinger F, Weiss SH (1988) Soft tissue tumors, 2nd edn. Mosby, St. Louis, pp 545–554
4. Freedman AN (1987) Angiosarcoma of the scalp: Case report and literature review. Can J Surg 30:197–198
5. Haustein UF (1991) Angiosarcoma of the face and scalp. Int J Dermatol 30:851–856
6. Holden CA, Spittle MF, Wilson Jones E (1987) Angiosarcoma of the face and scalp, prognosis and treatment. Cancer 59:1046–1057
7. Maddox JC, Evans HL (1981) Angiosarcoma of skin and soft tissue: A study of 44 cases. Cancer 48:1907–1921
8. Sagar SM, Pujara CM (1992) Radical treatment of angiosarcoma of the scalp using megavoltage electron beam therapy. Br J Radiol 65:421–424
9. Schulze P, Audring H (1988) Das Angiosarkom des behaarten Kopfes und Gesichtes von Älteren. Dermatol Monatsschr 174:649–654
10. Stewart FW, Treves N (1948) Lymphangiosarcoma in postmastectomy lymphedema: a report of six cases in elephantiasis chirurgica. Cancer 1:64–81
11. Tran LM, Mark RM, Meier R (1992) Sarcomas of the head and neck. Cancer 70:169–177
12. Wilson Jones E (1964) Malignant angioendothelioma of the skin. Br J Dermatol 76:21–39

Das Dermatofibrosarcoma protuberans (DFSP). Schwierigkeiten in Diagnostik und Möglichkeiten der Therapie

A. Petres, S. Wiemers, W. Vanscheidt und E. Schöpf

Zusammenfassung

Das Dermatofibrosarcoma protuberans (DFSP) ist ein Tumor intermediärer Dignität. Er zeichnet sich durch lokal infiltrativ-destruktives Wachstum, hohe Rezidivneigung und geringe Metastasierungstendenz aus. Die Ätiologie des Tumors ist nicht bekannt. Er gehört zur Gruppe der fibrohistiozytären Tumoren; neuere Untersuchungen leiten die Histogenese von den erstmals von Nickoloff beschriebenen CD 34-positiven Spindelzellen der Haut ab. Die histologische Differentialdiagnose hat neben den eigentlichen fibrohistiozytären Tumoren auch spindelzellige Tumoren anderer Ursprungsgewebe und reaktive Veränderungen zu berücksichtigen. Neue diagnostische Möglichkeiten ergeben sich mit der Verwendung des anti-CD 34-Antikörpers. Die chirurgische Therapie in Form einer großzügigen Exzision unter Mitnahme der subtumoralen Muskelfaszie stellt die einzige effektive Therapiemethode dar.

Einleitung

Das Dermatofibrosarcoma protuberans (DFSP) wurde 1924 erstmals von Darier und Ferrand [21] als eigenständige, klinisch-morphologische Entität beschrieben. Hoffmann prägte 1925 den Begriff des „Dermatofibrosarcoma protuberans" [39], der auch heute noch am besten das klinische Erscheinungsbild und die histopathologischen Eigenschaften beschreibt. Die wagenradartige Anordnung der Tumorzellen als ein charakteristisches, histologisches Merkmal beschrieben 1962 Taylor und Helwig [79]. Das DFSP zeichnet sich durch eine geringe Prävalenz des männlichen Geschlechtes aus. Das Manifestationsalter liegt bevorzugt in der 3. bis 4. Lebensdekade, wobei allerdings alle Altersgruppen betroffen sein können. Nach Mc Kee und Fletcher sind 5,9% ihrer DFSP-Patienten unter 13 Jahre. Es wurden auch Fälle von kongenitalem DFSP publiziert [55]. Das DFSP ist in allen Rassen beschrieben worden. Eine leichte Prädominanz der schwarzen Bevölkerung ist lediglich für den Bednar-Tumor beschrieben worden, der die pigmentierte Variante des DFSP darstellt [8, 23, 30]. Es konnte keine hereditäre oder familiäre Prädisposition festgestellt werden, wobei von Jacyk 1977 ein Fall mit multifokalen, primären Tumoren beschrieben wurde [40]. Häufigkeit und Inzidenz des DFSP liegen nach Guiterrez bei 0,06% aller Malignome bzw. 1,17% der Weichteiltumoren [32], nach Barnhill ebenfalls bei 0,06% aller Malignome, aber 1,2% aller Sarkome [5], nach Chuang et al. bei 0,45/100000 [17] und nach Bendix-Hansen bei 0,08/100000 [6]. Die Ätiologie des DFSP, das de novo entsteht, ist unbekannt. Als mögliche pathogenetische Faktoren wurden allerdings immer wieder Traumata diskutiert. Taylor und Helwig [79] beschrieben bei 10–20% ihrer Patienten stumpfe Traumata, die der Entwicklung des Tumors vorausgingen. In

Einzelfällen wurden auch spitze Traumata als pathogenetischer Faktor beschrieben, wie OP-Narben [76], Verbrennungsnarben [57], oder auch Impfnarben [3, 56]. Ob das Vorhandensein abnormer Klone bei der Entstehung des DFSP eine Rolle spielt, ist nicht geklärt [12, 78].

Klinik

Das DFSP manifestiert sich am häufigsten am Stamm, wobei es aber bereits in nahezu jeder Lokalisation, außer palmar beschrieben wurde [5, 8, 50, 61, 77]. Nach Korting [45] und Laskin [48] zeigt das DFSP ein typisches Wachstumsverhalten in 2 Phasen. Während der ersten, langsamen Wachstumsphase breitet sich der Tumor nach lateral über die interfaszikulären Spalten der retikulären Dermis aus. In der sich anschließenden schnellen Wachstumsphase mit vertikaler Infiltration und Fixierung an tiefe Strukturen sind Ulzerationen möglich. Das DFSP imponiert klinisch als ein derber, solitärer oder multinodulärer, erhabener Tumor, der mit der darüberliegenden Epidermis verbacken ist. Es sind einige Fälle in der Weltliteratur beschrieben worden, die kein exophytisches Tumorwachstum aufweisen, sogenannte Dermatofibrosarcomata non protuberantia, atrophische DFSP bzw. morpheaähnliche DFSP [47, 67, 71]. Differentialdiagnostisch kommen in Betracht, insbesondere für die knotige Form das Dermatofibrom, das Histiozytom (benignes und malignes fibröses Histiozytom), das Fibrolipom, das Fibrosarkom, das atypische Fibroxanthom, die Epidermiszyste und das Keloid sowie für die morpheaforme Variante das sklerodermiforme Basaliom und die lokalisierte Morphea. Das DFSP ist ein Hauttumor intermediärer Malignität, der sich durch lokal infiltrativ-destruktives Wachstum mit hoher Rezidivrate und geringer Metastasierungstendenz auszeichnet [25], wobei jedoch die Rezidivrate in Abhängigkeit von dem bei der chirurgischen Therapie gewählten Sicherheitsabstand abnimmt. Bei Autoren, die einen „weiten" Sicherheitsabstand der chirurgischen Exzision gewählt hatten, wobei die Größe des Sicherheitsabstandes nicht einheitlich festgelegt wurde, lag die Rezidivrate durchschnittlich bei 13% [72]. Das Intervall bis zum Auftreten des ersten Rezidives variiert zwischen wenigen Monaten und mehr als 25 Jahren, der Durchschnitt liegt bei 33–38 Monaten [79]. Die Metastasierungsrate wird mit 4% [69, 72] bzw. 6% [11, 57] angegeben. Die Metastasierung erfolgt in ca. 75% hämatogen (v.a. Lunge, aber auch Knochen, Herz, Gehirn und Viszera), in ca. 25% lymphogen in die regionären Lymphknoten [11, 69, 72]. Die mittlere Überlebenszeit nach Auftreten der ersten Metastase liegt bei 14 Monaten [72]. Als prognostisch ungünstige Zeichen wurden eine erhöhte Mitoserate [16, 57], Tumoraneuploidie [70], das Auftreten von fibrosarkomatösen Tumorarealen [22, 81] und eine vorausgegangene Strahlentherapie [33, 80, 34] angegeben. In der Literatur liegen auch zahlreiche Hinweise vor, daß durch multiple Nachexzisionen ein Stimulus für die Metastasierung gegeben wird [10, 11, 57, 66, 72].

Kasuistik

Exemplarisch für den Krankheitsverlauf des DFSP ist eine eigene Krankenbeobachtung, so bei einer weiblichen Patientin, die zum Zeitpunkt der Erstdiagnose (1973) 37 Jahre alt war. Der Tumor bestand zu diesem Zeitpunkt seit ca. 25 Jahren.

1 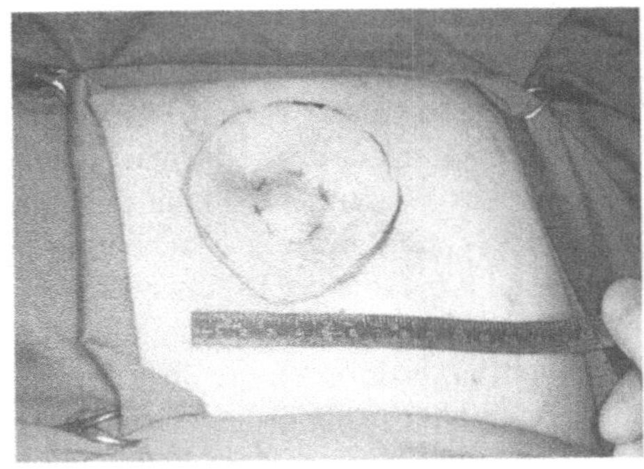 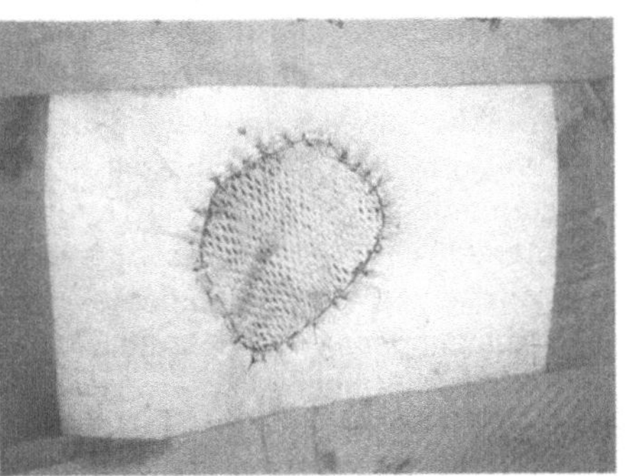 2

Abb. 1. Rezidivtumor 1989

Abb. 2. Defektdeckung mit Spalthaut-Transplantat

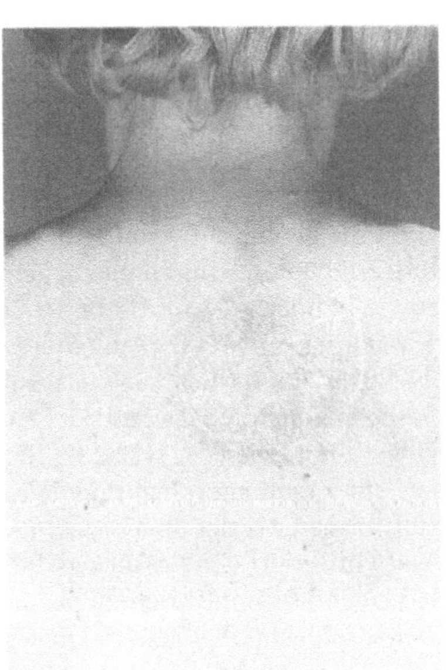

Abb. 3. Zustand 4 Jahre postoperativ

Patientenanamnese

EA: Mumps, Masern, Windpocken, Diphterie, Keuchhusten, Scharlach in der Kindheit
1947: Ausbildung eines Knotens interscapulär
1953: Spaltung mittels „Kreuzschnitt", „Verätzung" mit Salpetersäure
1973: Histologische Erstdiagnose: Exzision erfolgte mit „weitem" Sicherheitsabstand
1981: 1. Rezidiv; „Weite" Exzision unter Mitnahme der Muskelfaszie
1989: 2. Rezidiv; „Weite" Exzision unter Mitnahme der subtumoralen Faszie
FA: unauffällig

Er wurde 1973 ohne histologische Schnittrandkontrolle elektrokaustisch entfernt. Die Patientin stellte sich 1981 erneut mit einem subkutanen Rezidivtumor (BWS, paravertebral re) vor. Diesmal erfolgte die Exzision unter Mitnahme der subtumoralen Faszie. Zur vollständigen Tumorentfernung war allerdings eine Nachexzision mit Teilresektion des subtumoralen Muskels notwendig. Trotzdem rezidivierte der Tumor 1989 erneut (Abb. 1). Diesmal erfolgte die Exzision mit einem seitlichen Sicherheitsabstand von 3 cm und zur Tiefe hin im Sinne der histographisch kontrollierten Chirurgie. Nach Wundgrundkonditionierung mittels einer Polyurethan-Schaumfolie und Anfrischen der Wundränder und des Wundgrundes wurde der Defekt mittels eines Spalthaut-Transplantates gedeckt (Abb. 2). Der postoperative Wundheilungsverlauf gestaltete sich komplikationslos. Die Patientin ist rezidivfrei, die über die Tumornachsorge-Sprechstunde durchgeführten Staginguntersuchungen ergaben keinen Hinweis auf eine Fernmetastasierung (Abb. 3, Zustand 4 Jahre postoperativ).

Schwierigkeiten in der Diagnostik

Das DFSP gehört zu der großen und heterogenen Gruppe der fibrohistiozytären Tumore. Die Histogenese dieses Tumors ist Kernpunkt zahlreicher kontroverser Diskussionen. Allerdings haben neuere Untersuchungen die Theorie der neuralen [u. a.: 2, 23, 36], der histiozytären [u. a.: 43, 65, 82] sowie der fibrohistiozytären Histogenese [u. a.: 25, 28, 44, 52, 53] in den Hintergrund gedrängt. Die fibroblastische Histogenese, die bereits aufgrund ultrastruktureller Beobachtungen favorisiert wurde [4, 26, 83], erhielt durch immunhistochemische Untersuchungsergebnisse von Fletcher [29] sowie Lautier [49] Auftrieb, die bei 40–100% der Tumorzellen eine Anfärbung mit Vimentin nachwiesen. Außerdem wies Aiba 1992 bei allen von 7 Tumoren eine CD 34-Positivität nach, so daß er postulierte, das das DFSP seinen Ursprung in den CD 34-positiven Spindelzellen der Dermis hat [1], die 1991 erstmals von Nickoloff nachgewiesen wurden [62]. Das DFSP ist ein kutan/subkutan gelegener Tumor, welcher aus einer monomorphen Population spindeliger Zellen besteht. Diese sind in einem storiformen Muster angeordnet (Abb. 4). Die Epidermis ist meist verschmälert. Zur Tiefe infiltriert der Tumor das Fett; seitwärts dehnt er sich zwischen den einzelnen Kollagenfasern infiltrierend aus und ist hier, besonders in präexistentem Narbengewebe, schlecht abgrenzbar. Die Tumorzellen selbst bieten ein einförmiges Bild und zeigen wenige Mitosen [25, 29, 41]. Die häufigste Differentialdiagnose zum DFSP (Tabelle 1) ist das tiefe zellreiche Dermatofibrom (DF). Dieses zeigt eine Hyperplasie und basale Hyperpigmentierung der darüberliegenden Epidermis. Seitlich sind breite, gerade, hypereosinophile Kollagenfasern zwischen den Spindelzellen eingeschlossen, welche selbst dicht gepackt und irregulär angeordnet sind. Häufig findet sich ein entzündliches Infiltrat mit mehrkernigen Riesenzellen. Ältere DF weisen im Zentrum oft eine zellarme sklerosierte Zone auf. Im Gegensatz zum Kollagen des DFSP ist das des DF polarisierbar [41]. Das Dermatomyofibrom ist eine umschriebene, plaqueförmige Proliferation überwiegend aus Fibroblasten und Myofibroblasten, welche zu Verwechslungen besonders mit der plaqueförmigen Variante des DFSP führen kann [42]. Das Fibrosarkom weist dagegen eine Anordnung der Tumorzellen in langen, geraden, fischgrätenähnlichen Formationen sowie etwas größere Zellpleomorphie auf [25]. Zur weiteren Differentialdiagnose gehören das maligne fibröse Histiozytom und seine superfizielle Variante, das atypische Fibroxanthom [25]. Das Riesenzellfibroblastom wird von manchen Autoren als juvenile Form des DFSP, von

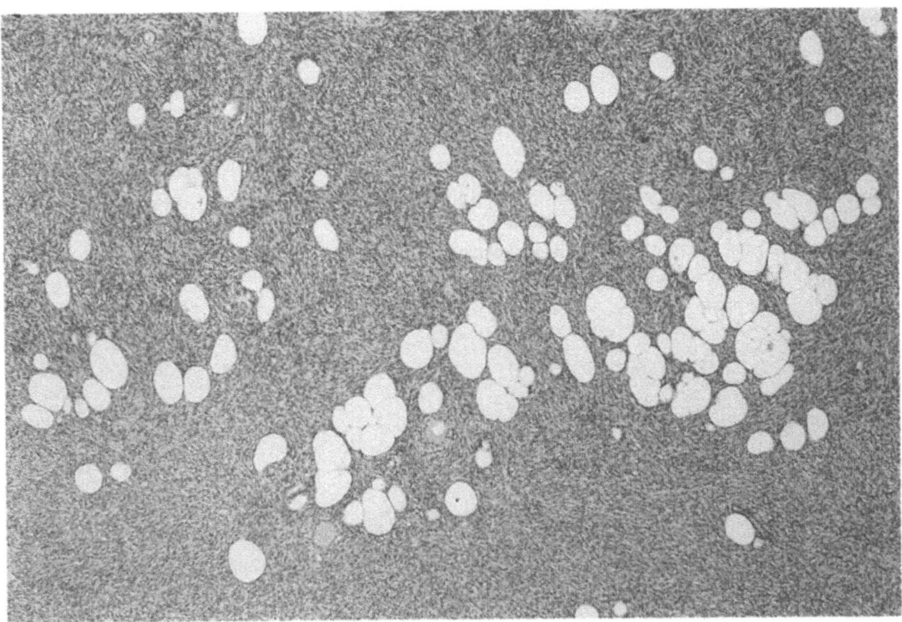

Abb. 4. Dermatofibrosarkoma protuberans. Storiforme Anordnung der Tumorzellen. HE, × 200

anderen jedoch als eigene Entität betrachtet [74]. Zellreiche Narben bereiten besonders bei der Abgrenzung von Rezidivtumoren diagnostische Schwierigkeiten. Selbstverständlich sind auch spindelzellige Varianten von Tumoren anderer Ursprungsgewebe sowie reaktive Veränderungen differentialdiagnostisch auszuschließen. Diagnostische Schwierigkeiten können auch in der histologischen Variationsbreite des DFSP selbst begründet sein. Einzelne Tumoren können Areale aufweisen, welche ein malignes fibröses Histiozytom [63], ein Riesenzellfibroblastom [7, 20] oder ein Fibrosarkom [19, 22] imitieren. Dies gilt besonders für mehrfach rezidivierende Tumoren [20, 63]. Der Bednar-Tumor enthält zahlreiche spindelige Zellen, welche Melanin enthalten und synthetisieren, bietet jedoch sonst das typische histologische Bild eines DFSP [23]. Myxoide Areale in einem DFSP bieten selten diagnostische Schwierigkeiten, sofern typische Tumoranteile ebenfalls vorhanden sind; bei Teilexzisionen oder Biopsien können sie jedoch zur Fehldiagnose eines myxoiden Liposarkoms verleiten [31]. Bei diagnostischen Schwierigkeiten erlaubt ein Panel gängiger Antikörper den Ausschluß eines malignen Melanoms (anti-S 100, HMB 45), eines spindelzelligen Karzinoms (anti-Zytokeratin, anti-EMA)), eines Leiomyosarkoms (anti-Desmin, anti-Aktin) sowie neuraler Tumoren (anti-S 100, anti-NSE) und Gefäßtumoren (anti-F VIII, UEA I). Dagegen zeigt das DFSP bekanntermaßen eine Anfärbung mit anti-Vimentin [29, 49]. Für die schwierigste Differentialdiagnose, die der einzelnen fibrohistiozytären Tumoren, brachten immunhistochemische Methoden bislang kaum Vorteile, da diese Tumoren ein fast identisches Färbeverhalten aufweisen [15, 43, 51, 75]. Neue Möglichkeiten ergeben sich hier durch den anti-CD 34-Antikörper (Abb. 5), der unter den fibrohistiozytären Tumoren als einziger das DFSP anzufärben scheint [24]. Allerdings zeigten nicht alle der von Cohen et al. kürzlich

Tabelle 1. Histologische Differentialdiagnose des DFSP

Andere „fibrohistiozytäre" Tumoren	Spindelzellige Tumoren anderen Ursprungs	„Reaktive" Veränderungen
Fibrosarkom	Spindelzelliges Plattenepithelkarzinom	Dermatofibrom
Riesenzellfibroblastom	Spindelzelliges malignes Melanom	Noduläre Fasziitis
Malignes fibröses Histiozytom	Spindelzellige Gefäßtumoren	Zellreiche Narbe
Atypisches Fibroxanthom	Neurale Tumoren	Dermatomyofibrom
	Leiomyosarkom	Myofibromatosen

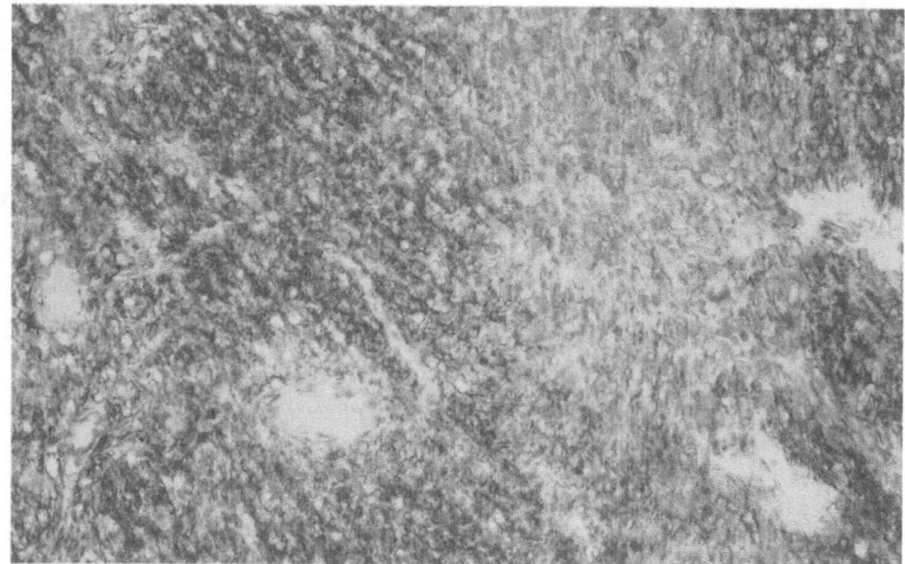

Abb. 5. Dermatofibrosarkoma protuberans. Anfärbung der Tumorzellen mit anti-CD 34. ABC, ×300

Tabelle 2. Zur Immunhistochemie fibrohistiozytärer Tumoren

Diagnose	CD 34	F XIIIa
Dermatofibrosarcoma protuberans	+	–
Dermatofibrom	–	+
Malignes fibröses Histiozytom	– (+)	– (+)
Infantile Myofibromatose	–	–
Zellreiche Narbe	–	–
Fibrosarkom	–	–

untersuchten DFSP eine CD 34-Expression. Dieselben Autoren wiesen dagegen eine variable Anfärbung von Tumoren neuraler, vaskulärer und glattmuskulärer Genese mit diesem Antikörper nach [18]. Auch hier muß daher zur Vermeidung von Fehldiagnosen ein Panel von Antikörpern zur Anwendung kommen. Anti-CD 34 und F XIIIa sind eine wertvolle Ergänzung in dieser immunhistochemischen Palette und, da sie paraffingängig sind, für die Routinediagnostik geeignet (Tabelle 2).

Therapie

Die chirurgische Therapie des DFSP stellt anerkanntermaßen die einzige effektive Therapieform dar. Unter Berücksichtigung des Wachstumsverhaltens ist stets ein Sicherheitsabstand von mindestens 3 cm unter Mitnahme der subtumoralen Muskelfaszie einzuplanen, wobei die histologische Schnittrandkontrolle im Sinne der histographisch kontrollierten Chirurgie erfolgen sollte [13, 37, 38, 59, 60, 68, 71]. Der postoperative Defekt ist, wenn funktionell möglich, nicht mit einer Lappenplastik, sondern mit einem Transplantat zu versehen, um die Entstehung eines Rezidives rechtzeitig diagnostizieren zu können. Das langsame Wachstumsverhalten des DFSP schließt Chemotherapie weitgehend aus. Fisher und Hellstrom [27] beschrieben zwar 1967 eine Tumorverkleinerung unter der intraarteriellen Gabe von Methotrexat, sonstige Erfolge mit Zytostatika sowohl als Monotherapie [58] als auch als Kombinationstherapie [10] liegen nicht vor. Die Stellung der Strahlenbehandlung in der Therapie des DFSP ist umstritten, da der Tumor weitgehend strahlenresistent ist [14, 27, 35, 79]. Bei Inoperabilität des Tumors oder zur Vermeidung mutilierender Operationen sind palliativ Strahlentherapien durchgeführt worden [9, 46, 48, 73]. Oehler und Kovacs [64] empfehlen die postoperative Bestrahlung des DFSP mit schnellen Neutronen zur Rezidivprophylaxe, wobei allerdings 3 ihrer 9 Patienten an hämatogenen Metastasen später verstorben sind. Auch Waldemann und Hagedorn berichteten 1983 über die Metastasierung nach Telekobaltbestrahlung [80]. Sowohl Hagedorn [33] als auch Hajdu [34] beschrieben die Möglichkeit der Transformation eines DFSP in ein Fibrosarkom nach Röntgentherapie. Die einzige empfehlenswerte Therapiemethode ist und bleibt somit die großzügige chirurgische Exzision.

Literatur

1. Aiba S et al. (1992) Dermatofibrosarcoma protuberans is a unique fibrohistiocytictumor expressing CD 34. Br J Dermatol 127:79–84
2. Alguacil-Garcia A et al. (1978) Histogenesis of dermatofibrosarcoma protuberans. An ultrastructural study. Am J Clin Pathol 69:427–434
3. Archampong E (1970) Fibrosarcoma at the site immediately following small pox vaccination. Br J Surg 57:937
4. Auböck L (1975) Zur Ultrastruktur fibröser und histiozytärer Hauttumore (Dermatofibrom, Dermatofibrosarcoma protuberans, Fibroxanthom und Histiozytom). Virchows Arch (Pathol Anat) 368:253–274
5. Barnhill DR et al. (1988) Vulvar dermatofibrosarcoma protuberans. Gynecol Oncol 30: 149–152
6. Bendix-Hansen K et al. (1983) Dermatofibrosarcoma protuberans: A clinicopathological study of nineteen cases and review of the world literature. Scand J Plast Reconstr Surg 17: 247–252
7. Beham A, Fletcher CDM (1990) Dermatofibrosarcoma protuberans with areas resembling giant cell fibroblastoma: report of two cases. Histopathology 17:165–182
8. Bernal-Sprekelsen M, Rühl GH (1991) Das Dermatofibrosarcoma protuberans im Gesichtsbereich (Fallbeschreibung). Laryngo-Rhino-Otol 70:45–47

9. Betetto M (1962) Die Behandlung des Dermatofibrosarcoma protuberans mit weicher Röntgenstrahlung. Hautarzt 13:408–412
10. Bonnabeau RC et al. (1974) Dermatofibrosarcoma protuberans: Report of a case with pulmonary metastases and multiple intrathoracic recurrences. Oncology 29:1–12
11. Brenner W et al. (1975) Dermatofibrosarcoma protuberans metastatic to regional lymph node. Cancer 36:1897–1902
12. Bridge JA et al. (1990) Cytogenetic analysis of dermatofibrosarcoma protuberans. Cancer Genet Cytogenet 49:199–202
13. Brown MD, Swanson NA (1989) Treatment of malignant fibrous histiocytoma and atypical fibrous xanthomas with micrographic surgery. J Dermatol Surg Oncol 15:1287–1292
14. Burkhardt BR et al. (1966) Dermatofibrosarcoma protuberans. Study of fifty-six cases. Am J Surg 111:638–644
15. Chan K et al. (1992) Immunohistochemical characterization of atypical fibroxanthoma and dermatofibrosarcoma protuberans. Am J Clin Pathol 97:478–483
16. Chattopadyay TK et al. (1986) Dermatofibrosarcoma protuberans: A clinicopathological study of ten cases. Jpn J Surg 16:435–438
17. Chuang T et al. (1990) Incidence of cutaneous T cell lymphoma and other rare skin cancers in a defined population. J Am Acad Dermatol 23:254–256
18. Cohen PR et al. (1993) Expression of the human hematopoietic progenitor cell antigen CD 34 in vascular and spindle cell tumours. J Cutan Pathol 20:15–20
19. Conelly JH, Evans HL (1992) Dermatofibrosarcoma protuberans. A clinicopathologic review with emphasis on fibrosarcomatous areas. Am J Surg Pathol 16(19):921–925
20. Coyne J et al. (1992) Dermatofibrosarcoma protuberans recurring as giant cell fibroblastoma. Histopathology 21:184–187
21. Darier J, Ferrand M (1924) Dermatofibromas progressifs et recidivants ou fibrosarcomes de la peau. Ann Dermatol Venereol 5:545
22. Ding J et al. (1989) Dermatofibrosarcoma protuberans with fibrosarcomatous areas. A clinicopathologic study of nine cases and a comparison with allied tumours. Cancer 64:721–729
23. Dupree WB et al. (1985) Pigmented dermatofibrosarcoma protuberans (Bednar tumour). A pathologic, ultrastructural and immunohistochemical study. Am J Surg Pathol 9(9): 630–639
24. Eckert F et al. (1989) Immunostaining in atypical fibroxanthoma of the skin. Path Res Pract 184:27–34
25. Enzinger FM, Weiss SW (1983) Fibrohistiocytic tumours of intermediate malignancy. In Soft Tissue Tumours, C. V. Mosby, St. Louis, Toronto, London, pp 154–165
26. Escalona-Zapata FFEA, Escuin FL (1981) The fibroblastic nature of dermatofibrosarcoma protuberans. A tissue culture and ultrastructural study. Virchows Arch (Pathol Anat) 391: 165–175
27. Fisher E, Hellstrom H (1966) Dermatofibrosarcoma with metastatis simulating Hodgkin's disease and reticulum cell sarcoma. Cancer 19:1165
28. Fisher ER, Vuzewski VD (1968) Cytogenesis of schwannoma (neurilemmoma), neurofibroma, dermatofibroma and dermatofibrosarcoma as revealed by electron microscopy. Am J Clin Pathol 49:141–154
29. Fletcher CDM et al. (1985) Dermatofibrosarcoma protuberans: A clinicopathological and immunohistochemical study with a review of the literature. Histopathology 9:921–938
30. Fletcher CDM et al. (1988)) Pigmented dermatofibrosarcoma protuberans (Bednar tumor): melanocytic colonization or neuroectodermal differentiation? A clinicopathological and immunhistochemical study. Histopathology 13:631–643
31. Frierson HF, Cooper PH (1983) Myxoid variant of dermatofibrosarcoma protuberans. Am J Surg Pathol 7:445–450
32. Gutierrez G et al. (1984) Dermatofibrosarcoma protuberans. Int J Dermatol 23:396–401
33. Hagedorn M et al. (1974) Dermatofibrosarcoma protuberans mit Übergang in ein sogenanntes Fibrosarkom. Dermatologica 149:84–89
34. Hajdu SI (1979) Dermatofibrosarcoma protuberans. In: ders.: Pathology of soft tissue tumors. Lea & Febinger, Philadelphia, S 82–94
35. Hartmann M, Friedel S (1980) Das Dermatofibrosarcoma protuberans und seine operative Behandlung. Akt Dermatol 6:275–281

36. Hashimoto K et al. (1974) Dermatofibrosarcoma protuberans. A tumour with perineural and endoneural cell features. Arch Dermatol 110:874–885
37. Hess KA et al. (1985) Chemosurgical reports: Myxoid dermatofibrosarcoma protuberans. J Dermatol Surg Oncol 11:268–271
38. Hobbs ER, Ratz JL (1988) Dermatofibrosarcoma protuberans of the hand: Report of a case treated with Moh's micrographic surgery. Cleve Clin J Med 55:252–256
39. Hoffmann E (1925) Über das knollentreibende Fibrosarkom der Haut (Dermatofibrosarcoma protuberans). Dermat mat Ztschr 43:1–28
40. Jacyk WK (1977) Dermatofibrosarcoma of the face: Report of two cases from Nigeria. Dermatologica 155:45–49
41. Kamino H, Jacobson M (1990) Dermatofibroma extending into the subcutaneous tissue. Differential diagnosis from dermatofibrosarcoma protuberans. Am J Surg Pathol 14(12): 1156–1164
42. Kamino H et al. (1992) Dermatomyofibroma. A benign cutaneous, plaque-like proliferation of fibroblasts and myofibroblasts in young adults. J Cutan Pathol 19:85–93
43. Kauffman S, Stout A (1965) Congenital mesenchymal tumors. Cancer 18:460
44. Kindblom L et al. (1982) Immunohistochemical investigations of tumors of supposed fibroblastic-histiocytic origin. Hum Pathol 13:834–840
45. Korting GW (1984) Dermatologie in Praxis und Klinik. Stuttgart: G. Thieme. Bd. IV, 41: 118–123
46. Kovàcs GY et al. (1982) Die Therapie des Dermatofibrosarcoms – Bericht über 10 Fälle. Radiobiol Radiother 23:631–636
47. Lambert WC et al. (1985) Dermatofibrosarcoma non-protuberans: description and report of five cases of a morpheaform variant of dermatofibrosarcoma. J Surg Oncology 28:7
48. Laskin WB (1992) Dermatofibrosarcoma protuberans. Cancer J for Clinicians 42(2): 166–125
49. Lautier R et al. (1990) An immunohistochemical study of dermatofibrosarcoma protuberans supports its fibroblastic character and contradicts neuroectodermal or histiocytic components. Am J Dermatopathol 12:25–30
50. Leak JF et al. (1991) Dermatofibrosarcoma protuberans of the vulva (Case report). Gynecol Oncol 41:245–249
51. Leong ASY, Milios J (1987) Atypical fibroxanthoma of the skin: A clinicopathological and immunohistochemical study and a discussion of its histogenesis. Am J Surg Pathol 12:591–598
52. Lentini M et al. (1986) Fibrohistiocytic tumors of soft tissues. An immunohistochemical study of 183 cases. Pathol Res Pract 181:713–717
53. Lopes JM, Paiva ME (1991) Dermatofibrosarcoma protuberans. A histological and ultrastructural study of 11 cases with emphasis on the study of recurrences and histogenesis. Pathol Res Pract 187:806–813
54. Marks LB et al. (1989) Dermatofibrosarcoma protuberans treated with radiation therapy. Int J Radiat Oncol Biol Phys 17:379–384
55. Mc Kee PH, Fletcher CDM (1991) Dermatofibrosarcoma protuberans presenting in infancy and childhood. J Cutan Pathol 18:241–246
56. Mc Lelland J, Chu T (1988) Dermatofibrosarcoma protuberans arising in a BCG vaccination scar (letter). Arch Dermatol 124:496–497
57. Mc Peak CJ et al. (1967) Dermatofibrosarcoma protuberans. An analysis of 86 cases – 5 with metastasis. Ann Surg 166:803–816
58. Mendoza CB et al. (1970) Dermatofibrosarcoma protuberans with metastases treated with methotrexate. Am J Surg 120:119–121
59. Mikhail GR, Lynn BH (1978) Dermatofibrosarcoma protuberans. J Dermatol Surg Oncol 4:81–84
60. Mohs FE (1978) Chemosurgery: Microscopically controlled surgery for skin cancer. Springfield, Ill., Charles C. Thomas, p 251
61. Moriame NG et al. (1972) Dermatofibrosarcoma Darrier-Ferrand à localisation nasale. Archives Belges de Dermatologie et de Syphiligraphie T 28. 2:167–170
62. Nickoloff BJ (1991) The human progenitor cell antigen (CD 34) is localized on endothelial cells, dermal dentritic cells, and perifollicular cells in formalin-fixed normal skin, and on proliferating endothelial cells and stromal spindle-shaped cells in Kaposi's sarcoma. Arch Dermatol 127:523–529

63. O'Dowd J, Laidler P (1988) Progression of a dermatofibrosarcoma protuberans to malignant fibrous histiocytoma: Report of a case with implications for tumour histogenesis. Hum Pathol 19:368–370
64. Oehler W et al. (1988) Dermatofibrosarcoma protuberans. Ergebnisse der radiochirurgischen Therapie mit Photonen- und Elektronenstrahlung bzw. schnellen Neutronen. Strahlentherapie und Onkologie 164(6):319–322
65. Ozello L, Hamels J (1976) The histiozytic nature of dermatofibrosarcoma protuberans. Tissue culture and electron microscopic study. Am J Ckin Pathol 65:136–148
66. Pack GT, Tabah EJ (1951) Dermatofibrosarcoma protuberans. A report of thirty-nine cases. Arch Surg 62:391–411
67. Page EH, Assad DM (1987) Atrophic dermatofibrosarcoma and dermatofibrosarcoma protuberans. J Am Acad Dermatol 17:947–950
68. Peters CW et al. (1982) Chemosurgical reports: Dermatofibrosarcoma protuberans of the face. J Dermatol Oncol Oncol 8:823–826
69. Petoin DS et al. (1985) Dermatofibrosarcome de Darier et Ferrand: Etude de 96 cas sur 15 ans. Chirurgie 11:132–138
70. Radio SJ et al. (1988) Flow cytometric DNA – analysis of malignant fibrous histiocytoma and related fibrohistiocytic tumors. Hum Pathol 19:74–77
71. Robinson JK (1985) Dermatofibrosarcoma protuberans resected by Moh's surgery (chemosurgery): A five year prospective study. J Am Acad Dermatol 12:1093–1098
72. Rutgers EJTh et al. (1992) Dermatofibrosarcoma protuberans: Treatment and prognosis. Eur J Surg Oncol 18:241–248
73. Schmidt W et al. (1980)) Zur Strahlentherapie des Dermatofibrosarcoma protuberans. Radiobiol Radiother 21:580
74. Simstein NL et al. (1977) Dermatofibrosarcoma protuberans. Case report and review of the literature. South Med J 70:481–487
75. Shmookler BM et al. (1989) Giant cell fibroblastoma. A juvenile form of dermatofibrosarcoma protuberans. Cancer 64:2154–2161
76. Silvis NG et al. (1988) Spindle-cell and pleomorphic neoplasms of the skin: A clinicopathologic study of 30 cases, with emphasis on „atypical fibroxanthomas". Am J Dermatopathol 10:9–19
77. Simstein NL et al. (1977) Dermatofibrosarcoma protuberans. Case report and review of the literature. South Med J 70:481–487
78. Smola MG et al. (1991) Surgical treatment of dermatofibrosarcoma protuberans: A retrospective study of 20 cases with review of the literature. Eur J Surg Oncol 17:447–453
79. Stephenson CF et al. (1992) Ring chromosome in a dermatofibrosarcoma protuberans. Cancer Genet Cytogenet 58:52–54
80. Taylor HB, Helwig EB (1962)9 Dermatofibrosarcoma protuberans. A study of 115 cases. Cancer 15:717–725
81. Waldermann F, Hagedorn M (1985) Klinik und Pathologie des Dermatofibrosarcoma protuberans. Z Hautkr 60(23):1886–1894
82. Wrotnowski U et al. (1988) Fibrosarcomatous change in dermatofibrosarcoma protuberans. Am J Surg Pathol 12:287–293
83. Yoshida H et al. (1982) Dermatofibrosarcoma protuberans and its tissue culture study, ultrastructural, enzyme histochemical and immunological study. Acta Pathol Jpn 32:83–91
84. Zina AM, Bundino S (1979) Dermatofibrosarcoma protuberans. An ultrastructural study of five cases. J Cutan Pathol 6:265–271

Morbus Bowen und Plattenepithelkarzinom der Nagelregion – Klinisches Spektrum und Therapie

E. HANEKE

Zusammenfassung

Morbus Bowen und Plattenepithelkarzinom der Nagelregion sind häufiger als allgemein angenommen, können aber mit sehr unterschiedlichem klinischem Aspekt auftreten. Die histologisch kontrollierte Totalexzision dieser unter der Bezeichnung epidermoides Karzinom zusammengefaßten malignen Nageltumoren ist ausreichend, da die Metastasierungstendenz äußerst gering ist.

Maligne Nageltumoren sind insgesamt recht selten. Nach dem ungualen Melanom sind Morbus Bowen (MB) und Plattenepithelkarzinom (PK), die als „epidermoides Karzinom des Nagelapparates" zusammengefaßt wurden, am häufigsten. Die Bezeichnung epidermoides Karzinom wurde vorgeschlagen, da bei Untersuchung zahlreicher Serienschnitte von ungualem MB nicht selten doch schon vereinzelt invasive Areale nachweisbar sind [19].

Der MB ist ein Carcinoma in situ, das sich am Nagel allmählich zu einem invasiven PK entwickelt. Klinisch am häufigsten sieht man eine verruköse Veränderung am seitlichen oder proximalen Nagelwall, die unter dem Nagel auf die Matrix und/oder das Nagelbett übergeht und zu Nageldeformation, -dystrophie oder subungualer Hyperkeratose führen kann. Gelegentlich ist der unguale MB papillomatös, erosiv oder ulzerös, krustös oder hyperkeratotisch. Bei Befall des proximalen Nagelwalls kann die Cuticula weiß werden [24]; Schwellung ist im allgemeinen Zeichen einer Infektion oder einer tiefen Tumorinvasion. Gelegentlich wurde Befall mehrerer Nägel beobachtet [2, 17]. Selbst eine Melanonychia striata wurde beobachtet, sowohl mit dem üblichen klinischen Bild [22] als auch in anomaler Ausprägung [3, 4]. Deformation der Nagelplatte ist gewöhnlich Folge einer Matrixbeteiligung [10]. Blutung, Ulzeration oder Tumorbildung sind Zeichen eines PK. Besonders bei subungualer Lokalisation können sie jedoch schwierig zu erkennen sein. Zur Diagnostik ist es daher häufig erforderlich, die Nagelplatte über der Veränderung von Nagelbett und Matrix möglichst weitgehend zu entfernen.

Eine Sonderform des PK ist das Carcinoma cuniculatum (CC), das ebenfalls subungual beoabachtet wurde [6, 7, 11, 13, 15, 18, 23]. Eine typische klinische Morphe des subungualen CC gibt es nicht. Relativ charakteristisch ist der sehr chronische Verlauf eines scheinbar sehr wenig entzündlichen Prozesses. Entfernt man die Nagelplatte, kann man im allgemeinen ein übel riechendes pastenartiges Material aus multiplen Öffnungen exprimieren. Röntgenologisch ist unter Umständen eine Knochenarrosion erkennbar.

Tabelle 1. Differentialdiagnose des subungualen Morbus Bowen und Plattenepithelkarzinoms

Maligne Melanome	Benigne Melanome
Amelanotisches Melanom	Par- und subunguale Warzen
Carcinoma cuniculatum	Keratoakanthome
Hämangioendotheliom	Granuloma pyogenicum
Basalzellkarzinom	Subunguale Exostosen
Metastasen	Unguis incarnatus
	Erworbenes unguales Fibrokeratom
	Fremdkörpergranulom
	Granulomatöse Entzündungen (Candida albicans, Mykobakterien)

Tabelle 2. Differentialdiagnose des (sub)ungualen Melanoms

Maligne Melanome	Benigne Melanome
Pigmentiert	
Kaposi-Syndrom	Naevus naevocellularis
Hämangioendotheliom	Nagelpigmentierung bei M. Addison
	Mykosen u. a.
	Laugier-Hunziker-Syndrom
	Subunguales Hämatom
Amelanotisch	
Plattenepithel-Karzinom	Keratoakanthom
Morbus Bowen	Subunguale Exostose
Basaliom	Epidermiszyste
Metastase	Fremdkörpergranulom
	Granuloma pyogenicum
	Unguis incarnatus

Die Differentialdiagnose des ungualen MB, PK und CC umfaßt chronische Entzündungen einschließlich Unguis incarnatus, bakterielle Infektionen, besonders auch par- und subunguale Viruswarzen, Granuloma teleangiectaticum, Exostosen, Keratoakantom, amelanotisches Melanom und selbst das erworbene unguale Fibrokeratom ([12]; Tabelle 1), bei Pigmentierung muß immer zuerst an ein (sub)unguales Melanom gedacht werden ([3, 4, 10, 22]; Tabelle 2).

Die Ätiologie des ungualen MB, PK und CC ist noch nicht aufgeklärt. In einigen Fällen dürfte chronische Arsenaufnahme, in anderen auch Röntgenbestrahlung oder chronisches Trauma sowie langdauernde Entzündungen in Betracht kommen [8]. In jüngster Zeit ist mittels In-situ-Hybridisierung und Polymerasekettenreaktion DNS der humanen Papillomvirus-Typen 16 [1, 17, 20], 34 [14] und 35 [21] nachgewiesen worden, was auf eine genito-digitale Übertragung hinweisen kann.

Die Histologie des MB des Nagelorgans entspricht der der äußeren Haut. Gelegentlich finden sich Areale mit Koilozyten, die an HPV-charakteristische Zellveränderungen erinnern. Beim PK bestehen ebenfalls im allgemeinen keine Schwierigkeiten in der histologischen Diagnostik, doch ist bei unzureichender Biopsiegröße oder bei Kürettagematerial ein Keratoakantom nicht vom PK zu unterscheiden. Das CC zeigt auch bei subungualer Lokalisation die typischen epithelausgekleideten Gänge und Sinus, die keratotischen Detritus enthalten. Zellatypien und Mitosen kommen kaum vor. Immunhistochemische Untersuchungen mit Antikörpern gegen verschiedene Keratine, Involucrin und Filaggrin sowie dem Lektin Erdnußagglutinin (PNA) spiegeln den hohen Differenzierungsgrad des CC wieder, helfen aber nicht bei der Differentialdiagnose des CC gegenüber dem PK und Keratoakantom [11].

Die Therapie des ungualen epidermoiden Karzinoms ist die Totalexzision mit exakter histologischer Randkontrolle [19]. Eine Amputation ist beim MB nie gerechtfertigt und auch beim PK nur erforderlich, wenn das Endglied so stark vom Karzinom zerstört ist, daß nach vollständiger chirurgischer Entfernung ein Wiederaufbau der Endphalanx nicht mehr möglich ist. Eine Metastasierung wurde bisher nur bei 2 Fällen subungualer PK bei Patienten mit ektodermaler Dysplasie beschrieben [5, 16]. Bei kleinen MB-Herden ist die einfache Exzision mit primärem Wundverschluß ausreichend. Bei größeren Herden kommt die Defektdeckung mittels freiem Spalthaut-, Vollhaut- oder umgedrehtem Koriumtransplantat in Betracht. Insbesondere das letztere ist sehr anspruchslos und geht auch an, wenn es direkt auf den Knochen auf der Endphalanx gelegt wird. Bei Lokalisation im lateralen Matrix-Nagelbett-Bereich bietet sich eine Modifikation des Nagellappens nach Schernberg & Amiel an, die günstigerweise als Brückenlappen konzipiert werden sollte [12]. Es resultiert dann ein schmalerer Nagel bei vollkommen erhaltener Funktion der Fingerspitze.

Alternativen zu den oben genannten Defektverschlüssen sind der gekreuzte Fingerlappen und Fernlappenplastiken, bei denen der Finger temporär unter die Bauchhaut implantiert und später die Fingerspitze modelliert wird.

Bei Kenntnis der Klinik, des Verlaufs und der Prognose ist beim ungualen epidermoiden Karzinom praktisch immer eine finger- bzw. zehenerhaltende Therapie möglich.

Literatur

1. Ashinoff R, Junli J, Jacobson M et al. (1991) Detection of HPV DNA in squamous cell carcinoma of the nail bed and finger determined by polymerase chain reaction. Arch Dermatol 127:1813–1818
2. Baran R, Gormley D (1988) Polydactylous Bowen' disease of the nail. J Am Acad Dermatol 17:201–204
3. Baran R, Simon C (1988) Longitudinal melanonychia: A symptom of Bowen's disease. J Am Acad Dermatol 18:1359–1360
4. Baran R, Eichmann A (1993) Longitudinal melanonychia associated to Bowen disease. Dermatology 186:159–160
5. Campbel J, Keokarn T (1966) Squamous cell carcinoma of the nail bed in epidermal dysplasia. J Bone Joint Dis 48:92–99
6. Coldiron BM, Brown FC, Freeman RG (1986) Epithelioma cuniculatum of the thumb: a case report and literature review. J Dermatol Surg Oncol 12:1150–1154
7. Cowen P (1983) Epithelioma cuniculatum. Aust J Dermatol 24:83–85
8. De Dulanto F, Camach F (1979) Radiodermatitis. Acta Derm Sif 70:65–94
9. Guitart J, Bergfeld WF, Tuthull RJ et al. (1990) Squamous cell carcinoma of the nail bed: a clinicopathological study of 12 cases. Br J Dermatol 123:215–222

10. Haneke E, Baran R (1982) Subunguale Tumoren. Z Hautkr 57:355–362
11. Haneke E, Baran R (1990) Epithelioma cuniculatum. Int Soc Dermatol Surg, Book of Abstracts, S 55
12. Haneke E (1991) Epidermoid carcinoma (Bowen's disease) of the nail simulating acquired ungual fibrokeratoma. Skin Cancer 6:217–221
13. Hitti IF, Sadowski G, Statsinger AL, Frolich SC (1987) Inverted variant of carcinoma cuniculatum of the toe. Cutis 39:250–252
14. Kawashima M, Jablonska S, Favre M et al. (1986) Characterization of a new type of human papillomavirus found in a lesion of Bowen's disease of the skin. J Virol 57:688–692
15. Magnin Ph, Label MG, Schroh R et al. (1986) Carcinoma cuniculatum localizado en el ledra subungual. Rev Arg Dermatol 67:68–72
16. Mauro JA, Maslyn R, Stein AA (1972) Squamous-cell carcinoma of the nail bed in hereditary ectodermal dysplasia. NY State J Med 72:1065–1066
17. McGral TD, Grenn C, Manos M (1993) Multiple Bowen's disease of the fingers associated with HPV type 16. Int T Dermatol 32:104–107
18. McKee R, Wilkinson JD, Black MM et al. (1986) Carcinoma (epithelioma) cuniculatum: a clinico-pathological study of nineteen cases and review of the literature. Histopathology 5:425–436
19. Mikhail G (1984) Subungual epidermoid carcinoma. J Am Acad Dermatol 11:291–298
20. Moy RL, Eliezri Y, Nuovo GJ et al. (1989) Human papillomavirus Type 16 DNA in perigunal squamous cell carcinomas. J Am Med Assoc 261:2669–2673
21. Rüdinger R, Grob R, Yu Y, Schnyder UW (1989) Human papillomavirus-35 positive bowenoid papulosis of the anogenital area and concurrent with bowenoid dysplasia of the periungual area. Arch Dermatol 125:655–659
22. Saijo S, Kato T, Tagami H (1990) Pigmented nail streak associated with Bowen's disease of the nail matrix. Dermatologica 181:156–158
23. Tosti A, Morelli R, Fanti PA et al. (1993) Carcinoma cuniculatum of the nail apparatus. Report of 3 cases. Dermatology 186:217–221
24. Zaias N (1990) The Nail in Health and Disease. Appleton & Lange, Norwalk, CT, USA

Operative Therapie bei Präkanzerosen und malignen Neoplasien des Penis

R. Rompel, M. A. Rezazada und J. Petres

Zusammenfassung

Bei Präkanzerosen und malignen Neoplasien im Bereich des Penis ist die operative Therapie die Methode der Wahl. Als Präkanzerosen im engeren Sinne sind die Erythroplasie Queyrat und Leukoplakien anzusehen. Die in-toto-Exzision der Veränderungen ist mittels histographisch kontrollierter Chirurgie sicherzustellen. Die Defektrekonstruktion ist in der Regel unter vollständiger Erhaltung der Organfunktionen durchführbar. Neben der nur selten möglichen Dehnungsplastik gehören zu den meistverwendeten Techniken die Verschiebeplastik nach Happle und deren Modifikationen, sowie bei Lokalisation am Präputium die Zirkumzision. Als Präkanzerosen im weiteren Sinne sind der Lichen sclerosus et atrophicus und die chronische Balanoposthitis zu nennen. Das kurative Verfahren stellt auch hier die komplette Resektion des inneren Vorhautblattes im Sinne der Zirkumzision nach Rebreyoud dar. Das Peniskarzinom entsteht häufig auf dem Boden einer Leukoplakie, einer Erythroplasie Queyrat oder seltener einem Lichen sclerosus et atrophicus. Die Therapie umfaßt die radikale chirurgische Entfernung des Primärtumors, wobei bei Lokalisation an der Glans penis und am Sulcus coronarius in der Regel auf eine Teilamputation des Penis nicht verzichtet werden kann. Lediglich sehr kleine und gering invasive Tumoren können dort lokal exzidiert und der Operationsdefekt plastisch versorgt werden. Bei Lokalisation am Präputium kann auch eine radikale Zirkumzision unter vollständiger Erhaltung der Organfunktionen in Frage kommen. Die beidseitige inguinale Lymphknotendissektion sollte bei invasiv wachsenden und niedrig differenzierten Karzinomen die chirurgische Primärversorgung komplettieren.

Einleitung

Bei epithelialen Präkanzerosen und malignen Neoplasien des Penis ist der operativ und onkologisch tätige Dermatologe gefordert, durch rechtzeitige adäquate Therapie ein fatales Fortschreiten dieser Neubildungen zu verhindern. In der Regel stellt dabei die operative Therapie die Methode der Wahl dar [10].

Als fakultative Präkanzerosen des Penis können eine chronische Balanoposthitis sowie der Lichen sclerosus et atrophicus (= Balanitis sclerotica obliterans) angesehen werden, die nach längerem Bestehen in der Regel zu einer Phimose führen [16]. Zu den obligaten Präkanzerosen sind die Leukoplakie [15] und die Erythroplasie [13] zu zählen, wobei letztere bereits ein Carcinoma in situ der Übergangsschleimhaut darstellt [7]. Das manifeste Peniskarzinom kann de novo oder auf einer Präkursorläsion entstehen. Lokalisation, Invasionsgrad und Differenzierungsgrad bestimmen die Prognose des Peniskarzinoms [16]. Frühdiagnose und frühe operative Therapie ermöglichen eine günstige Prognose unter weitgehender Organerhaltung bzw. Teilerhaltung.

Nachfolgend werden die wesentlichen operativen Verfahren im Bereich des Penis dargestellt, die sich primär an der Lokalisation und dem Malignitätsgrad des Tumors orientieren.

Patientengut und Methoden

Im Zeitraum von 1979 bis 1992 wurden in der Hautklinik der Städtischen Kliniken Kassel 474 Operationen im Bereich des Penis durchgeführt. In 150 Fällen betraf dies

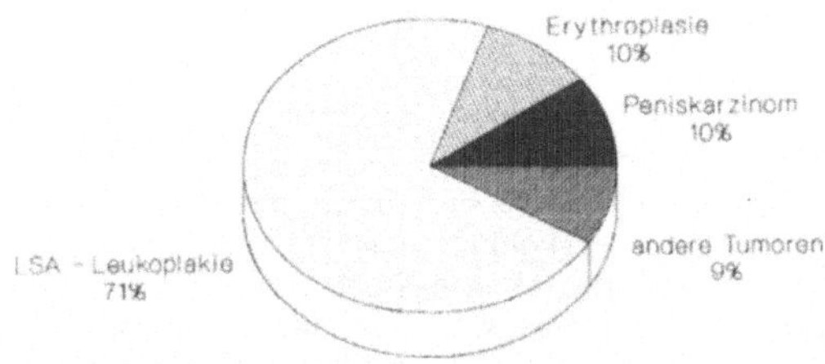

Abb. 1. Operative Eingriffe am Penis, onkologische Indikationen. Hautklinik der Städtischen Kliniken Kassel im Zeitraum von 1979–1992

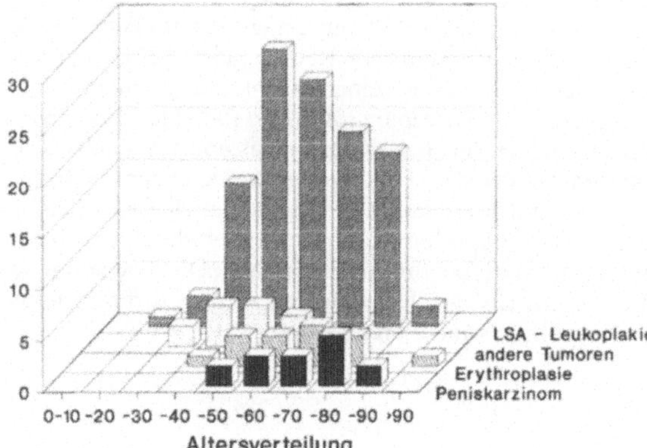

Abb. 2. Präkanzerosen und maligne Neoplasien des Penis. Altersverteilung

rein onkologische Indikationen. Davon fielen insgesamt 71% auf die Indikationen Lichen sclerosus et atrophicus und/oder Leukoplakie (Abb. 1). In 10% der Fälle handelte es sich um eine Erythroplasie Queyrat. Ein invasives Plattenepithelkarzinom des Penis lag in weiteren 10% vor.

Im Vergleich der Altersverteilungen der einzelnen Tumoren wurde eine Verlagerung des Peniskarzinoms in das höhere Lebensalter deutlich, mit einem Median von 68 Jahren und einem Durchschnittsalter von 66,3 Jahren (Abb. 2). Der Median der Patienten mit Erythroplasie Queyrat lag bei 60 Jahren (MW: 61,0 J.), der Median der Gruppe mit Lichen sclerosus et atrophicus lag bei 54 Jahren (MW: 54,2 J.).

Die Lokalisationsverteilung der invasiven Peniskarzinome betraf überwiegend das Präputium (40%) sowie die Übergänge von Glans und Präputium (33%). Glans penis allein war in drei Fällen betroffen, ein Befall des Penisschaftes fand sich in nur 1 Fall (Abb. 3).

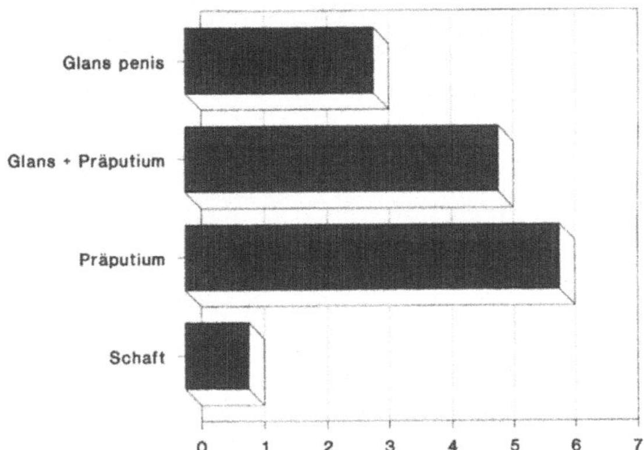

Abb. 3. Lokalisation der Peniskarzinome

Operative Techniken

Einfache Techniken stellen die spindelförmige Exzision mit primärem Wundverschluß sowie die VY-Plastik dar. Sie kann für kleinere Herde im Bereich der Glans angewendet werden. Im Bereich des Präputiums und des Penisschaftes lassen sich mittels spindelförmiger Exzision im Sinne einer Dehnungsplastik bereits größere Läsionen versorgen.

Die Phimose-Operation nach Rebreyoud [14] umfaßt die Entfernung des gesamten inneren Präputialblattes. Dabei wird bei anteponiertem Präputium zunächst das äußere Vorhautblatt inzidiert und anschließend stumpf vom inneren Blatt abpräpariert. Das Frenulum wird durchtrennt und das innere Vorhautblatt inzidiert und durch Präparation vom subkutanen Gewebe gelöst [10, 11]. Bei Präkanzerosen kann aus funktioneller Sicht möglichst viel subkutanes Gewebe erhalten werden, da es viele sensible Nervenfasern enthält. Im Falle eines invasiven Karzinoms im Bereich des inneren Präputialblattes, sollte aus Gründen der Tumorradikalität das subkutane Gewebe mit entfernt werden (Abb. 4).

Die Lappenplastik nach Happle wird zur Rekonstruktion größerer Defekte im Bereich der Glans angewandt [8]. Sie basiert auf dem Prinzip einer Verschiebeplastik. Ähnlich der Zirkumzision nach Rebreyoud wird das innere Präputialblatt entfernt. Die Schnittführung auf dem äußeren Vorhautblatt erfolgt weiter proximal, jedoch wird bei diesem ein dem Defekt an der Glans entsprechender gestielter Lappen belassen (Abb. 5). Dieser gestielte Vorhautlappen wird in den Defekt an der Glans penis eingepaßt und das übrige Präputialende unterhalb des Sulcus coronarius wieder reanastomosiert [11].

Bei Karzinomen im Bereich der Glans und im Übergang zum inneren Präputialblatt ist meist die lokale Exzision nicht mehr mit ausreichender Radikalität möglich, so daß eine Teilamputation erforderlich ist. Unter liegendem Katheter erfolgt die Teilamputation des distalen Penisdrittels bzw. der distalen Penishälfte durch sukzessive Durchtrennung aller Schichten. Anschließend erfolgt die schichtweise Naht

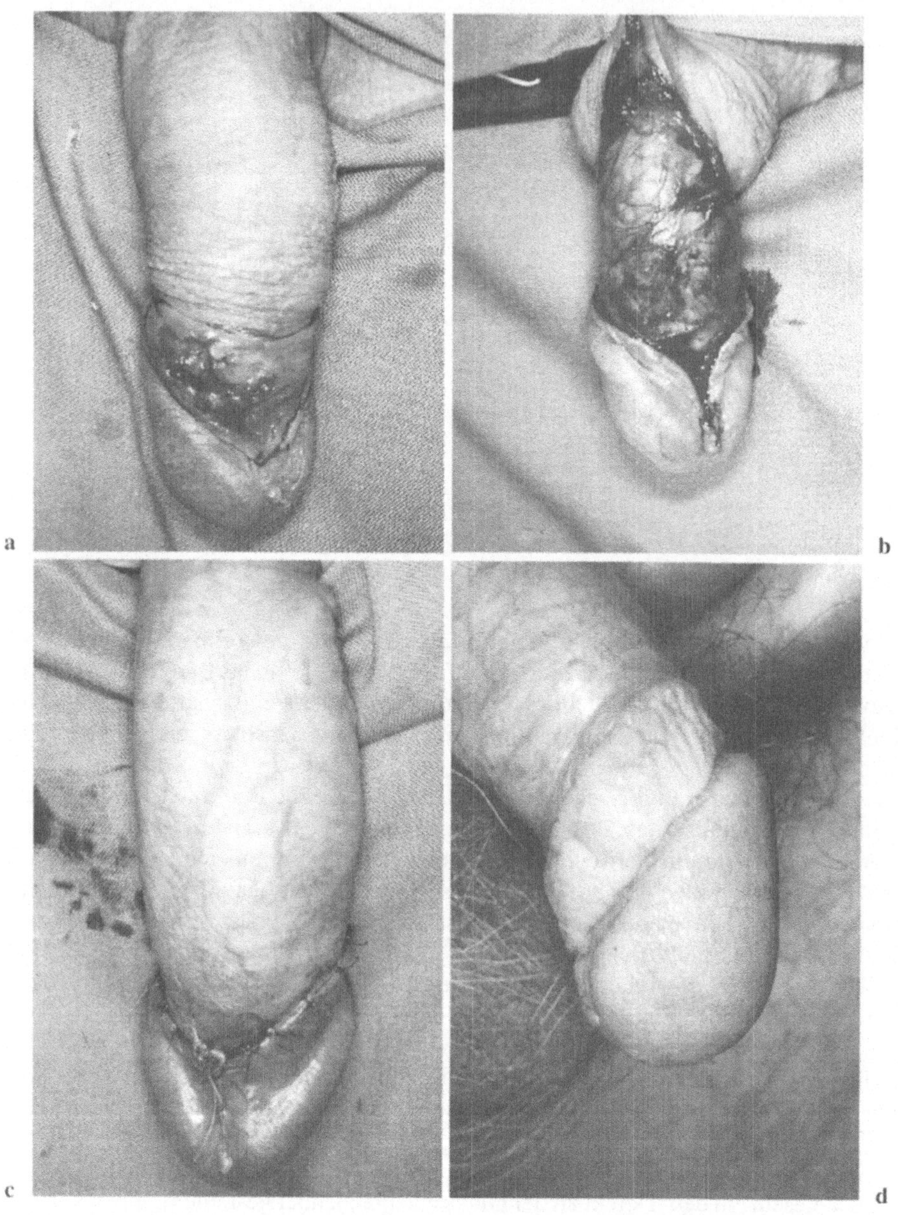

Abb. 4. a Peniskarzinom (T1) am inneren Präputialblatt und Operationsplanung der Zirkumzision nach Rebreyoud. **b** Radikale Resektion des Tumors. **c** Readaptation des äußeren Präputialblattes am Sulcus coronarius. **d** Endergebnis 2½ Jahre postoperativ

der einzelnen Strukturen, zunächst Corpora cavernosa und der Faszien (Abb. 6). Das Präputium wird mit dem Harnröhrenstumpf anastomosiert. Der Blasenkatheter sollte in der Primärphase der Wundheilung, d. h. für etwa 6–7 Tage belassen werden.

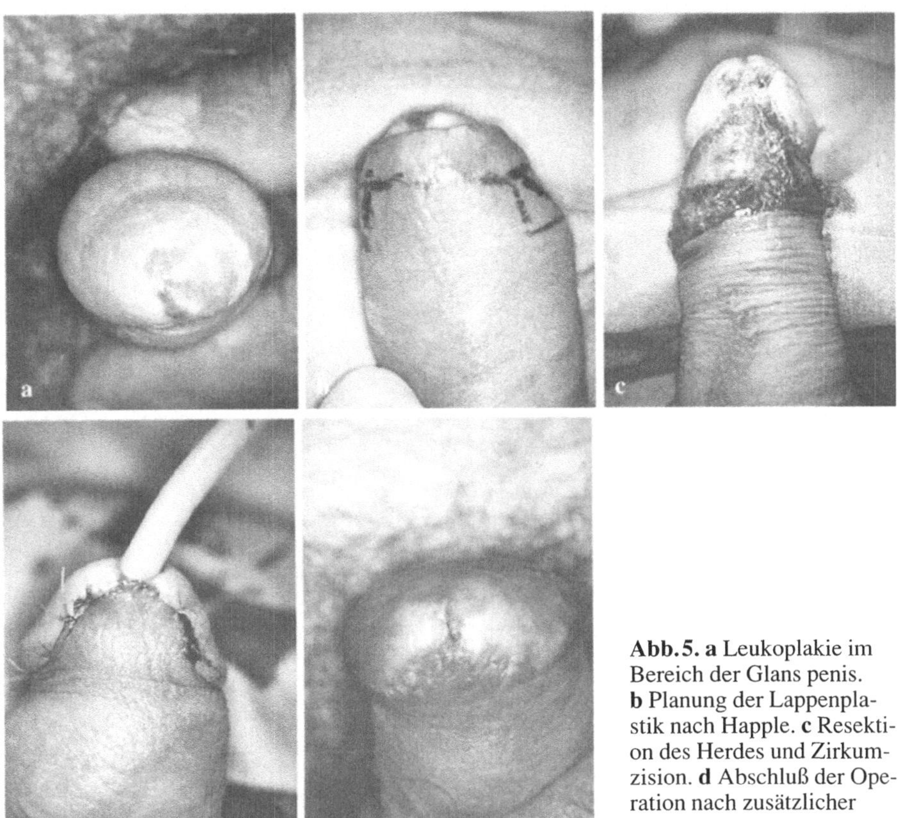

Abb. 5. a Leukoplakie im Bereich der Glans penis. **b** Planung der Lappenplastik nach Happle. **c** Resektion des Herdes und Zirkumzision. **d** Abschluß der Operation nach zusätzlicher Meatoplastik. **e** Endzustand 3 Jahre postoperativ

Eine Totalamputation des Penis (totale Penektomie) ist bei aggressiv wachsenden und tiefe Strukturen infiltrierenden Karzinomen im Bereich des Penisschaftes indiziert. Sie fällt in das Fachgebiet der Urologie. Nach proximaler Resektion des Penis erfolgt die Anlage der Harnröhrenmündung in Form einer perinealen Urethrostomie [16].

Diskussion

Sowohl bei den fakultativen als auch den obligaten Präkanzerosen des Penis besitzt die operative Therapie deutliche Vorteile gegenüber konventionellen Behandlungsmodalitäten. Die chronische unspezifische Balanoposthitis sowie der Lichen sclerosus et atrophicus, die als fakultative Präkanzerosen angesehen werden, führen in den meisten Fällen zu einer Phimose, die dann einer operativen Therapie bedarf [10, 16]. Jedoch auch ohne das Vorliegen einer Phimose führt die Zirkumzision in beiden Fällen zu einer kompletten Beschwerdefreiheit. In der Methode nach Rebreyoud wird das komplette innere Präputialblatt und somit quasi die gesamte Matrix des pathologischen Prozesses entfernt [10].

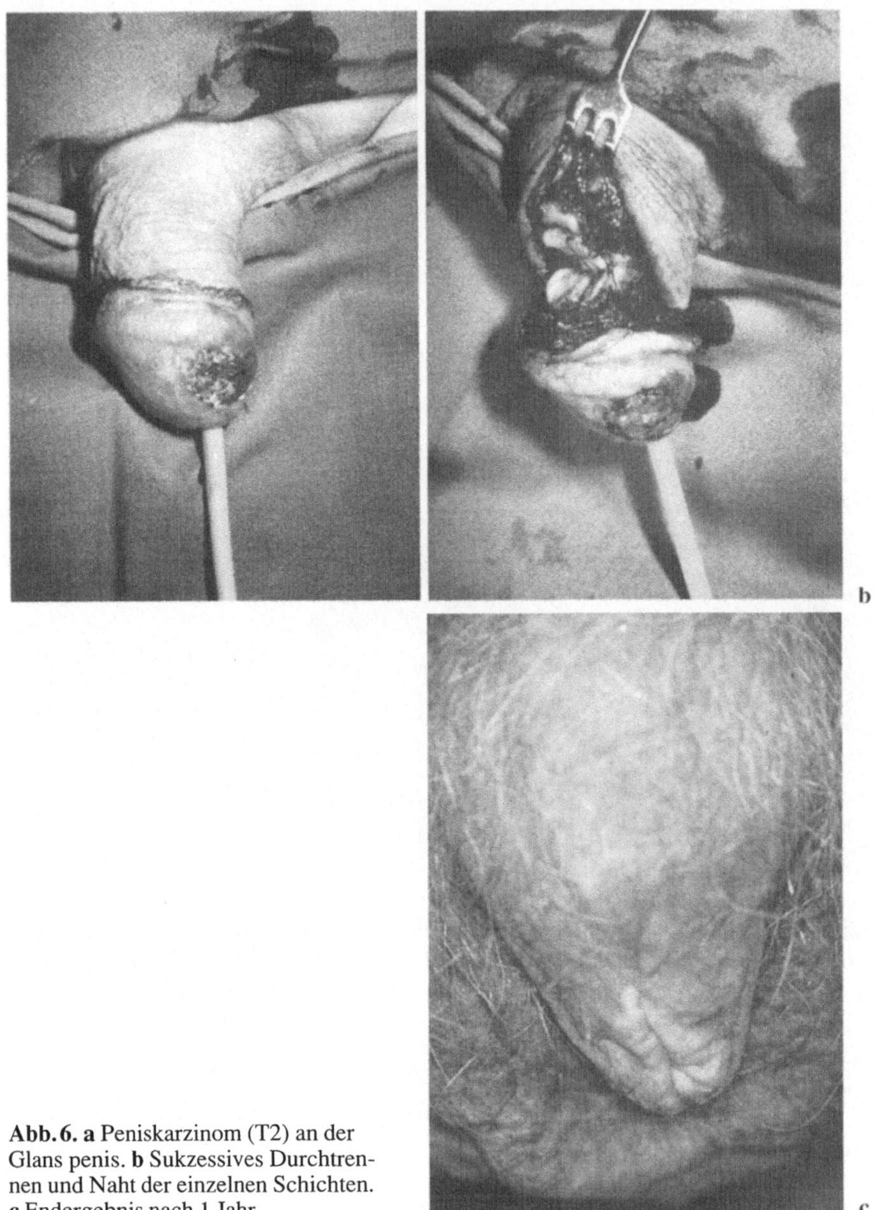

Abb. 6. a Peniskarzinom (T2) an der Glans penis. **b** Sukzessives Durchtrennen und Naht der einzelnen Schichten. **c** Endergebnis nach 1 Jahr

In der Behandlung der obligaten Präkanzerosen wie Leukoplakie und Eryhtroplasie Queyrat empfiehlt es sich, die totale Tumorentfernung durch histographische Schnittrandkontrolle zu sichern [2, 3]. Häufig sind Glans penis und der Übergang zum inneren Präputialblatt betroffen. Bei Lokalisation lediglich an der Glans kann der resultierende Defekt der Spontangranulation überlassen werden. In funktioneller Hinsicht ist es jedoch sinnvoll, eine lokale Rekonstruktion des Defektes vorzunehmen. Übergänge von der Glans auf das innere Präputialblatt können nach Spontangranulation zu narbigen Verziehungen führen. Daher ist bei solchen Lokalisationen in jedem Falle eine Defektrekonstruktion durch eine lokale Lappenplastik anzustreben. In beiden Fällen eignet sich die Verschiebeplastik nach Happle, die auf der Zirkumzision nach Rebreyoud basiert und bei der ringförmig ein weiterer Teil des äußeren Präputialblattes entfernt wird, unter Aussparung des proximal gestielten Verschiebelappens [10, 11]. Dadurch ist die Defektrekonstruktion durch Haut einer benachbarten ästhetischen Region gegeben. Dies beinhaltet die größtmögliche Angleichung in der Oberflächenstruktur des Lappens und damit die funktionelle und letztlich auch ästhetisch gute Wiederherstellung.

Art und Umfang der operativen Therapie des manifesten Peniskarzinoms sind im wesentlichen von der Lokalisation, dem Invasionsgrad und dem Differenzierungsgrad abhängig. Der wichtigste Parameter ist dabei der Invasionsgrad, der entsprechend dem TNM-System differenziert wird.

Klassifikation des Primärtumors (Nach TNM 1987 [9])

T X Primärtumor kann nicht beurteilt werden.
T 0 kein Anhalt für Primärtumor.
T is Carcinoma in situ.
T a nichtinvasives verruköses Karzinom.
T 1 Tumor infiltriert subepitheliales Bindegewebe.
T 2 Tumor infiltriert Corpus spongiosum oder cavernosum.
T 3 Tumor infiltriert Urethra oder Prostata.
T 4 Tumor infiltriert andere Nachbarstrukturen.

Im Stadium Tis und T1 wird die Operationstechnik wesentlich durch die Lokalisation mitbestimmt.

Operative Therapie bei Tis und T1 Tumoren

Penisschaft
- lokale Exzision.

Präputium
- Zirkumzision.

Glans
- ovaläre Exzision, Keilexzision
- Lappenplastik nach Happle
- Teilamputation

} nur Carcinoma in situ oder minimal invasive Karzinome

Präputium + Glans
- Teilamputation,
- Amputation.

Das Studium T2 mit Infiltration des Corpus spongiosum und cavernosum erfordert die Teilamputation bzw. bei proximaler Lokalisation die komplette Penektomie. Bei ausgedehnteren Primärtumoren im Stadium T3 und T4 werden neben der Hemipelvektomie unterschiedliche Kombinationschemotherapien eingesetzt [1, 12]. Dies bedeutet, daß also lediglich in den Frühstadien eine Organerhaltung bzw. -teilerhaltung möglich ist. Bis einschließlich des Stadium T2 läßt sich bei distaler Lokalisation meist auch auf eine komplette Penektomie verzichten und durch eine Teilamputation mit ausreichendem Sicherheitsabstand die Miktionsfähigkeit per vias naturalis erhalten.

Im Falle von klinisch tastbaren inguinalen Lymphknoten ist die therapeutische beidseitige ilioinguinale Lymphadenektomie indiziert. In 50% der Fälle wurden bei einseitigem klinische Tastbefund okkulte Metastasen der kontralateralen Seite festgestellt, wodurch die Strategie des beidseitigen Vorgehens untermauert wird [4]. Unsicherheit herrscht in der Literatur darüber, ob und ab welchem Stadium eine elektive Lymphadenektomie durchgeführt werden sollte [6]. Bei niedrig differenzierten und tiefe Strukturen infiltrierenden Primärtumoren hat die beidseitige elektive Lymphknotendissektion Überlebensvorteile gezeigt [5, 6, 17]. Diese ist zunächst inguinal zu begrenzen und im Falle des Nachweises okkulter Metastasen nach iliakal auszudehenen [17].

Die Prognose der prämalignen und malignen epithelialen Neoplasien des Penis ist entscheidend von der Progression zum Zeitpunkt der Primärtherapie abhängig. Im besonderen gilt es, die Präkanzerosen früh zu erkennen und durch frühzeitige operative Therapie ein Fortschreiten in ein invasives Wachstum zu verhindern.

Literatur

1. Block NL, Rosen P, Whitmore WF (1973) Hemipelvectomy for advanced penile cancer. J Urol 110:703–705
2. Burg G, Hirsch R, Konz B, Braun-Falco O (1975) Histographic Surgery: Accuracy of Visual Assessment of the Margins of Basal-Cell Epithelioma. J Derm Surg 1/3:21–24
3. Burg G (1990) Grundlagen, Planung, Durchführung und Ergebnisse der mikrografischen Chirurgie. Z Hautkr 66 (Suppl 3): 120–122
4. Ekstrom T, Edsmyr F (1958) Cancer of the penis: A clinical study of 229 cases. Acta Chir Scand 115:25–29
5. Fossa SD, Hall KS, Johannessen MB et al. (1987) Carcinoma of the penis: Experience at the Norwegian Radium Hospital 1974–1985. Eur Urol 13:372–375
6. Fraley EE, Zhang G, Manivel C, Niehans GA (1989) The role of ilioinguinal lymphadenectomy and significance of histological differentiation in treatment of carcinoma of the penis. J Urol 142:1478–1482
7. Graham JH, Helwig EB (1973) Erythroplasia of Queyrat. Cancer 32:1396–1399
8. Happle R (1972) Zur operativen Behandlung des Morbus Bowen an der Glans penis. Hautarzt 23:125–128
9. Hermanek P, Scheibe O, Spiessl B, Wagner G (1987) TNM Klassifikation maligner Tumoren. Springer, Berlin Heidelberg New York London Paris Tokyo, S 140–141
10. Petres J, Hartmann M, Müller R (1981) Zur operativen Therapie der epidermalen Präkanzerosen im männlichen Genitalbereich. In: Petres J, Müller R (Hrsg) Präkanzerosen und Papillomatosen der Haut. Springer, Berlin Heidelberg New York, S 107–114
11. Petres J, Hundeiker M (1978) Dermatosurgery. Springer, New York Heidelberg Berlin
12. Pizzocaro G, Piva L (1988) Adjuvant and neoadjuvant vincristine, bleomycin, and methotrexate for inguinal metastases from squamous cell carcinoma of the penis. Acta Oncol 27:823–824
13. Queyrat L (1911) Erythroplasie du gland. Bull Fr Soc Dermatol Syph 22:378–382
14. Rebreyoud, zit. nach Scherber G (1927) Phimose und Paraphimose. In: Jadassohn J (Hrsg) Handbuch der Haut- und Geschlechtskrankheiten, Bd. 21. Springer, Berlin
15. Reece RW, Koontz WW Jr (1975) Leukoplakia of the urinary tract: A review. J Urol 114: 165–168
16. Schellhammer PF, Jordan GH, Schlossberg SM (1992) Tumors of the penis. In: Walsh PC, Retik AB, Stamey TA, Vaughan ED (Hrsg) Campbell's Urology, 6th edn. Saunders, Philadelphia London Toronto Montreal Syndney Tokyo, pp 1264–1298
17. Srinivas V, Morse MJ, Herr HW et al. (1987) Penile cancer: Relation of extent of nodal metastasis to survival. J Urol 137:880–882

Die operative Therapie der chronischen primären Analfissur

W. Hartschuh, J. Krekel und B. Lenhard

Zusammenfassung

Die primäre Analfissur ist ein längsverlaufendes Ulkus im unteren analen Kanal und zumeist in der hinteren Mittellinie lokalisiert. Die klassische Symptomatologie der akuten Analfissur besteht in einem stechenden Schmerz während und nach der Defäkation sowie hellroten Schmierblutungen. Mit Chronifizierung der Analfissur können diese Symptome in den Hintergrund treten. Durch zunehmende narbige Umwandlung des Ulkus treten gelegentlich Symptome wie erhöhte anale Sekretion, Perianalekzem und Juckreiz in den Vordergrund. Nach unseren guten Erfahrungen an über 180 Patienten muß die Fissurektomie als die optimale operative Therapie der primären chronischen Analfissur angesehen werden, da es als Folge der chronisch fibrosierenden Entzündung gehäuft zu einer subanodermalen oder intrasphinktären Fistelbildung und Einengung des Analkanals kommt. Auf eine Sphinkterotomie wurde auf Grund des nicht kalkulierbaren Risikos der Spätinkontinenz bewußt verzichtet. Der relativ hohe Prozentsatz an postoperativem Juckreiz bei unserem Krankengut unterschreicht die Notwendigkeit einer konsequenten Nachbehandlung, insbesondere eine stadiengerechte Behandlung des Hämorrhoidalleidens, das häufig bei Patienten mit primär chronischer Analfissur zugrunde liegt.

Einleitung

Bei den analen Fissuren können grundsätzlich zwei Arten unterschieden werden. *Primäre* Fissuren treten bei einem normalen Analkanal auf, während *sekundäre* Fissuren auf dem Boden eines vorgeschädigten Anoderms (z.B. postoperative Narbenzustände, Analstenosen, M. Crohn) entstehen.

Die primäre Analfissur ist ein längsverlaufendes Ulkus im unteren analen Kanal und zumeist in der hinteren Mittellinie lokalisiert (Abb. 1). Die genaue Pathogenese der Analfissur ist noch nicht geklärt, muß aber nach dem derzeitigen Wissensstand als multifaktoriell angesehen werden. Neben einem erhöhten Tonus des Sphinkter internus werden eine chronische Obstipation oder Diarrhoe verantwortlich gemacht. Dabei käme einer mechanischen Alteration des Anoderms im Bereich eines Locus minoris resistentiae in der hinteren Medianlinie [8] eine weitere pathogenetische Bedeutung zu. Andere Autoren sehen als Ursache eine Entzündung des Analkanals entweder als Folge einer Kyptitis (Abb. 2) oder einer oberflächlichen Thrombophlebitis [6]. Die klassische Symptomatologie der akuten Analfissur besteht in einem stechenden Schmerz während und nach der Defäkation sowie hellroten Schmierblutungen. Die Schmerzen können so stark sein, daß eine digitale Untersuchung ohne Anästhesie mitunter nicht möglich ist. Der schmerzbedingte Sphinkterkrampf führt meist zu einem Circulus vitiosus.

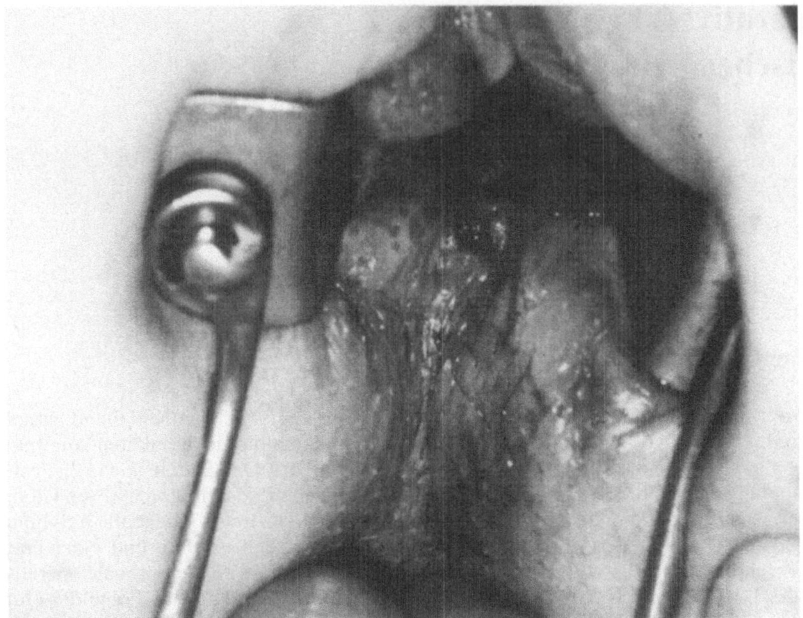

Abb. 1. Akute, blutende Analfissur bei 18 Uhr (Steinschnittlage)

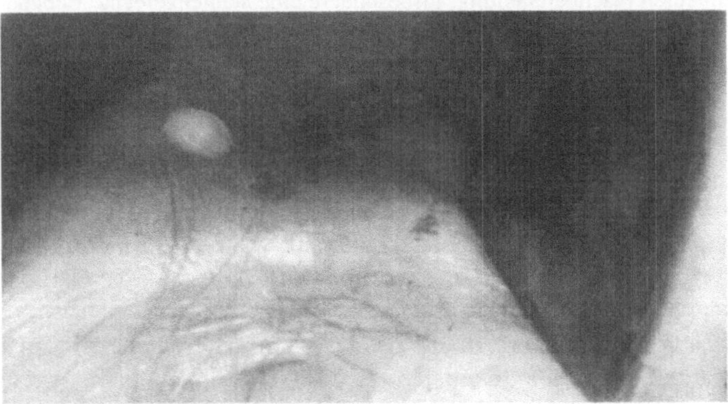

Abb. 2. Eitrige Kryptitis

Mit Chronifizierung der Analfissur, d.h. narbiger Umwandlung des Ulkus kann die Schmerzsymptomatik in den Hintergrund treten. Dafür prägen jetzt zumeist eine erhöhte anale Sekretion, Perianalekzem und Juckreiz das Beschwerdebild. Akute Analfissuren können häufig konservativ zur Abheilung gebracht werden. Geeignete Maßnahmen hierfür sind Analdilatation [2], heiße Sitzbäder, Tampositorien sowie die Ernährungsumstellung (ballaststoffreiche Ernährung) mit dem Ziel der Stuhlregulierung. Die extreme Schmerzhaftigkeit der akuten Analfissur kann aber auch eine operative Therapie erforderlich machen.

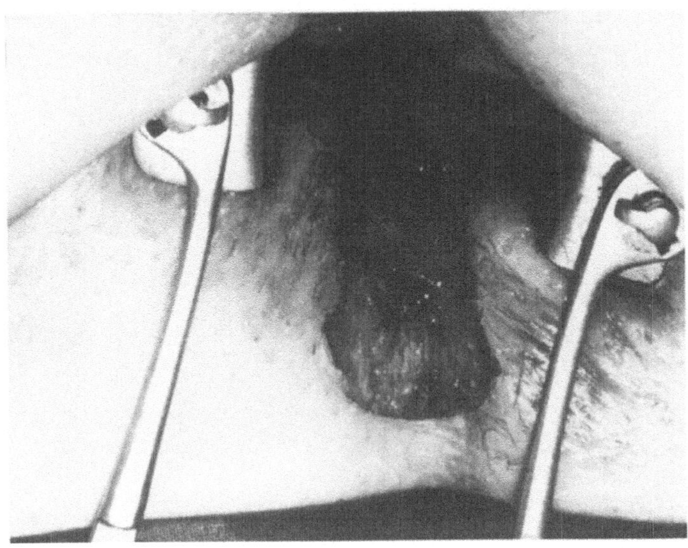

Abb. 3. Fissurrektomie bei 18 Uhr mit Sekretrinne nach außen

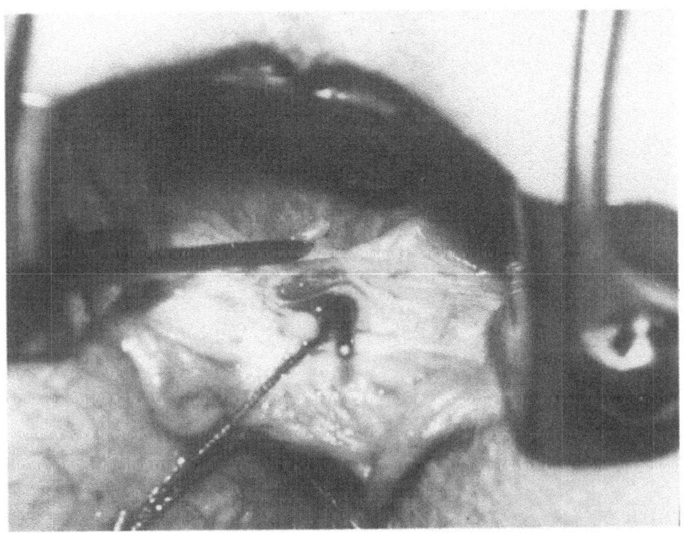

Abb. 4. Chronisch-vernarbte Analfissur mit intersphinktärer Fistel (Fadendrainage) und subanodermaler Fistel (Hakensonde)

Chronische Analfissuren bedürfen fast immer einer chirurgischen Therapie. Als operative Maßnahmen haben sich dabei die laterale Sphinkterotomie nach Notaras [3, 4] sowie die Fissurektomie durchgesetzt, z. T. auch eine Kombination beider Verfahren.

Ziel unserer Studie ist, die an unserer Klinik erzielten operativen Ergebnisse an 180 Patienten mit chronischer Analfissur darzulegen und zu diskutieren.

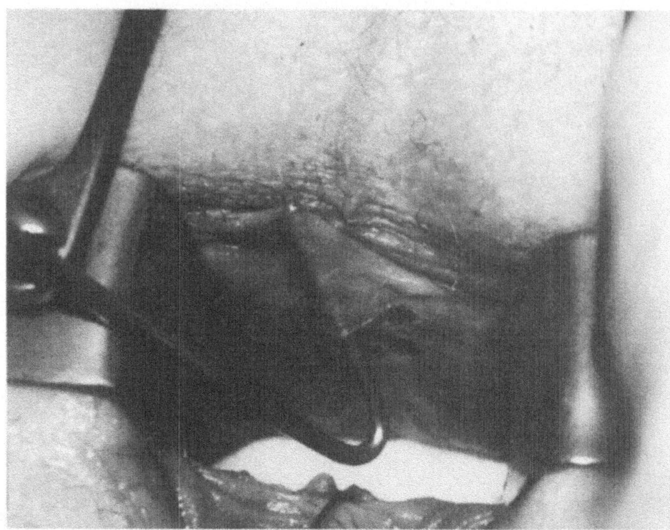

Abb. 5. Weit nach distal reichende subanodermale Krypte; Spaltung durch Hakensonde

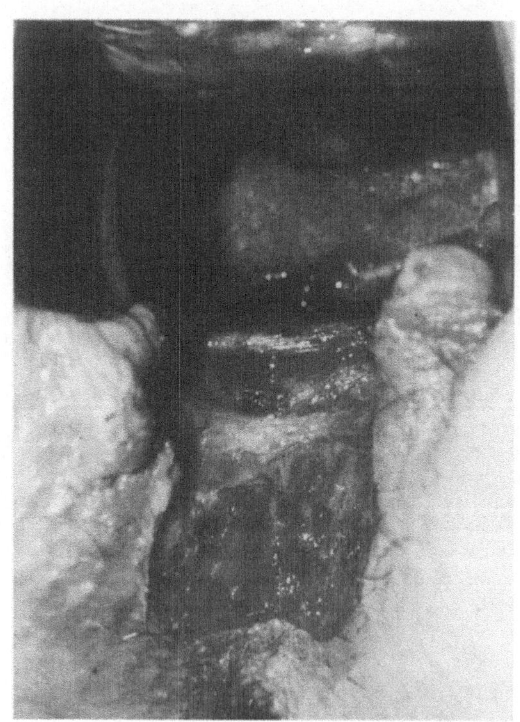

Abb. 6. Exzision des Fissur-Fistelareals mit Sekretrinne nach außen

Methoden, Operationstechniken und Ergebnisse

180 Patienten mit therapieresistenten chronischen Analfissuren wurden in den letzten 4 Jahren teils ambulant in Lokalanästhesie, teils stationär überwiegend in Allgemeinanästhesie fissurektomiert (110 Männer, 70 Frauen; mittleres Lebensalter ca. 34 Jahre). Ca. 75% der Patienten klagten präoperativ über z.T. starke Schmerzen, mehr als 75% über Juckreiz bei erhöhter analer Sekretion sowie 60% über gelegentliche Blutauflagerungen.

Das Ulkusareal wurde sparsam exzidiert, proximal bis zur Linea dentata. Insbesondere wurde darauf geachtet, daß nur sklerosierte Sphinkteranteile des Sphinkter internus geopfert wurden. Eine wichtige Maßnahme stellt das Anlegen einer Sekretrinne nach außen dar (Abb. 3). Diese Sekretrinne, die länger als breit sein sollte, ist von wesentlicher Bedeutung für das Verhindern eines Fissurrezidivs, hervorgerufen durch einen Sekretstau mit Unterminierung der Wundränder. In 20% der narbig-

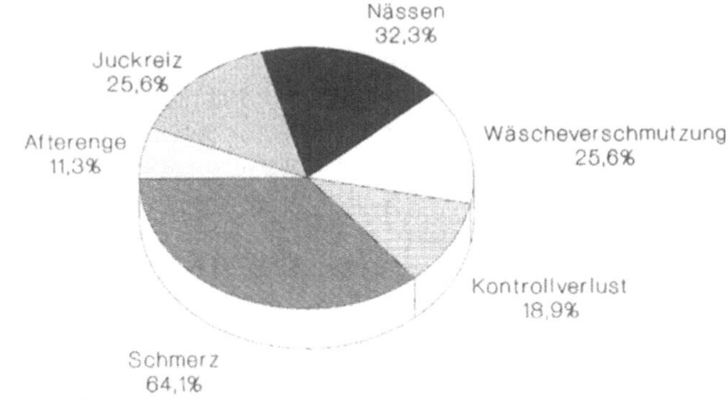

Abb. 7. Beschwerden in den ersten postoperativen Tagen

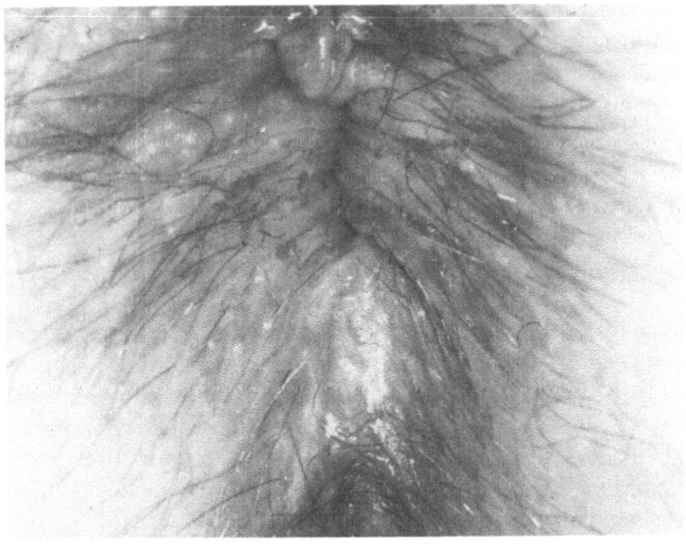

Abb. 8. Völlige Abheilung per secundam nach ca. 5 Wochen postoperativ

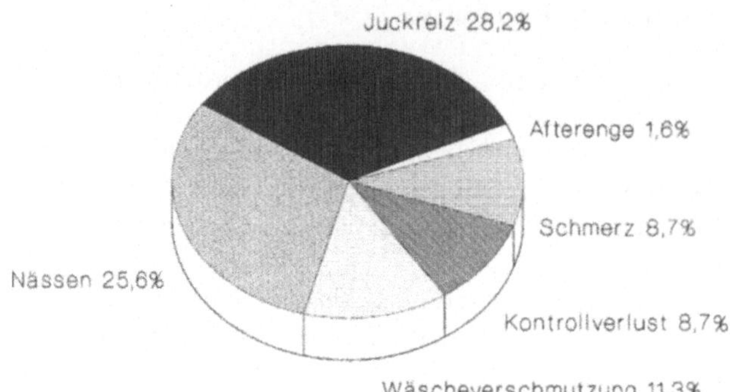

Abb. 9. Beschwerden nach der Operation – Langzeitergebnisse (> 4 Wochen postoperativ)

chronifizierten Fälle fanden sich subanodermale (Abb. 4 und 5) Fisteln im Fissureal. Bei den chronisch-stenosierenden Analfissuren ($n = 10$) lagen neben subanodermalen auch intersphinktäre Analfisteln (Abb. 4) vor, die in gleicher Sitzung exzidiert wurden (Abb. 6). Unter täglicher digitaler Austastung des Analkanals mit dem Ziel der Verhinderung einer vorzeitigen Verklebung des Wundbettes, kam es in allen Fällen zu einer guten Wundheilung. In den ersten postoperativen Tagen (Abb. 7) wurde in über 64% über Schmerzen geklagt. Neben dem Gefühl der Afterenge in 11% wurde in fast 19% ein geringer Kontrollverlust angegeben beim Zurückhalten von flüssigem Stuhl und Darmgasen. Die Operationswunden waren nach ca. 3–4 Wochen völlig abgeheilt (Abb. 8). Eine schriftliche Befragung der Patienten durch Fragebogen ergab bei dem überwiegenden Teil der Patienten Beschwerdefreiheit bzw. eine deutliche Befundbesserung (Abb. 9).

Während demnach bei den Langzeitergebnissen Schmerzen und Afterenge nur noch selten beklagt wurden, erscheint ein Kontrollverlust von fast 9% relativ hoch. Die Zahl relativiert sich aber dadurch, daß in der Mehrzahl der Fälle lediglich bei Diarrhöe eine sichere Unterscheidung zwischen flüssigem und gasförmigen Darminhalt gelegentlich nicht möglich war. Die meisten Patienten fühlten sich aber dadurch nicht wesentlich beeinträchtigt. In keinem Fall kam es zu einer ausgeprägten Stuhlinkontinenz. Die Rezidivrate lag unter 1%.

Nach Abschluß der Wundheilung wurde eine ambulante Therapie des meist zugrundliegenden Hämorrhoidalleidens veranlaßt.

Besprechung

Die Therapie der chronischen Analfissur ist nach wie vor ein kontrovers diskutiertes, aktuelles Thema. Als obsolet muß heute die „Verschorfung" oder die Sklerosierung der Analfissur angesehen werden, da letztere Maßnahme in einem ohnehin entzündeten Gewebe unweigerlich zu einer Verstärkung der fibrosierenden Entzündung führen muß. Außerdem besteht die Gefahr eines periproktitischen Abszesses, ausgehend von einer Kryptitis, die ursächlich neben einem Locus minoris resistentiae ebenfalls mit der Analfissur in Verbindung gebracht wird [6].

Es wird heute überwiegend die Auffassung vertreten, daß allein operative Maßnahmen wie Fissurektomie [5] oder die laterale Sphinkterotomie mit dem Ziel der Herabminderung des erhöhten Sphinktertonus [7] zu einer dauerhaften Beschwerdefreiheit führen können. Allerdings wird von einigen chirurgisch ausgerichteten Koloproktologen die Notwendigkeit der Fissurektomie bezweifelt [1]. Die Fissurektomie muß aber nach unseren Erfahrungen als die optimale operative Therapie der primären chronischen Analfissur angesehen werden, vor allem wenn eine ausgeprägte Vernarbung oder gar Stenosierung vorliegen. In diesen Fällen muß nach unseren Befunden gehäuft mit einer subanodermalen oder intersphinktären Fistelbildung gerechnet werden.

Während heute die posteriore Sphinkterotomie (Operation nach Eisenhammer), also die Durchtrennung eines Teils des Sphinkter internus im Fissurareal mehrheitlich wegen der Gefahr des „Schlüssellochdefekts" und der damit unweigerlich verbundenen Inkontinenz abgelehnt wird, befürworten einige Autoren die laterale Sphinkterotomie durchaus als sinnvolle zusätzliche operative Maßnahme [1, 5] oder sehen in ihr eine Behandlungsalternative [7].

Wir halten auf Grund unserer guten Ergebnisse die laterale Sphinkterotomie für entbehrlich und stehen ihr außerdem eher kritisch gegenüber, da uns das Risiko einer Stuhlinkontinenz als Spätfolge noch nicht genügend untersucht zu sein scheint.

Die bei unserem Patientenkollektiv dennoch ganz vereinzelt aufgetretene Inkontinenz für Flatus und flüssigen Stuhl muß wohl als Folge einer partiellen sensorischen Inkontinenz gewertet werden, da bei diesen Patienten auf Grund eines ausgedehnteren Befundes größere Anodermanteile geopfert werden mußten. Auf jeden Fall erscheint eine operationsbedingte muskuläre Insuffizienz als Ursache der o. g. Symptome mit größter Wahrscheinlichkeit ausgeschlossen.

Wichtig für ein gutes Endergebnis, vor allem im Hinblick auf die Vermeidung eines Rezidivs, ist die engmaschige postoperative ambulante Nachsorge mit Austastung des analen Kanals sowie evtl. die anschließende Dilatationsbehandlung, mit dem Ziel, den erhöhten Sphinktertonus herabzusetzen.

Der relativ hohe Prozentsatz an postoperativem Juckreiz bei unserem Krankengut unterstreicht die Notwendigkeit einer konsequenten Nachbehandlung, insbesondere die Therapie des Hämorrhoidalleidens, das in einem hohen Prozentsatz der Patienten mit primär chronischer Analfissur zugrunde liegt.

Literatur

1. Buchmann P (1985) Lehrbuch der Proktologie. Huber, Bern Stuttgart Toronto
2. Klug W, Knoch HG (1993) Objektivierung der Wirksamkeit des therapeutischen Dilatators bei der Behandlung der akuten Analfissur. Colo-proctology 1:22–28
3. Meniggen R, Rixen D, Giebel GD (1993) Manometrieabhängige Therapie der chronischen Analfissur. Colo-proctology 3:144–146
4. Notaras MJ (1971) The treatment of anal fissure by lateral subcutaneous internal sphincterotomy – technique and results. Br J Surg 58:96–100
5. Raulf F (1992) Diagnose und Therapie proktologischer Erkrankungen. Dr. Kade, für Studium und Fortbildung (Eigenverlag)
6. Roschke W (1976) Die proktologische Sprechstunde. Urban & Schwarzenberg, München
7. Selvaggi F, Scotto di Carlo E, Silvestri A (Eigenverlag) et al. (1992) Prospektive Untersuchung der lateralen subkutanen Sphinkterotomie in Allgemein- oder Lokalanaesthesie bei der Behandlung von Analfissuren. Colo-proctology 14:348–350
8. Shafik A (1980) A new concept of the anatomy of the anal sphinkter mechanism and the physiology of defectation. X. Anorectal sinus and band: anatomical nature and surgical significance. Dis Colon Rectum 23:170–179

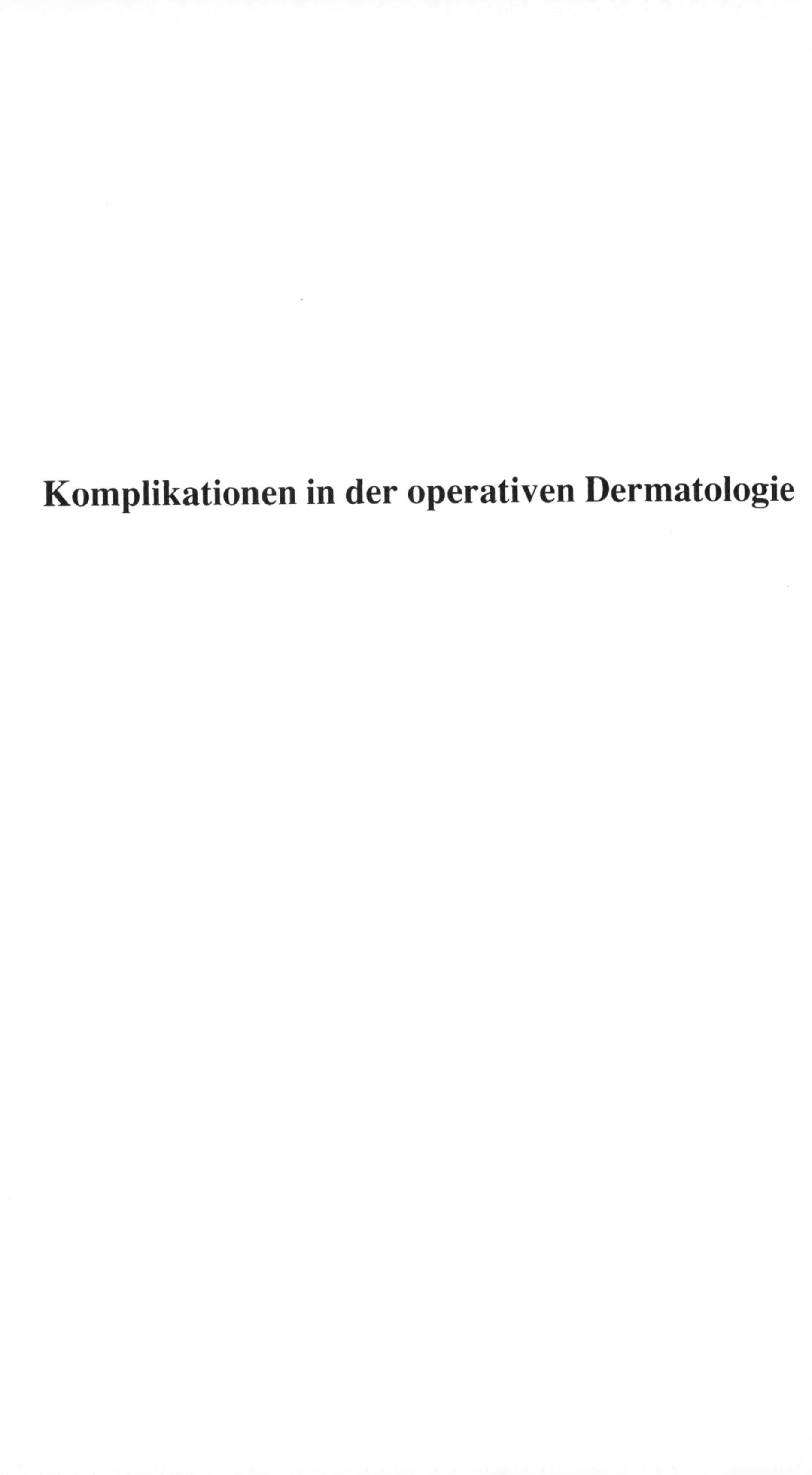

Komplikationen in der operativen Dermatologie

Komplikationen in der operativen Dermatologie

B. Konz

Zusammenfassung

Die unterschiedlichen Verfahren der operativen Dermatologie können unterschiedliche Komplikationen verursachen, die teilweise spezifisch der Methode zugeordnet werden können. Allein durch genaue Kenntnis der Fehlermöglichkeiten und Komplikationen ist es möglich, ungünstige Verläufe und daraus resultierend unbefriedigende Ergebnisse zu verhindern. Um einen Überblick der Problematik zu erhalten, ist es empfehlenswert, eine Aufteilung in perioperative, intraoperative und postoperative Komplikationen vorzunehmen. Neben einer guten Organisation, guter Indikationsstellung und richtiger Operationstechnik ist die selbstkritische Einschätzung der eigenen operativen Fähigkeit eine der wichtigsten Voraussetzungen, um Komplikationen in der operativen Dermatologie zu vermeiden

Nach dem heutigen Verständnis der operativen Dermatologie umfaßt dieses Gebiet nicht allein die Arbeit mit dem Skalpell, sondern auch die Elektrochirurgie, chemische Methoden wie das „Chemical-peeling", Implantationstechniken (Kollagen, Fett), Dermabrasion, die Kryotherapie und die Laserbehandlung. Diese unterschiedlichen Verfahren können unterschiedliche Komplikationen verursachen, die teilweise spezifisch der Methode zugeordnet werden können. Allein die genaue Kenntnis der Fehlermöglichkeiten und Komplikationen ist in der Lage, ungünstige Verläufe und daraus resultierend unbefriedigende Ergebnisse zu verhindern. Daher sollte sich jeder operativ tätige Dermatologe mit diesem Problem eingehend beschäftigen, bevor dieses zu einem Betätigungsfeld des Juristen wird. In der Regel macht sich der einzelne nicht immer klar, wo Fehler lauern, die dann beim Hinzutreten unglücklicher Umstände zu schweren Komplikationen führen können.

Um einen Überblick der Problematik zu erhalten, wird folgende Einteilung vorgeschlagen:

- Perioperative Komplikationen
- Intraoperative Komplikationen
- Postoperative Komplikationen

Perioperative Komplikationen

Im perioperativen Bereich können Fehler durch falsche klinische Diagnose, falsche histologische Diagnose, falsche Indikationsstellung bereits im Vorfeld postoperative Komplikationen und Schwierigkeiten heraufbeschwören.

Durch mangelhafte Organisation, wie zum Beispiel ungenügende Zusammenarbeit zwischen Praxis und Klinik oder zwischen Station und Operationssaal können Übermittlungsfehler zu operativem Fehlverhalten führen.

Intraoperative Komplikationen

Diese können bei ungenügender Operationstechnik, Fehleinschätzung des Operateurs und der Wahl einer der speziellen Situation nicht angepaßten Methode auftreten. Hierbei sei jedoch angemerkt, daß jeder operative Eingriff schicksalhafte Komplikationen herbeiführen kann, ohne daß diese einem Fehlverhalten der an der Operation Beteiligten zugrunde liegt.

Postoperative Komplikationen

Schließlich können sich im postoperativen Verlauf Komplikationen einstellen, die mit dem eigentlichen Eingriff nichts zu tun haben, aber das weitere Geschehen ungünstig beeinflussen. Hier sind zu nennen: postoperative Wundinfektion, Nachblutung, mangelhafte Ruhigstellung, unsachgemäße Wundpflege.

Aus dem bisher Gesagten wird ersichtlich, daß die drei Phasen eines Operationsablaufes durch unterschiedliche und voneinander unabhängige Parameter gestört werden können. Je nach Schweregrad der Störung kann durch korrigierende Maßnahmen bei rechtzeitigem Erkennen einer sich anbahnenden Komplikation mitunter Schlimmeres verhütet werden. Dies ist wiederum nur möglich, wenn die beginnende Komplikation als solche frühzeitig erkannt wird und dann die richtigen Maßnahmen zu deren Behebung eingeleitet werden. Wird zu diesem Zeitpunkt das Falsche zur beabsichtigten Korrektur vorgenommen, ist der weitere deletäre Verlauf meist nicht mehr aufzuhalten.

Es ist deshalb die Aufgabe des Operateurs, sich vor jedem Eingriff über die möglichen Fehler und Komplikationen klar zu werden. Dies gilt auch für einfache Eingriffe und ist bei schwierigen Operationen ein absolutes Muß. So können zum Beispiel unbefriedigende Ergebnisse bei Lappenplastiken durch falsche Planung des Hautlappens zustande kommen, der dann intraoperativ zusätzlich durch erhöhte Spannung traumatisiert und dadurch die vaskuläre Versorgung stört, was eine Nekrose im Lappenbereich nach sich zieht, die einer bakteriellen Infektion Vorschub leisten kann, die die Lappennekrose weiter verschlimmert, so daß eine Defektheilung zustande kommt.

Neben einer guten Organisation, guter Indikationsstellung und richtiger Operationstechnik ist jedoch die selbstkritische Einschätzung der eigenen operativen Fähigkeiten eine der wichtigsten Voraussetzungen, um Komplikationen in der operativen Dermatologie zu vermeiden.

Bakterielle Erreger und ihre aktuelle Resistenzlage auf einer dermatochirurgischen Station

G. Sebastian und D. Steinmann

Zusammenfassung

Die Ergebnisse der Untersuchungen von 162 positiven bakteriologischen Isolaten bei 113 Patienten einer dermatochirurgischen Station der Jahre 1991 und 1992 erbrachten folgende Aussagen zur aktuellen Häufigkeit verschiedener Erreger und deren Resistenzsituation: Grampositive Aerobier; Staphylococcus aureus 51,3%, Streptokokken und Enterokokken je 7,5%, Staphylococcus epid. 6,6%, Mikrokokken 17,6%. Gramnegative Aerobier: Proteus 2%, Pseudomonas 1,5% sowie eine heterogene Gruppe von 6%. Staphylococcus areus-Resistenzen bestanden gegenüber Benzylpenicillinen (60%), Tetracycline (12%) und Co-Trimoxazol (24%). Streptokokkenresistenzen waren bei Co-Trimoxazol, Fluorchinolon und Tetracyclinen zu beobachten. Empfohlen werden zur initialen ungezielten Therapie die Kombination von Ampicillin mit einem β-Laktamase-Hemmer, bei dem Verdacht auf eine Mischinfektion mit gramnegativen Aerobiern die Kombination eines β-Laktamase-Hemmers mit einem Acylaminopenicillin.

Die Wundinfektion nach operativen Eingriffen im Rahmen der Dermatochirurgie ist eine der Hauptgründe für postoperative Wundheilungsstörungen. Begünstigende Faktoren für Wundinfektionen sind die bakterielle Kontamination während des Eingriffes, der Umfang und die Dauer der Operation sowie die Gewebetraumatisation mit konsekutiver Gewebehypoxie. Um einen Überblick über das für die Wundinfektion in Frage kommende Erregerspektrum und deren Resistenzsituation auf der operativen Station einer Hautklinik zu erhalten, ermittelten wir aus den positiven bakteriologischen Isolaten der Jahre 1991 und 1992 die entsprechenden aktuellen Häufigkeiten. Die Ergebnisse der retrospektiven Untersuchungen bildeten die Grundlage für Empfehlungen einer standortspezifischen kalkulierten „blinden" Chemotherapie, nach denen bis zum verbindlichen Antibiogramm behandelt werden kann.

Material und Methode

In der retrospektiven Studie der Jahre 1991 und 1992 wurden alle positiven bakteriologischen Befunde einer ausschließlich dermatochirurgischen Station berücksichtigt, die im Rahmen eines operativen Eingriffes bei Patienten jenseits des 14. Lebensjahres eruiert wurden. Sie stammten von 113 Patienten aus zwei unterschiedlich charakterisierten Untersuchungsmaterialien. Zu 50% wurde das Material präoperativ als Sekret oder Gewebeprobe bakteriell kolonisierter (kontaminierter) Wunden (traumatisch, thermisch, chemisch) und stark infizierter Tumore (z.B. erodierte, ulzerierte, nässend-exophytische) gewonnen, die andere Hälfte gelangte als Abstrich postoperativer Wundinfektionen zur mikrobiologischen Untersuchung. Als postoperative Wundinfektionen werteten wir die Kombination von Erythem, Induration und purulenter Sekretion. Die Abstriche erfolgten hier im Abstand von 3 Tagen nach Einleitung einer systemischen antibakteriellen Behandlung bis zum Sistieren der Wundinfektionszeichen, insbesondere der Wundsekretion.

Ergebnisse

113 Patienten gingen in die Studie ein. In den 162 positiven Isolaten, Copy-Stämme blieben unberücksichtigt, wurden 199 bakterielle Erreger ermittelt. Ein Erreger war in 131 Isolaten, zwei und mehr in 31 Isolaten nachweisbar. Die prozentuale Häufigkeit aller Erreger ergab folgende Reihung:

1. Grampositive Aerobier	
Staphylococcus areus (β-Lactamase negativ und positiv)	51,3%
Mikrokokken	17,6%
Streptokokken	7,5%
Enterokokken	7,5%
Staphylococcus epidermis	6,6%
1. Gramnegative Aerobier (fakultativ anaerob)	
Proteus	2 %
Pseudomonas	1,5%
3. Eine heterogene Gruppe	6 %
(Klebsiella, Acinetobakter, Morganella)	
	100 %

Erfolgt eine Konzentration auf die bei Wundinfektionen vordringlich behandlungsbedürftigen Erreger, ergibt sich die in Abb. 1 dargestellte Verteilung nach ihrer nosologischen Relevanz. Mit 95% bestimmten die grampositiven Aerobier das Wundin-

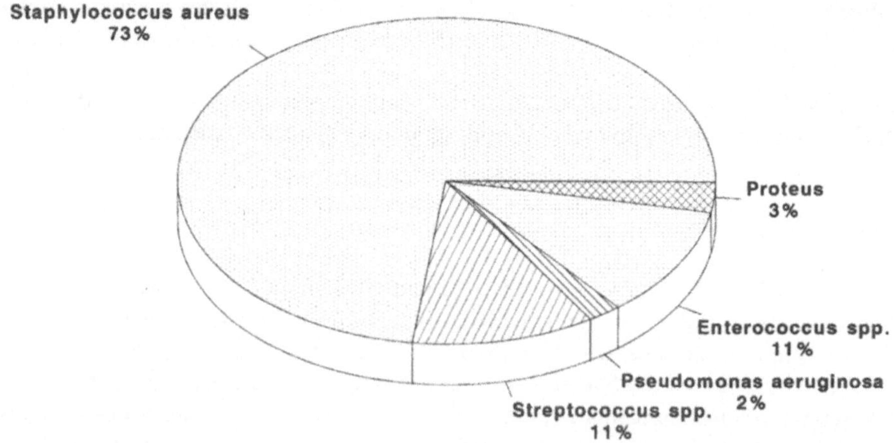

Abb. 1. Häufigste nosologisch relevante bakterielle Erreger auf einer dermatochirurgischen Station (1991 und 1992, $n = 139$)

fektionsgeschehen im untersuchten Material, nur bei 5% fanden sich gramnegative, fakultativ anaerobe Erreger. Stets traten die zuletzt genannten Erreger gemeinsam mit grampositiven Aerobiern als sog. Mischinfektionen betont auf bakteriell kolonisierten (flächenhaften) Wunden auf.

Therapeutische Konsequenzen

Bei den in der operativen Dermatologie zur Behandlung anstehenden bakteriell kolonisierten Wunden und stark infizierten („verschmutzten") Tumoren einerseits und der klassischen postoperativen Wundinfektion andererseits erhebt sich die Grundsatzfrage nach dem Einsatz von Antibiotika und/oder Desinfizientia. Während bei der lokalen Antibiotikaanwendung die Gefahr besteht, daß Erreger in den tieferen Gewebsschichten nicht ausreichend vom Wirkstoff erreicht werden und damit Resistenz-Induktionen der Weg gebahnt wird, aber auch Sensibilisierungen auftreten können, wird beim systemischen Antibiotikaeinsatz der Gesamtorganismus belastet [6]. Bakteriell kolonisierte Wunden und „verschmutzte" Tumoren sollten trotz der bekannten Einschränkungen hinsichtlich ihrer möglichen zelltoxischen Wirkungen nur mit Desinfizientia (z.B. Polyvidon-Jod) behandelt werden [2].

Im Gegensatz dazu ist bei allen Wunden mit den klassischen Zeichen der Infektion, und dazu zählen unsere postoperativen Wundinfektionen, der systemische Einsatz von Antibiotika indiziert [9]. Eine systemische Antibiotikagabe wird ausschließlich als perioperative Antibiotikaprophylaxe bei kardiologischen z.B. mit Herzvitien und künstlichen Herzklappen erforderlich [1, 3, 4]. Basierend auf unseren Ergebnissen dürften bei der derzeitigen Resistenzsituation auf einer dermatochirurgischen Station bei Staphylococcus aureus-Infektionen (s. Abb. 2) folgende Antibiotika „in" sein: Neben den penicillinasefesten Penicillinen die Kombination von einem β-Lak-

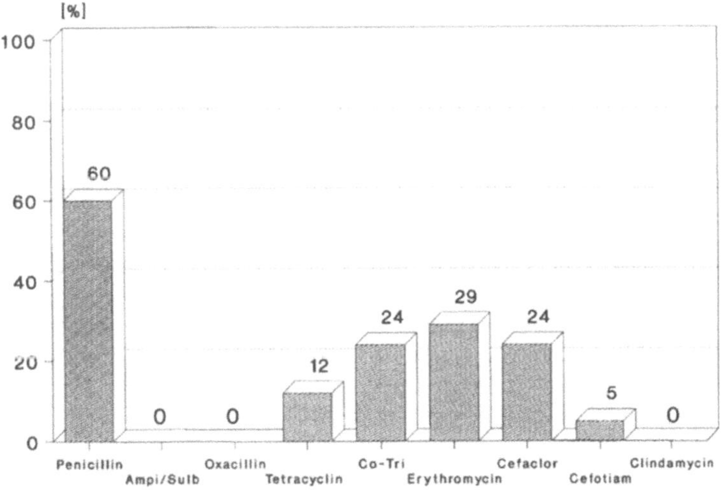

Abb. 2. Resistenzen von Staphylococcus aureus auf einer dermatochirurgischen Station (n = 73). *Ambi/Sulb* Ampicillin und Sulbactam; *Co-Tri* Trimethoprim und Sulfamethoxazol

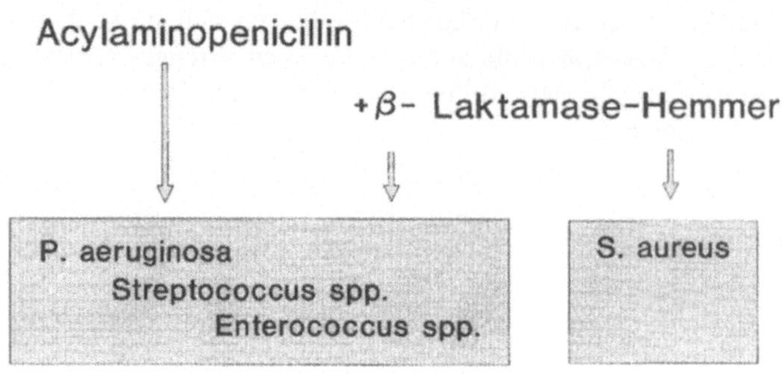

Abb. 3. Empfehlung zur ungezielten antibakteriellen Chemotherapie auf einer dermatochirurgischen Station

tamase-Hemmer z.B. mit Ampicillin, betont beim Verdacht auf Mischinfektionen, bei einer Penicillin-Allergie kann auf Makrolidantibiotika, Tetracycline oder Lincosamine ausgewichen werden. Die geeigneten Cephalosporine der I. und II. Generation weisen bei 5–15% der Penicillin-Allergiker Kreuzsensibilisierungen auf [5].

Glycopetid-Antibiotika bleiben schwersten Infektionen vorbehalten und werden beim Vorliegen von Methicillin-resistenten Staphylococcus aureus Stämmen (MRSA) eingesetzt [8]. „Out" sind die bewährten Benzylpenicilline, die bei empfindlichen Erregern eine doppelt bis 4fache Aktivität wie andere Penicilline besitzen. Sie sind mit 60% Resistenzen des stationären Krankengutes im Gegensatz zu 34% Resistenzen bei entsprechenden Vergleichsuntersuchungen von Praxisisolaten (operative Patienten der Hautpoliklinik) belastet, wobei nosokomiale Staphylococcus aureus-Stämme für die hohe Resistenzrate entscheidend verantwortlich sein dürften. Staphylokokken werden in mehr als 90% der Fälle über die Hände des Krankenhauspersonals übertragen [8]! Auch Co-Trimoxazol (24% Resistenzen) und das Aminoglykosid Gentamicin (49% Resistenzen) scheiden zur Behandlung postoperativer Wundinfektionen mit Staphylococcus aureus im stationären Bereich (betont nosokomial erzeugte resistente Stämme) aus (s. Abb. 3). Neben den Staphylokokken wurde die Resistenzsituation für die jeweils mit 11% Häufigkeit ausgewiesenen Streptokokken und Enterokokken ermittelt. Für die Behandlung der von Streptokokken getragenen Wundinfektionen eignen sich neben Aminobenzylpenicillinen die Cephalosporine der I. und II. Generation sowie Clindamycin. Deutliche Tendenzen einer Resistenzentwicklung weisen dagegen Co-Trimoxazol und das für die Streptokokkeninfektionsbehandlung nicht optimale Fluorchinolon Ofloxacin sowie die Tetracycline auf. Enterokokken weisen in unseren Isolaten eine ausgezeichnete Empfindlichkeit gegenüber Aminobenzylpenicillinen, Acylaminopenicillinen, Co-Trimoxazol und Tetracyclinen auf. Auch hier kann und darf der Einsatz des Glycopeptid-Antibiotikums nur als Reserve bei schwersten Infektionen erwogen werden.

Diskussion einer Empfehlung

Für die systemische Antibiotikatherapie postoperativer Wundinfektionen empfehlen wir nach unseren orientierenden Untersuchungen zur regionalen und stationsspezifischen Resistenzlage folgende Vorgehensweise und Antibiotika: Nach einer repräsentativen Materialgewinnung für die bakteriologische Untersuchung werden bis zum Vorliegen des definitiven Isolates bei der klassischen postoperativen Wundinfektion ungezielt die in 95% unserer Isolate vorliegenden grampositiven Aerobier mit einer Kombination, bestehend aus Ampicillin und einem β-Laktamase-Hemmer behandelt. Besteht eine Penicillinallergie, kann ein Makrolidantibiotikum, z.B. Erythromycin oder ein Tetracyclinpräparat eingesetzt werden. Bei der Gabe von Cephalosporinen der I. und II. Generation ist wegen der bekannten Kreuzallergie mit Penicillin und ihrer Wirkungslosigkeit gegenüber Enterokokken Vorsicht geboten. Wundinfektionen mit Pseudomonas aeruginosa traten in unserem Erkrankungsgut nur als Mischinfektion bei ausgedehnten Verbrennungen mit den klassischen Infektionszeichen auf. Wir empfehlen in derartigen Situationen die Kombination eines Acylaminopenicillins (z.B. Piperacillin) mit einem β-Laktamase-Hemmer. Ist der definitive bakteriologische Befund eingegangen, wird entweder bei Bestätigung die bisherige Therapie fortgeführt oder entsprechend dem Resistogramm neu festgelegt. Bessert sich der Befund nicht innerhalb von drei bis fünf Tagen, muß die Therapie umgestellt werden. Beendet wird die Therapie ebenfalls drei bis fünf Tage nach Rückgang der Symptome. Für die ungezielte kalkulierte systemische Chemotherapie von Wundinfektionen auf der operativen Station einer Hautklinik gestattet die Kenntnis der aktuellen Resistenzlage den Einsatz eines Antibiotikums, das nosokomiale Infektionen ohne Begleiterkrankungen ausreichend beherrscht und als Einmaldosis zur perioperativen Antibiotikaprophylaxe geeignet ist [3, 7]. Die empfohlenen Kombinationen sind auch hinsichtlich ihres ökonomischen Einsatzes vertretbar.

Literatur

1. Carmichael AJ, Holt PJA, Flanagan P, Duerden BI (1992) Prophylactic antibiotics for skin surgery? Letters to the editor. Acta Derm Venereol 72:314
2. Daschner F (1990) Antibiotika am Krankenbett. Springer, Berlin Heidelberg New York London Paris Tokyo Hongkong Barcelona
3. Halpern AC, Leyden JJ, Dzubow LM, McGinley KJ (1988) The incidence of bacteremia in skin surgery of the head and neck. J Am Acad Dermatol 19:112–116
4. Maurice PDL, Parker S, Azadian BS, Cream JJ (1991) Minor skin surgery. Are prophylactic antibiotics ever needed for curettage? Acta Derm Venereol 71:267–268
5. Milatovic D, Braveny I (1989) Infektionen. Praktische Hinweise zur antimikrobiellen Therapie und Diagnostik. Friedr. Vieweg & Sohn, Braunschweig Wiesbaden, S 38
6. Raab W (1993) Lokalbehandlung von Dermatosen. Pro und contra der topischen Wirkstoff-Anwendung. TW Dermatologie 23:53–64
7. Vestweber K-H (1993) Perioperative Antibiotikaprophylaxe. Arzneimitteltherapie 11:327–338
8. Voss A (1993) Staphylokokken im Krankenhaus. Infektionsklinik 6:7–9
9. Weber RS, Raad I, Frankenthaler R et al. (1992) Ampicillin-Sulbactam vs Clindamycin in head and neck oncologic surgery. The need for gram-negative coverage. Arch Otolaryngol Head Neck Surg 118:1159–1163

Chronisch fistulierende Hautreaktion infolge eines plastisch operativen Eingriffes (Nahlappenplastik) – Ein kasuistischer Beitrag

K. Weis

Zusammenfassung

Es wird anhand einer Einzelfalldarstellung über eine außergewöhnlich massive und über Monate persistierende entzündlich-fistulierende Gewebereaktion nach einer operativen Entfernung einer Epithelzyste und Defektdeckung mittels einer Rotationslappenplastik im Rückenbereich berichtet. Aufgrund der ausbleibenden Spontanheilung, trotz gezielter Lokaltherapie, konnten durch eine operative Entfernung des 13 · 4 cm großen Hautareals sowie Wundkonditionierung mit SYSpur-derm eine Abheilung und letztendlich stabile Narbenverhältnisse erreicht werden. Diskutiert wird die Rolle des verwendeten resorbierbaren Fadenmaterials (Vicryl) als möglicher auslösender Faktor bei einer besonderen individuellen Reaktionsbereitschaft.

Als Komplikation eines dermatochirurgischen Eingriffes an der Rückenhaut entwickelte sich nach primär unauffälliger Wundheilung eine chronisch-fistulierende Entzündungsreaktion im Narbenverlauf, welche durch eine ungewöhnliche Intensität und Persistenz gekennzeichnet war.

Fallbericht

64jährige Patientin, Familienanamnese: unauffällig

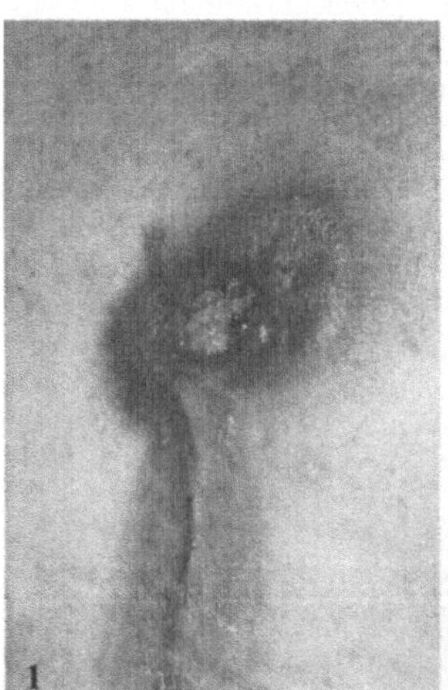

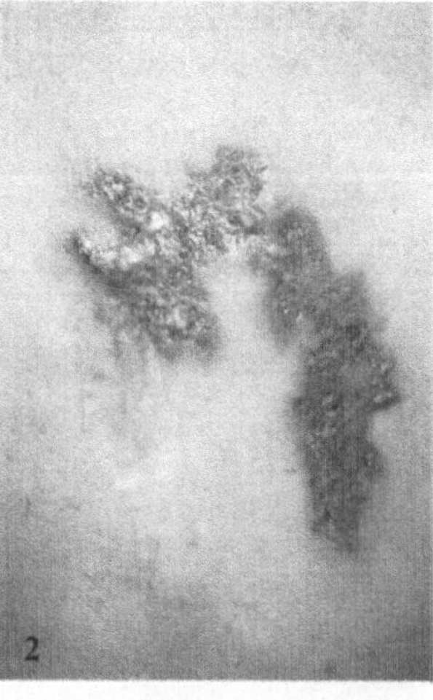

Abb. 1. Linke Rückenseite. 3 cm lange, verbreiterte Narbe mit entzündlichem Infiltrat und zentralem Ulkus am oberen Narbenpol

Abb. 2. Linke Rückenseite. Entzündliches Infiltrat mit Fistelöffnungen im Narbenverlauf

Anamnese

Im April 1991 wurde eine durch mehrfache Inzisionen zerstörte und entzündete Plattenepithelzyste des Rückens operativ entfernt. Postoperativ kam es zur Wunddehiszenz und unvollständiger sekundärer Wundheilung des oberen Wundpoles (Abb. 1). Vom 18.07. bis 30.08.91 erfolgte in der Hautklinik Plauen die Diagnostik und operative Entfernung von Zystenresten mittels histographisch kontrollierter Chirurgie und eine Defektdeckung durch eine Rotationslappenplastik. Hiernach völlig problemlose Wundheilung. Innerhalb von 4–6 Wochen nach der Operation allmähliches Aufttreten einer Entzündung sowie eitriger Absonderungen entlang der „neuen" Narbe. Von November 1991 bis Juni 1992 gleichbleibender Befund ohne Abheilungstendenz (Abb. 2).

Hautbefund

Im Bereich der linken Rückenseite entlang des bogenförmigen Narbenverlaufes sich erstreckendes 13 · 3 bis 4 cm großes, entzündlich gerötetes und infiltriertes Areal mit

Abb. 3. Histologie: Kapillarreiches, lympho-granulozytäres Granulationsgewebe mit Fibroblasten, Histiozyten und Riesenzellen vom Fremdkörpertyp (HE-Färbung, Vergr. 25:1)

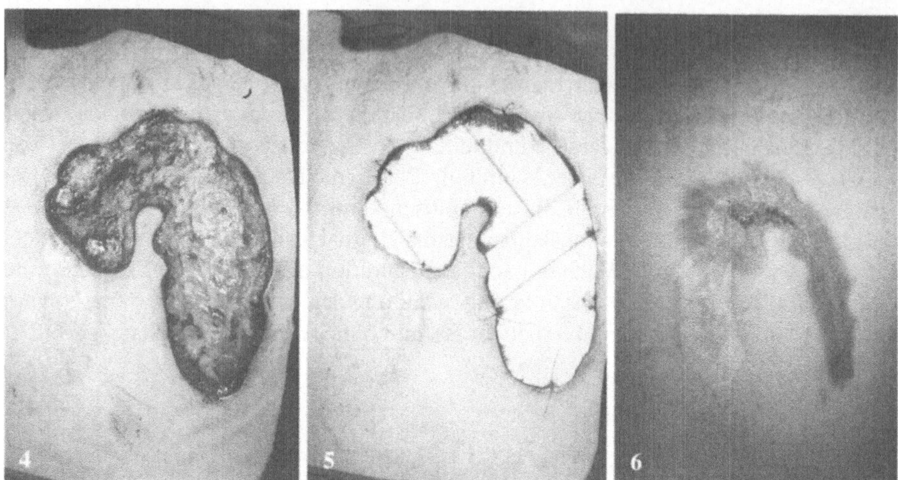

Abb. 4. Defekt nach Exzision des betroffenen Areals der linken Rückenseite

Abb. 5. Interims-Deckung mit SYSpur-derm

Abb. 6. Abheilungszustand 8 Wochen postoperativ, stabile reizlose Narbe

multiplen glasstecknadelkopfgroßen Fistelöffnungen, aus welchen sich ein gelblich eitriges Sekret entleert.

Histologischer Befund

Intradermale granulierende und granulomatöse Entzündung aus einem kapillarreichen, lympho-granulozytären Granulationsgewebe mit Fibroblasten, Histiozyten, mehrkernigen Riesenzellen vom Fremdkörpertyp und teils geschichtetem Aufbau. Zelldetritus und feingranuläres eosinophiles Material sind im Zentrum der Granulome zu beobachten. Zwischen Oberfläche und dermalen Proliferationen befinden sich Fistelgänge, welche von einem epidermoiden Epithel ausgekleidet sind. Die Epidermis ist mittelgradig akanthotisch verbreitert (Abb. 3).

Immunfluoreszenzoptische Untersuchung

Keine Ablagerungen von IgG, IgM, IgA, C_3 und Fibrinogen nachweisbar.

Laborbefunde

BSR 28/46 (Kontrolle 16/30)), Differentialblutbild, Cholesterol, Triglyzeride, Harnsäure, Harnstoff, Kreatinin, ALAT, ASAT, Gamma-GT, Elektrophorese, PTT, Quick, Urinstatus im Normbereich. Luesserologie negativ. Bakteriologische und mykologische Untersuchungen wiederholt negativ (einschließlich Mykobakterien).

Thoraxröntgen

Ohne pathologische Veränderungen.

Therapie und Verlauf

Antiseptische und antiinflammatorische Lokaltherapie über 9 Monate ohne Abheilungstendenz. Exzision des betroffenen Areals in Lokalanästhesie (Abb. 4), Interimsdeckung und Wundkonditionierung mit SYSpur-derm (Abb. 5). Eine vorgesehene Spalthauttransplantation wurde seitens der Patientin abgelehnt. Abheilung und Bildung einer stabilen Narbe innerhalb von 10 Wochen (Abb. 6).

Besprechung

Im Rahmen des großen Themenkomplexes „Komplikationen in der Dermatochirurgie" soll der beschriebene Fall mit einer chronisch-fistulierenden Gewebereaktion infolge einer Nahlappenplastik aufgrund der ausgesprochenen Intensität und vor allem ungewöhnlichen Persistenz der Entzündungserscheinungen vor- und zur Diskussion gestellt werden.

Als auslösenden Faktor sehen wir das subkutan bzw. tief intrakorial verwendete resorbierbare Nahtmaterial an, welches normalerweise vorübergehende minimale Entzündungsreaktionen in Abhängigkeit von der Fadenqualität und der Nahttechnik auslösen kann [2, 4].

Das hier verwendete Vicryl ist ein in der täglichen Praxis bewährter und durch eine gute Gewebeverträglichkeit gekennzeichneter Faden aus Polyglactin 910. Die in unserem Falle beobachtete massiver Entzündung ist als eine besondere individuelle Reaktionsbereitschaft zu erklären [5].

Da Vicryl durch hydrolytischen Abbau nach 80 Tagen nicht mehr im Gewebe nachweisbar ist, erstaunt die Persistenz der Gewebereaktion ohne Selbstheilungstendenz [4].

Nahttechnische Fehler können aufgrund der Berücksichtigung einer invertierenden Nahttechnik in Form von vertikalen Einzelknopfnähten mit Tiefplazierung der Knoten ausgeschlossen werden.

Durch wiederholte histologische, immunfluoreszenzoptische, bakteriologische und mykologische Untersuchungen konnten differentialdiagnostisch in Erwägung gezogene Krankheitsbilder, wie in erster Linie ein Pyoderma gangraenosum, aber auch eine Hauttuberkulose, Aktinomykose, tiefe dermale Mykose (z.B. Sporotrichose, Blastomykose), chronisch vegetierende Pyodermie, tertiäre Syphillis und eine postoperative Gangrän Cullen ausgeschlossen werden [1, 3].

Eine vorgesehene Spalthauttransplantation nach ausreichender Wundkonditionierung hätte zu einer Verkürzung der Heilungsdauer und zu einem besseren ästhetischen Ergebnis geführt.

Literatur

1. Braun-Falco O, Plewig G, Wolff HH (1984) Dermatologie und Venerologie, 3. Aufl. Springer, Berlin Heidelberg New York Tokyo, S 117–127, 166–168, 172, 212–217, 564
2. Breuninger H, Haueisen S (1985) Anwendung von resorbierbarem Nahtmaterial in der operativen Dermatologie. Z Hautkr 60:453–457
3. Grunewald AM, Gloor M (1992) Familiäres Vorkommen der postoperativen Gangrän Cullen. Hautarzt 43:795–797
4. Haaf U, Breuninger H (1988) Resorbierbares Nahtmaterial in der menschlichen Haut: Gewebereaktion und modifizierte Nahttechnik. Hautarzt 39:23–27
5. Thiede A, Hamelmann H (1980) Moderne Nahtmaterialien und Nahttechniken in der Chirurgie, 1. Aufl. Springer, Berlin Heidelberg New York, S 392–393

Komplikationen in der Dermatochirurgie – Juristische Aspekte

G. KRIEGER

Zusammenfassung

Schon bei meinem Vortrag auf der 1. Jahrestagung ging es um das Problem von Komplikationen bei der dermatochirurgischen Behandlung und der damals relativ neuen Problematik ärztlicher Aufklärung über solche Komplikationen. Heute kann ich mich bei meinen juristischen Ausführungen zunächst auf die von Konz in seinem Vorrag zu den Komplikationen in der operativen Dermatologie dargestellten Kasuistik beziehen. Seiner Einteilung in die 3 Komplikationsbereiche:

- perioperative Komplikationen,
- intraoperative Komplikationen und
- postoperative Komplikationen

entsprechen die nachfolgend zu behandelnden Themen:

- Operationsplanung und Organisation,
- Aufklärung,
- Operationsausführung,
- Dokumentation,
- Haftung und Versicherung.

Bei der Erörterung der Probleme gibt es insoweit keinen Unterschied zwischen ambulanten und stationären Operationen.

Operationsplanung

Der Grundsatz, daß die Wahl der Behandlungsmethode und die Organisation der Operation grundsätzlich Aufgabe des Arztes ist, auferlegt ihm die Verantwortung und Beurteilung, wie er dem Krankheitsbild gerecht werden will. Dabei muß er nicht stets den sichersten therapeutischen Weg wählen, ein höheres Risiko muß aber in den besonderen Sachzwängen des konkreten Falles oder in einer günstigeren Heilungsprognose eine sachliche Rechtfertigung finden.

Zunächst muß der Arzt daher bei der Vorbereitung einer Operation eine selbstkritische Einschatzung der eigenen operativen Fähigkeiten durchführen, wie dies mit Recht von Konz betont wird. Der Arzt wird nicht nach seinem eigenen subjektiven Können und eigenem Wissen beurteilt, sondern es wird von ihm ein bestimmter Mindeststandard verlangt, den er nur durch ständige Fortbildung und kritische Auseinandersetzung mit seinem eigenen Wissensstand erreicht. Die Rechtsprechung geht dabei von Ihnen, soweit Sie Fachärzte sind, nicht nur vom allgemeinen Stand der Wissenschaft und Technik aus, sondern vom Standard eines erfahrenen Dermatologen und insbesondere auch eines Dermatochirurgen. Als Dermatochirurg verfügen Sie zusätzlich über ärztliche, für die Diagnose und Therapie bedeutsame Spezialkenntnisse, die Sie zugunsten des Patienten einsetzen müssen. Nach diesem erhöhten Standard werden Sie auch beurteilt.

Aufklärungspflicht

Zu einer ordnungsgemäßen Planung und Vorbereitung einer Operation gehört die umfassende Aufklärung des Patienten. Gerade aufgrund der Fülle ständig ergänzter Rechtsprechung zu dem Problem der Aufklärung möchte ich Ihnen nachfolgend die wichtigsten Probleme im Rahmen der Aufklärungspflicht darstellen:

Risikoaufklärung

Vielen Patienten fehlt die Einsicht, daß Krankheit und insbesondere auch der Mißerfolg einer Operation grundsätzlich nicht auf dem Fehler des Arztes beruhen, sondern durch das Krankheitsbild bestimmt werden. Kann der Patient dem Arzt keinen Behandlungsfehler vorwerfen, dann beruft er sich häufig auf den Vorwurf, die Behandlung sei ohne die erforderliche Einwilligung durchgeführt worden, da er über die Behandlungsrisiken nicht ordnungsgemäß aufgeklärt worden sei. Wir müssen uns daher auch mit den Fragen der Patientenaufklärung befassen. Hierzu wird auf die Empfehlungen zur Patientenaufklärung durch die BÄK verwiesen (Dt. Ärztebl. Heft 16, C-807, 1990).

Im Rahmen der Aufklärung gilt der Grundsatz, daß der Patient von dem Arzt über alles unterrichtet werden muß, was im Rahmen der ärztlichen Behandlung für ihn von Interesse sein kann. Geht es um die präoperative Aufklärung, dann ist zu beachten, daß nur der von dem Arzt ordnungsgemäß aufgeklärte Patient eine wirksame Einwilligung in die Operation geben kann. Wird ohne eine solche Einwilligung die Behandlung durchgeführt, dann ist sie auch dann, wenn Regeln der ärztlichen Kunst nicht verletzt werden, rechtswidrig und führt zur Haftung des Arztes.

Aufklärung über Behandlungsalternativen

Die Wahl der Operationsmethode ist zunächst Sache des Arztes. Der Arzt hat daher auch dem Patienten nicht ungefragt zu erläutern, welche Operationsmethoden theoretisch in Betracht kommen, was für und gegen die eine oder andere dieser Methoden spricht, so lange er eine Therapie anwendet, die dem medizinischen Standard genügt. Stehen für eine medizinisch sinnvolle und indizierte Therapie jedoch mehrere Behandlungsmethoden zur Verfügung, die zu unterschiedlichen Belastungen des Patienten führen oder unterschiedliche Risiken und Erfolgschancen bieten, muß der Patient – selbstverständlich nach sachverständiger und verständnisvoller Beratung des Arztes – selbst prüfen können, was er an Belastungen und Gefahren im Hinblick auf möglicherweise unterschiedliche Erfolgschancen der verschiedenen Behandlungsmethoden auf sich nehmen will. Nur über wirkliche Alternativen ist aufzuklären, so wie z. B. die Operation mit dem Skalpell, die Elektrochirurgie, chemische Methoden,

Implantationstechniken, Dermabrasion, Kryotherapie und die vermehrt eingesetzte Lasertechnik. Dabei muß der Arzt nicht medizinische Einzelheiten über einen vorgesehenen ärztlichen Eingriff vermitteln. Der Patient muß jedoch „im Großen und Ganzen" wissen, worin er einwilligt.

Aufklärung über personelle und operative Ausstattung

Der Arzt ist nicht verpflichtet, von sich aus über neue diagnostische und therapeutische Verfahren, die sich erst in der Erprobung befinden und erst in einigen Großkliniken zur Verfügung stehen, zu unterrichten. Will der Arzt nach einer bis dahin bewährten Methode, die bisher der Behandlung der Wahl entsprach, operieren und ist dies verantwortlich, dann hat er nicht darüber zu informieren, daß an einer anderen Klinik mit anderer personeller und technischer Ausrüstung die Operation mit einer anderen Technik ausgeführt wird. Der rasche Fortschritt in der medizinischen Technik und die damit einhergehende Gewinnung immer neuer Erfahrungen und Kenntnisse bringt es mit sich, daß es zwangsläufig zu Qualitätsunterschieden in der Behandlung von Patienten kommt, je nach dem, ob sich diese Patienten in eine größere Universitätsklinik, eine personell und apparativ besonders gut ausgestattete Spezialklinik oder aber zu einem niedergelassenen Facharzt zur ambulanten Operation begeben. Erst wenn sich aus der personellen und apparativen Ausstattungsdifferenz Risiken für den Patienten ergeben, ist er hierüber aufzuklären. Hier greift die selbstkritische Überlegung des Arztes ein, daß er sich, seine persönlichen Fähigkeiten, die Fähigkeiten des assistierenden Personals und auch die technische Einrichtung des Operationsumfeldes nicht überschätzen darf.

Komplikationsrisiken

Kommt es während der Operation zu unvorhersehbaren Komplikationen, bzw. zu solchen Komplikationen, über welche bisher noch nicht aufgeklärt worden ist, dann stellt sich für den Operateur die Frage, wie er weiter vorgehen muß und kann. Nicht nur der in Narkose befindliche Patient, sondern auch der lediglich lokal anästhesierte Patient kann intraoperativ nicht aufgeklärt werden. Der Eingriff ist daher abzubrechen, wenn die Operationserweiterung nicht vital indiziert und der Abbruch nicht mit erhöhten Gefahren verbunden ist. Ist die Operationserweiterung vital indiziert und besteht akute Gefahr für den Patienten, wenn der Eingriff abgebrochen wird, dann kann und muß der operierende Arzt die Operation fortsetzen.

Die Rechtsprechung hat im Rahmen der Fortentwicklung dieser Grundsätze jedoch auch dann die Möglichkeit eröffnet, ohne Abbruch der Operation diese fortzusetzen, wenn der Abbruch des Eingriffs eine hohere Gefahr für den Patienten darstellt als dessen Fortsetzung. Die Operationserweiterung soll auch dann zulässig sein, wenn sie medizinisch indiziert und ungefährlich ist und wenn der Arzt davon ausgehen kann, daß der Patient bei einer Befragung ohnehin einwilligen würde. Gerade dieser Grundsatz der hypothetischen Einwilligung des Patienten setzt sich im Rahmen der Aufklärungspflicht vermehrt durch. Danach ist von den Gerichten der Einwand des Arztes, der Patient würde bei ordnungsgemäßer Aufklärung über die Risiken des Eingriffs seine Einwilligung erteilt haben, zu beachten. Der Nachweis für diese Behauptung, der dem Arzt obliegt, stellt strenge Anforderungen, damit nicht auf diesem Wege der Aufklärungsanspruch des Patienten unterlaufen wird.

Als Faustregel ist festzustellen, daß vor einer Operationserweiterung immer dann die Operation abgebrochen werden soll, wenn über die Erweiterung nicht aufgeklärt worden ist und der Abbruch der Operation ohne wesentliche Nachteile für den Patienten verantwortet werden kann. Hier ist die Warnung von Konz zu wiederholen, daß der operierende Arzt sich vor jedem Eingriff über die möglichen Fehler und Komplikationen klar werden muß. Je größer die Risiken, umso eingehender muß sich der Arzt mit Fehlermöglichkeiten befassen und hierüber auch den Patienten aufklären.

Aufklärung ausländischer Patienten

Da einem ausländischen Patienten das gleiche Selbstbestimmungsrecht wie einem deutschen Patienten zusteht, ist immer dann ein Dolmetscher zum Aufklärungsgespräch beizuziehen, wenn der ausländische Patient der deutschen Sprache nicht ausreichend mächtig ist. Schwierigkeiten kann es hinsichtlich der Dolmetscherkosten geben.

Aufklärung Minderjähriger

Ob eine wirksame Einwilligung vorliegt, hängt von der Einsichts- und Willensfähigkeit des Patienten ab. Diese Willensfähigkeit fällt nicht mit der bürgerlich-rechtlichen Geschäftsfähigkeit zusammen. Die Einwilligung eines Minderjährigen in eine Operation ist dann rechtswirksam, wenn er nach seiner geistigen und sittlichen Reife Bedeutung und Tragweite des Eingriffs und seiner Gestaltung abzuwägen vermag.

Ist der Minderjährige nicht in der Lage eine wirksame Einwilligungserklärung zu geben, dann ist die Zustimmung der Erziehungsberechtigten, meist der Eltern einzuholen. Bei täglichen und risikolosen Behandlungen kann der Arzt davon ausgehen, daß der mit dem Kind beim Arzt vorsprechende Elternteil aufgrund einer allgemeinen Funktionsaufteilung zwischen den Eltern ermächtigt ist, auch für den abwesenden Elternteil die Ermächtigung in den Eingriff zu erklären. Hierauf kann der Arzt vertrauen, so lange ihm keine entgegenstehenden Umstände bekannt sind. Liegt der Fall jedoch schwerer, dann muß sich der Arzt auch vergewissern, ob der erschienene Elternteil die Ermächtigung des anderen Elternteils hat und wie weit diese reicht. Dabei kann eine wahrheitsgemäße Auskunft des erschienenen Elternteils unterstellt werden.

Handelt es sich aber um eine schwere, gegebenenfalls vitale Operation des Kindes, dann darf nicht auf das Vorliegen einer Ermächtigung des abwesenden Elternteils vertraut werden.

Umfang der Aufklärung

Zum Umfang der Aufklärung ist festzustellen, daß alles mitgeteilt werden muß, was für einen durchschnittlich vernünftigen Patienten wissenswert sein kann. Es ist vom Bildungsgrad des Patienten auszugehen. Wer bereits aufgeklärt ist, benötigt keine weitere Aufklärung. Aufzuklären ist über die Tatsachen und Risiken, die für den Entscheidungsprozeß des Patienten zur Erteilung der Einwilligung erforderlich sind.

Über den Umfang der Aufklärung entscheidet nicht nur die Komplikationsdichte. Der Umfang der Aufklärung wird vor allem durch die spezifisch mit der Therapie verbundenen Risiken für die Entschließung des Patienten bestimmt. Je schwerwiegender die Folgen des Eingriffs für den Patienten sein können, umso intensiver muß die Aufklärung sein, ggf. auch unter Einbeziehung unwahrscheinlicher Folgen. Droht ein Risiko für die allgemeine Lebensführung oder die berufliche Existenz, beispielsweise bei entstellenden Narben, Versteifung eines Fingers nach der Operation eines Fingers bei einem Geiger o. ä., dann muß durch intensivere Aufklärung dem Patienten die Möglichkeit gegeben werden, entweder mit der Krankheit zu leben oder aber sich für die Operation zu entscheiden unter bewußtem Eingehen auf das Risiko.

Je weniger medizinisch indiziert der dermatologische Eingriff ist, wie z. B. bei der Entfernung einer Warze, der Akne-Behandlung, dem Einpflanzen von Haaren usw. umso eingehender muß über eventuelle Risiken aufgeklärt werden. Das Maß der Genauigkeit, mit der über Operationsrisiken aufgeklärt werden muß, ist umgekehrt proportional zur Dringlichkeit des Eingriffs: Je dringender der geplante Eingriff, desto geringer ist der Umfang der Aufklärungspflicht. Je geringer der Dringlichkeitsgrad, desto größere Anforderungen sind an die Aufklärungspflicht zu stellen. Wer sich somit nur einer kosmetischen Behandlung unterzieht wie z. B. die Entfernung von Tätowierungen u. ä., muß auch über ganz entfernte Risiken, z. B. verbleibender entstellender Narben, aufgeklärt werden.

Aufklärender Arzt

Die Aufklärung hat grundsätzlich durch den behandelnden Arzt zu erfolgen. Der Arzt kann sich nicht darauf verlassen, daß der den Patienten überweisende Allgemeinarzt bereits über die durchzuführende Behandlung und deren Risiken aufgeklärt hat. Auch der die Operation ausführende Chefarzt ist verpflichtet, vor der Operation die eventuell anderweitig gestellte Diagnose zu überprüfen und den Patienten aufzuklären. Sofern in Ausnahmefällen, was grundsätzlich nicht der Fall sein sollte, der Chefarzt die Aufklärung einem Assistenten überläßt, hat er sich persönlich darüber zu vergewissern, daß die ordnungsgemäße umfassende Aufklärung erfolgt ist.

Aufklärungsformulare

Zu warnen ist vor der schematisierten Verwendung von Aufklärungsformularen. Diese dürfen und können das persönliche Informationsgespräch nicht ersetzen. Sie können das Informationsgespräch vorbereiten und Leitfaden für den Inhalt des Informationsgespräches und dessen Dokumentation sein.

Zeitpunkt der Aufklärung

Umstritten ist der Zeitpunkt der Aufklärung. Man sollte dabei jedoch immer von dem Leitprinzip ausgehen, daß der Patient zeitlich noch Entscheidungsmöglichkeiten haben muß, und zwar bei alternativen Behandlungs-, insbesondere Operationsmethoden, welche Methode gewählt werden soll. Die Wahlmöglichkeit darf nicht durch die Vorbereitung der Operation bereits ausgeschlossen oder auch nur erschwert sein. Der Patient muß auch die Möglichkeit haben, die Behandlung insgesamt abzulehnen. Von kleineren Eingriffen abgesehen, die keine alternative Behandlung zulassen, wird der Arzt nicht erst kurz vor der Operation aufklären können. Immer dann, wenn dem Patienten die Chance geboten werden muß, das Aufklärungsgespräch innerlich zu verwerten, ggf. auch mit Vertrauenspersonen zu besprechen, muß das Aufklärungsgespräch wesentlich vorverlegt werden. So ist bei stationären Operationen das Aufklärungsgespräch vor der Aufnahme in die Klinik zu führen. Je nach der psychischen Belastung des Patienten oder aber auch den Risiken, die durch die Operation entstehen können, reicht es jedoch nicht aus, daß der Patient erst bei der auf eine bestimmte Operation hinzielende Aufnahme im Krankenhaus (am Vortag) informiert wird. Das Aufklärungsgespräch muß dann vor der Aufnahme, d.h. mindestens zwei oder mehrere Tage vor der Operation selbst liegen.

Geschuldete ärztliche Leistung

Standard

Der operierende Arzt schuldet im Rahmen des mit dem Patienten abgeschlossenen Behandlungsvertrages keinen Operationserfolg, denn er kann für den Erfolg seiner Behandlung nicht garantieren. Er schuldet jedoch eine fachgerechte Behandlung. Die Wahl der Behandlungsmethode ist im Rahmen der Therapiefreiheit Aufgabe des Arztes. Es obliegt seiner Verantwortung und Beurteilung, wie er der Krankheit des Patienten gerecht werden will. Dabei muß er nicht stets den sichersten therapeutischen Weg wählen, ein höheres Risiko muß aber in den besonderen Sachzwängen des konkreten Falles oder in einer günstigeren Heilungsprognose eine sachliche Rechtfertigung finden.

Der Arzt wird nicht nur nach seinem eigenen Können und seinem eigenen individuellen ärztlichen Wissen beurteilt, sondern es wird von ihm ein bestimmter Mindeststandard verlangt. Die Rechtsprechung geht, wie eingangs schon mitgeteilt, dabei von dem Standard eines erfahrenen Facharztes aus. Verfügt der Arzt zusätzlich noch über ärztliche, für die Therapie bedeutsame Spezialkenntnisse, insbesondere auch im operativen Bereich, dann hat er diese zugunsten des Patienten einzusetzen und wird nach diesem erhöhten Standard beurteilt.

Fortbildungsverpflichtung

Um ständig den Sorgfaltsanforderungen zu entsprechen und um der Qualität des erfahrenen Facharztes zu genügen, muß sich der Facharzt ständig weiterbilden und zwar auf Fortbildungsveranstaltungen, als auch durch die Lektüre von Fachzeitschriften u. a.

Personelle und technische Ausstattung

Der Arzt hat dafür einzustehen, daß die technische und personelle Ausstattung seines Operationsraumes vorgenanntem Standard, wie er durch Wissenschaft und Technik vorgegeben ist, entspricht. Der Einsatz von Hilfspersonen, sei es im ärztlichen oder auch nichtärztlichen Bereich, ist üblich, jedoch darf nur derjenige zum Einsatz kommen, der die Anforderungen an die jeweilige Tätigkeit erfüllt.

Hier muß ich Sie auf ein von mir im Deutschen Dermatologen 1993, Heft 3, S. 336 mit der Überschrift „Einem operierenden Berufsanfänger muß immer ein Facharzt assistieren" besprochenes Urteil des Bundesgerichtshofs vom 10.3.1992 aufmerksam machen. Dieses Urteil, das nur einer völligen Unkenntnis der Bundesrichter über die ärztliche Weiterbildung und die Durchführung von Operationen entspringen kann, hat mit Recht aus den verschiedensten Gründen erheblichen Widerspruch gefunden (vgl. Opderbecke/Weißauer in MedR 1993, S.2). Wegen der besonderen Bedeutung dieses Urteils für den Klinikbetrieb muß ich auf dieses Urteil näher eingehen. Ein Patient, bei welchem eine Blinddarm-Operation vorgenommen worden war, klagte gegen das Krankenhaus, weiterhin gegen den Chefarzt sowie den assistierenden Arzt, weil es im Zusammenhang mit der Operation zu einer Stumpfinsuffiziens mit weiteren erheblichen Folgen kam. Richtig stellt das Gericht zunächst fest, daß es keinen allgemeinen Erfahrungssatz gibt, wonach eine äußerst seltene Komplikation auf einen ärztlichen Fehler zurückzuführen sei. Dann führt das Gericht aber aus, daß es nicht zulässig sei, daß die Operation durch einen Arzt ausgeführt wurde, der sich noch in der Weiterbildung zum Chirurgen befunden habe, während ihm bei der Operation ein Arzt assistierte, der selbst noch kein Facharzt der Chirurgie gewesen sei. Dieser assistierende Arzt verfüge zwar über eine 5-jährige chirurgische Erfahrung und habe schon mindestens 150 Blinddarm-Operationen selbständig und komplikationslos ausgeführt, dies ändere jedoch nichts an der mangelnden Eignung zur Übernahme der Aufsicht über den operierenden Arzt. Dies führt dann zu der weltfremden Feststellung, daß nur ein Facharzt selbst eine Operation durchführen darf oder aber ein in der Facharzt-Ausbildung stehender Arzt nur unter unmittelbarer Aufsicht eines erfahrenen Facharztes eingesetzt werden darf, der dann jeden Operationsschritt beobachtend verfolgt und jederzeit korrigierend eingreifen kann. Das Gericht ist der Ansicht, daß der Standard eines erfahrenen Chirurgen nur dann gewährleistet sei, wenn es sich um einen Facharzt handelt. Die Gleichsetzung des erfahrenen Chirurgen mit dem Facharzt für Chirurgie ist unsinnig, weil es auf die Erfahrung bei der individuellen jeweils konkret auszuführenden Operation ankommt. Wer 5 Jahre chirurgische Weiterbildung hinter sich hat und schon mindestens 150 gleichartige Operationen komplikationslos selbst ausgeführt hat, ist erfahren, auch wenn er noch nicht über die Qualifikation eines Facharztes verfügt.

Ein in der Facharzt-Ausbildung befindlicher Operateur verfügt somit nach Ansicht des Bundesgerichtshofs über keine ausreichende Qualifikation zur selbständigen Durchführung eines chirurgischen Eingriffs. Dies selbst dann, wenn er nur aus Zeitgründen oder aber weil ihm noch der Nachweis einer bestimmten Operationsmethode in anderem Bereich fehlt, die Facharzt-Prüfung noch nicht abgeschlossen hat. Wenn bisher auch der Arzt in der Weiterbildung dann, wenn seine Kenntnisse und Erfahrungen dem spezifischen Leistungs- und Sorgfaltsstandard entsprachen, operieren konnte, soll dies zukünftig nicht mehr der Fall sein. Daß das Gericht dabei auch Aus- und Weiterbildung verwechselt, verwundert nicht mehr.

Das Urteil würde bei konsequenter Anwendung zu katastrophalen Verhältnissen an den Krankenhäusern führen. Dies sogar an Universitätskliniken und Krankenhäusern der Maximalversorgung, insbesondere nach dem Exodus von Fachärzten aufgrund der jüngsten Gesundheitsreform. Auf die weiteren Auswirkungen, insbesondere auf die Weiterbildung u. a., soll hier nicht eingegangen werden.

Dokumentation

Der Arzt hat die Verpflichtung, alle für die Behandlung wichtigen Umstände aufzuzeichnen und diese Aufzeichnungen aufzubewahren. Es handelt sich dabei um eine Hauptpflicht des Arztes. Zu dokumentieren sind Anamnese, Diagnose und die getroffenen therapeutischen Maßnahmen und deren Wirkung. Nach der Berufsordnung sind die „in Ausübung des ärztlichen Berufes getroffenen Feststellungen und getroffenen Maßnahmen" aufzuzeichnen.

Es ist im Interesse des Arztes, möglichst umfangreich zu dokumentieren. Insbesondere ist auch das Aufklärungsgespräch zu dokumentieren. Es reicht dabei nicht nur aus, daß der Arzt in den Krankenunterlagen „Aufklärung" oder aber nur „A" vermerkt, sondern, wenn es sich um eine echte Risikoaufklärung handelt, muß aufgeschrieben werden, welche Risiken im Aufklärungsgespräch erörtert worden sind und wie sich der Patient entschieden hat. Auf ein dabei verwendetes Formular soll hingewiesen werden.

Nicht nur das präoperative Aufklärungsgespräch ist jedoch zu dokumentieren, sondern auch der gesamte Operationsverlauf. Die Dokumentationspflicht dient nicht nur der juristischen Absicherung vor Haftungskonsequenzen, sondern in erster Linie der Kommunikation und Qualitätssicherung in der Medizin. Vor diesem Hintergrund muß eine ordnungsgemäße Dokumentation zum einen der medizinischen Sachlage angemessen sein, und zum anderen den Prinzipien der Wahrheit, Klarheit und Vollständigkeit entsprechen, d. h. nicht nur die wichtigsten diagnostischen und therapeutischen Maßnahmen enthalten, sondern auch und vor allem sämtliche von einem normalen Verlauf abweichenden Ereignisse widergeben.

Kommt es zu einem Operationszwischenfall oder einer sonstigen Schädigung des Patienten kann die Dokumentation entscheidende Bedeutung erhalten. Im Schadenersatzprozeß muß der Arzt dem klagenden Patienten Aufschluß über sein Vorgehen geben. Dieser Beweispflicht genügt der Arzt durch Vorlage einer ordnungsgemäßen Dokumentation. Die unterlassene oder nur lückenhaft vorgenommene Dokumentation stellt zwar keine selbständige Anspruchsgrundlage für Schadenersatzansprüche dar, doch führt der Dokumentationsmangel zu Beweiserleichterungen für den Patienten bis hin zur Beweislastumkehr zuungunsten des Arztes.

Haftung des Arztes

Der Arzt, der bei Diagnose oder Therapie schuldhaft die Behandlung nicht nach dem geschuldeten Standard ausführt, haftet gegenüber dem Patienten für einen hierdurch eingetretenen Schaden.

Gesetzliche Haftungsgrundlagen

Der Dermatologe, der mit dem Patienten einen Vertrag abgeschlossen hat, haftet diesem dafür, daß im Rahmen der Vertragserfüllung kein Schaden entsteht. Ist trotzdem schuldhaft und rechtswidrig ein Schadensereignis eingetreten, dann haftet der Arzt unter dem Gesichtspunkt der Vertragsverletzung. Solche Ansprüche verjähren erst in 30 Jahren.

Außerdem bietet das Recht der unerlaubten Handlung, d.h. der Deliktshaftung, eine Anspruchsgrundlage. Der Arzt, der die Gesundheit des Patienten schädigt bzw. die Gesundheit nicht wieder herstellt, obwohl dies aus ärztlicher Sicht möglich gewesen wäre, begeht eine Körperverletzung, unter Umständen sogar fahrlässige Tötung. Hierfür haftet der Arzt unter dem Gesichtspunkt der unerlaubten Handlung. Diese Vorschriften bilden vor allem deshalb meist die Haftungsgrundlage, weil nur bei Vorliegen einer unerlaubten Handlung Schmerzensgeldansprüche gegeben sein können. Diese Deliktsansprüche verjähren innerhalb von 3 Jahren. Wie bereits ausgeführt wurde, ist der Arzt im Rahmen der Operationsvorbereitung verpflichtet, den Patienten über die bestehenden Risiken aufzuklären. Die Aufklärung ist Voraussetzung dafür, daß der Patient sich für oder gegen die Operation entscheiden kann. Wurde er nicht oder fehlerhaft aufgeklärt, liegt keine wirksame Einwilligung des Patienten in die Operation vor, und der operierende Dermatologe haftet selbst dann wegen Körperverletzung oder fahrlässiger Tötung, wenn er die Operation entsprechend den Regeln der ärztlichen Kunst fehlerfrei ausgeführt hat und es trotzdem zu Komplikationen kam, die er nicht zu vertreten hat. Alleine die fehlende Aufklärung macht die Operation rechtswidrig mit der Folge der Haftung des die Operation sonst im übrigen ordnungsgemäß ausführenden Arztes.

Haftung für Hilfspersonen und technische Einrichtung

Bedient sich der Arzt bei der Operation ärztlicher oder auch nicht ärztlicher Hilfspersonen, haftet er für diese ebenfalls und zwar entweder unter dem Gesichtspunkt des Auswahl- oder Überwachungsverschuldens, oder aber unter dem Gesichtspunkt, daß jeder, der sich bei der Erfüllung seiner eigenen vertraglichen Verpflichtung einer Hilfskraft bedient, für die von ihm angestellte Hilfskraft mit haftet.

Demgegenüber haftet der Arzt, der im Team tätig ist, nicht für eine fehlerhafte Tätigkeit des zusammen mit ihm tätigen selbständigen Arztes, der die Schadensursache alleine setzt.

Ebenso wie für Hilfspersonen haftet der Arzt für den ordnungsgemäßen Zustand und die Funktion der von ihm bei der Operation eingesetzten Einrichtungen, wenn diese Einrichtungen, Geräte und Instrumente erkennbar fehlerhaft sind. Wie für Hilfspersonen trifft dabei den operierenden Arzt auch eine Überwachungspflicht. Sofern er diese Überwachungspflicht delegiert, haftet er für das fehlerhafte Verhalten der Person, auf welche er die Überwachung delegiert hat.

Haftung bei Zwischenfällen

Die vorgenannten Grundsätze gelten auch für die Haftung bei Zwischenfällen.

Wer operiert, muß grundsätzlich seine Operationsplanung so ansetzen, daß im Rahmen der Operation vorhersehbare Zwischenfälle gemeistert werden können. Der Arzt haftet, wenn er zwar nach seinem Können und seiner personellen und technischen Ausstattung in der Lage ist, die Grundoperation auszuführen, nicht ganz unwahrscheinliche Operationszwischenfälle und notwendige Operationserweiterungen aber nicht ausführen kann. Zu einer ordnungsgemäßen und fachgerechten Operationsplanung gehört daher auch, daß der Arzt entweder die Voraussetzungen besitzt, Zwischenfällen zu begegnen, oder aber er muß von einer Operation absehen.

Ein Arzt, der eine Operation beginnt, obwohl er wußte oder wissen mußte, daß Komplikationen auftreten können, die im Rahmen einer Operation von ihm nicht zu meistern sind, handelt schuldhaft und rechtswidrig.

Versicherung

Das ärztliche Berufsrecht schreibt dem Arzt vor, daß er sich hinreichend gegen Haftpflichtansprüche im Rahmen seiner beruflichen Tätigkeit zu versichern hat (§ 8 MuBO). Alle vorgenannten Haftungsrisiken können durch eine Haftpflichtversicherung abgedeckt werden. Der operierende Arzt sollte dabei jedoch beachten, daß sich die üblicherweise abgeschlossene Haftpflichtversicherung ohne ausdrückliche Einbeziehung von Sonderrisiken nur auf die Durchführung medizinisch indizierter Operationen erstreckt. Kosmetische Operationen zählen nicht dazu. Unter kosmetischen Operationen werden versicherungsrechtlich Eingriffe verstanden, die aus ästhetischen Gründen zur Beseitigung von Schönheitsfehlern vorgenommen werden und die nicht der Verbesserung von körperlichen Funktionen dienen. Weil bei solchen kosmetischen Eingriffen ein erhöhtes Haftungsrisiko vorliegt, wie bereits zu der ärztlichen Aufklärungspflicht dargestellt wurde, wird die Haftpflichtversicherung nur dann für Schäden bei kosmetischen Eingriffen eintreten, wenn das Versicherungsrisiko ausdrücklich hierauf erstreckt worden ist.

Das gleiche betrifft die Einbeziehung von Strahlenschäden in den Versicherungsschutz (§ 4, Abs. 1 Nr. 7 AHB).

Zum Abschluß noch ein wichtiger Hinweis: Beachten Sie, daß fast alle Haftpflichtversicherungen die Abdeckung privater und vor allem auch familiärer Risiken ohne Prämienzuschlag mit in Ihre berufliche Haftpflichtversicherung einbeziehen. Es muß lediglich vereinbart werden. Meine abschließende Empfehlung: Überprüfen Sie Ihre Haftpflichtversicherung!

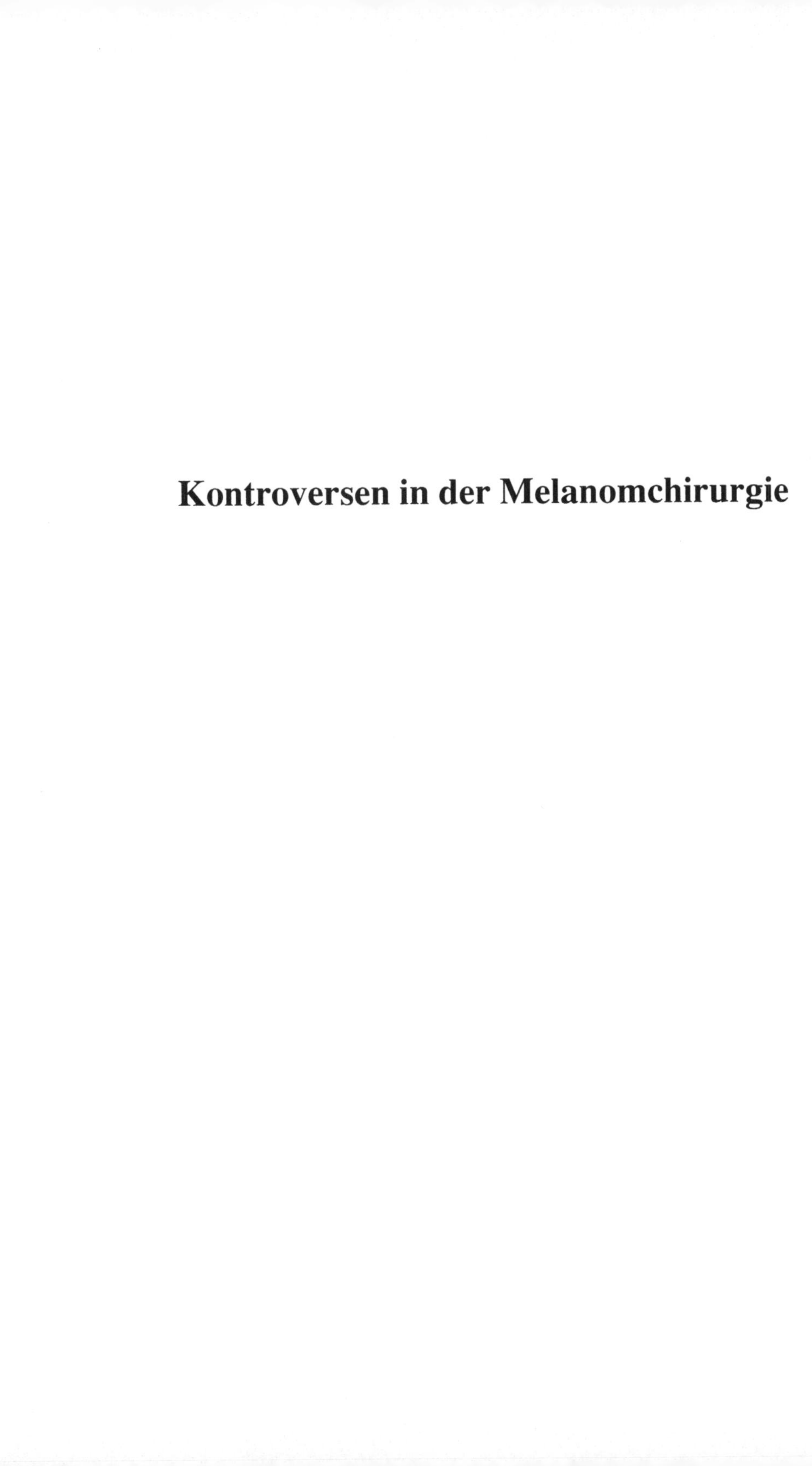

Kontroversen in der Melanomchirurgie

Wird durch eine Exzisionsbiopsie beim Melanom die Prognose verschlechtert? Datenanalyse von 1106 Melanompatienten im Stadium I der Universitäts-Hautklinik Tübingen

H. Breuninger, S. Conrads, B. d'Hoedt, W. Stroebel und G. Rassner

Zusammenfassung

Bei 957 der 1106 zwischen 1976 und 1987 an der Universitäts-Hautklinik Tübingen behandelten Patienten mit malignem Melanom im Stadium I wurde der Einfluß der Operationsart auf die Überlebensrate untersucht. 399 Patienten wurden primär mit großem Sicherheitsabstand operiert, während bei 558 Patienten zunächst eine Exzisionsbiopsie durchgeführt und anschließend in Abhängigkeit vom histopathologischen Befund nachexzidiert wurde. Tendenziell zeigte sich eine bessere Prognose zugunsten der zweizeitigen operierten Patienten, auch in einigen der untersuchten Untergruppen nach der Tumordicke und dem Geschlecht. Die Durchführung einer Exzisionsbiopsie als primäres therapeutisches Vorgehen bei Verdacht auf ein malignes Melanom ist deshalb ohne Schaden für den Patienten möglich. Bei melanozytären Hautveränderungen mit hochgradigem Verdacht auf ein Melanom bedeutet eine Exzisionsbiopsie allerdings eine zusätzliche Belastung für den Patienten. Solche Patienten sollten weiterhin in die Klinik eingewiesen werden.

Einleitung

Die Inzidenz des malignen Melanoms hat in den letzten Jahren weltweit zugenommen. Durch frühzeitige Diagnosestellung ist es jedoch gelungen, die 10-Jahres-Überlebensrate für Patienten mit malignem Melanom im Stadium I auf ca. 75% anzuheben [5]. Dennoch sind einige operative Vorgehensweisen weiterhin umstritten, so auch die Frage, ob es sinnvoll ist, eine klinisch verdächtige Pigmentläsion primär mit Sicherheitsabstand zu exzidieren oder ob einem zweizeitigen Operationsverfahren der Vorzug zu geben sei. Bei der zweizeitigen Operationstechnik wird zunächst eine Exzisionsbiopsie durchgeführt. Erst nach Vorliegen des histopathologischen Befundes wird mit dem erforderlichen Sicherheitsabstand in Abhängigkeit von der Tumordicke nach Breslow nachexzidiert. Kritiker dieser Therapieform weisen auf eine erhöhte Belastung für den Patienten durch den zweimaligen Eingriff hin [6]. Eine dadurch bedingte Prognoseverschlechterung konnte aber bisher nicht nachgewiesen werden und scheint eher auf Vermutungen und Hypothesen zu beruhen [9]. Die Vorteile des zweizeitigen Vorgehens liegen zum einen in der Vermeidung zu extensiver Operationen, falls sich der Melanomverdacht nicht bestätigt, zum anderen in der ambulanten Durchführbarkeit der Exzisionsbiopsie und in einer Senkung der Hemmschwelle vor einem kleinen Eingriff, was zur Frühdiagnose beiträgt.

Material und Methode

Zwischen dem 01.01.1976 und dem 31.12.1987 wurden an der Universitäts-Hautklinik 1106 Patienten mit malignem Melanom im Stadium I behandelt und nach dem Dokumentationsschema des Zentralregisters Malignes Melanom der Deutschen Dermatologischen Gesellschaft EDV-technisch erfaßt. Alle Patienten wurden in ein sich über 10 Jahre erstreckendes Nachsorgeprogramm aufgenommen [7]. Die Operationsart konnte in 957 Fällen ermittelt werden. Dieses Kollektiv wurde in Untergruppen nach der Tumordicke bzw. dem Geschlecht unterteilt und Überlebenskurven nach Kaplan-Meier erstellt. Die Prüfung auf statistisch signifikante Unterschiede (≤ 0,05) wurde mit Hilfe des Log-Rand-Testes durchgeführt. Um statistische Fehler durch multiples Testen zu vermeiden, wurde die Irrtumswahrscheinlichkeit nach dem Bonferroni-Verfahren adjustiert ($P^* = 0{,}00625$).

Von den 957 untersuchten Melanompatienten wurden 399 (41,7%) primär mit einem großen Sicherheitsabstand operiert, bei 558 Patienten (58,3%) wurde zunächst eine Exzisionsbiopsie durchgeführt und anschließend nachexzidiert. Als zweizeitig operiert wurden alle Melanompatienten betrachtet, bei denen die Nachoperation spätestens 100 Tage nach der Erstoperation erfolgte. Die Zeitspanne zwischen der ersten und der zweiten Operation betrug im Durchschnitt 15,1 Tage (± 13,5 Tage). Ein Drittel der Patienten wurde bereits eine Woche nach erfolgter Exzisionsbiopsie ein zweites Mal operiert, nach einem Monat hatten sich über 90% der Patienten der Zweitoperation unterzogen.

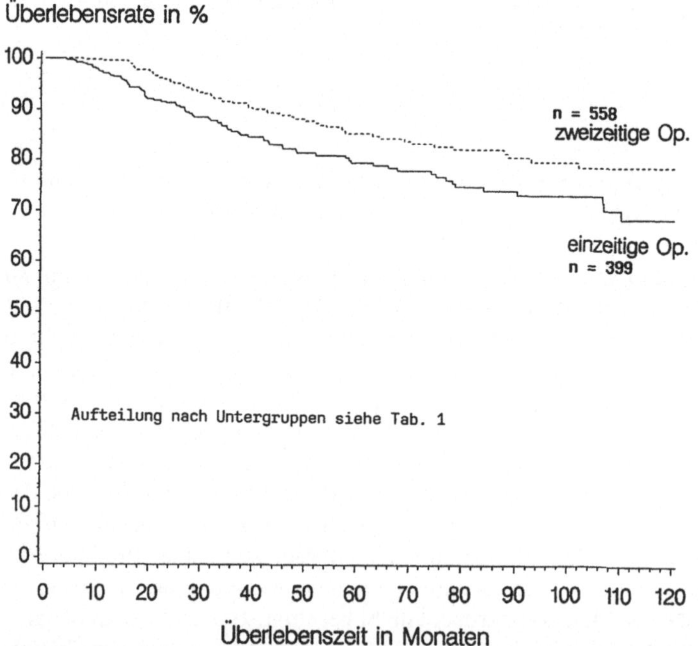

Abb. 1. Überlebenskurve nach Kaplan-Meier in Abhängigkeit von der Operationsart

Ergebnisse

Dünnere Melanome wurden bevorzugt zweizeitig exzidiert, ebenso unterzogen sich Frauen bzw. jüngere Patienten häufiger einer zweizeitigen Operation, als dies bei Männern oder älteren Patienten der Fall war. Die Erstellung der Überlebenskurven (s. Abb. 1) für einzeitig bzw. zweizeitig operierte Patienten ergab eine leicht verbesserte Prognose zugunsten zweizeitig operierter Patienten, auf mittlerem Signifikanzniveau ($P = 0{,}0037$). Auch nach der Unterteilung des Patientenkollektivs nach der Tumordicke (s. Tabelle 1) konnte sowohl für dünnere (Tumordicke ≤ 1,5 mm, n = 692) als auch für dickere Melanome (Tumordicke > 1,5 mm, n = 265) eine tendenziell bessere Überlebensrate der zweizeitig operierten Patienten festgestellt werden, jedoch nicht im Sinne einer Signifikanz.

Bei einer Aufteilung des Patientenkollektivs nach dem Geschlecht (s. Tabelle 1) erwies sich das zweizeitige Operationsverfahren für Frauen (n = 572) als signifikant

Tabelle 1.

Geschlecht	Tumordicke	Anzahl		Operationsart
Gesamt	≤ 1,5	692	255	1
				n.s.
			437	2
Gesamt	> 1,5	265	144	1
				n.s.
			121	2
Frauen	alle	572	227	1
				$P = 0{,}0001$
			345	2
Männer	alle	385	172	1
				n.s.
			213	2
Frauen	≤ 1,5	423	147	1
				$P = 0{,}04$
			276	2
	> 1,5	149	80	1
				n.s.
			69	2
Männer	≤ 1,5	269	108	1
				n.s.
			161	2
	> 1,5	116	64	1
				n.s.
			52	2

1 einzeitig (primär großer Sicherheitsabstand), *2* zweizeitig (Exzisionsbiopsie und spätere Nachoperation), *n.s.* Unterschied nicht signifikant, *P* Signifikanzniveau zugunsten besserer Prognose für 2

günstiger ($P < 0{,}0001$). Nach einer weiteren Unterteilung nach der Tumordicke ergab sich für Patientinnen mit dünneren Melanomen (Tumordicke ≤ 1,5 mm; $n = 423$) wiederum eine signifikante Prognoseverbesserung ($P = 0{,}0004$) zugunsten eines zweizeitigen Vorgehens, während bei dickeren Tumoren (Tumordicke > 1,5 mm; $n = 149$) keine signifikanten Unterschiede zwischen beiden Operationsarten festgestellt werden konnten. Bei der Gruppe der Männer ($n = 385$) zeigte sich weder bei dickeren noch bei dünneren Melanomen ein Unterschied zwischen einzeitigem und zweizeitigem Operationsverfahren.

Diskussion

Die Analyse der Daten der Tübinger Melanompatienten deutet darauf hin, daß eine Exzisionsbiopsie mit nachfolgender weiterer Exzision keine Prognoseverschlechterung für den Patienten mit sich bringt. Tendenziell zeigte sich sogar eine verbesserte Prognose für zweizeitig operierte Patienten, die sich in einzelnen untersuchten Untergruppen als signifikant erwies. Da die Tumordicke nach Breslow [1] als entscheidender prognostischer Parameter für das maligne Melanom gilt und dünnere Tumoren bevorzugt zweizeitig operiert wurden, war eine bessere Prognose der zweizeitig operierten Patienten zu erwarten gewesen. Derartige Strukturunterschiede zwischen den untersuchten Patientenkollektiven wurden jedoch durch eine Unterteilung der Patienten nach der Tumordicke ausgeglichen. Eine Prognoseverschlechterung durch ein zweizeitiges Vorgehen konnte auch hier nicht festgestellt werden. Selbst bei Melanomen mit einer Tumordicke von mehr als 1,5 mm führt eine Exzisionsbiopsie mit anschließender Operation mit Sicherheitsabstand nicht zu einer Verschlechterung der Überlebensrate gegenüber einer primär weiten Tumorexzision. Zusätzlich wurde eine nach Geschlechtern getrennte Auswertung der beiden Vergleichsgruppen durchgeführt. Frauen waren häufiger zweizeitig operiert worden als Männer. Dies dürfte nicht nur darauf zurückzuführen sein, daß der kosmetische Effekt einer extensiven Operation bei Frauen häufiger als störend erachtet wird, sondern mag auch durch die unterschiedliche Verteilung der Hauptlokalisation des Melanoms bei Männern und Frauen bedingt sein. Während der Primärtumor bei Männern in ungefähr 50% am Rumpf lokalisiert ist, überwiegt beim weiblichen Geschlecht die Lokalisation an den Extremitäten, wo eine extensive Operation wesentlich aufwendiger ist. Die auf schwachem Signifikanzniveau bessere Prognose für das zweizeitige Vorgehen darf wegen der kleinen Untergruppen als statistisches Artefakt gedeutet werden. Jedenfalls ist nach diesen Daten gesichert, daß ein zweizeitiges Vorgehen keine Verschlechterung der Prognose mit sich bringt.

Die meisten Studien, die die Überlebensrate in Abhängigkeit von der Operationsart untersuchen, kommen zu ähnlichen Ergebnissen. In einigen Publikationen wird allerdings nicht zwischen Exzisions- und Inzisionsbiopsie unterschieden, sondern die zunächst mit einer der beiden Biopsieformen behandelten Patienten mit jenen verglichen, bei denen das Melanom primär mit Sicherheitsabstand entfernt worden war [4, 9, 10]. Eine Inzisionsbiopsie wird in angloamerikanischen Ländern häufig durchgeführt. Es ist umstritten, ob diese Biopsieform die Dissemination von Tumorzellen begünstigt [4, 10, 11, 12]. Daß das lokale operative Vorgehen keinen Einfluß auf die Tumorzellaussaat haben dürfte, bestätigen auch moderne molekularbiologische Forschungsergebnisse, wonach zur Metastasierung hochkomplizierte Differenzierungen der Tumorzelle in vielen Einzelschritten notwendig sind [13]. Diese Vorgänge spielen sich vor der Diagnosestellung ab. Unabhängig davon ist anhand eines unvollständig exzidierten Melanoms keine sichere Diagnose und keine eindeutige Bestimmung der Tumordicke möglich. Da ein exakter histopathologischer Befund für das weitere Vorgehen von Bedeutung ist, wird eine Inzisionsbiopsie an den meisten europäischen Kliniken abgelehnt. Andere Autoren führen keine Unterteilung des untersuchten Patientenkollektivs nach der Tumordicke durch, so daß die Aussagekraft dieser Arbeiten stark eingeschränkt ist [4]. Die Ergebnisse der Datenanalyse der Tübinger Melanompatienten stehen aber in Übereinstimmung mit den Untersuchungen von Drzewiecki [2], Eldh [3], Landthaler et al. [8] und Lederman und Sober [9], die ebenfalls den Einfluß der Operationsart auf die Prognose von Melanompatienten untersuchten. In keiner der genannten Studien konnte eine Prognoseverschlechterung durch das zweizeitige Operationsverfahren nachgewiesen werden. Um Strukturungleichheiten zwischen den miteinander verglichenen Gruppen zu vermeiden, wurden weitere Unterteilungen nach der Tumordicke nach Breslow durchgeführt, die aber ebenfalls keine signifikante Prognoseverbesserung zugunsten eines der beiden Operationsverfahren ergaben. Die Durchführung einer Exzisionsbiopsie als primäres therapeutisches Procedere kann daher bei geringem Verdacht auf ein malignes Melanom empfohlen werden. Diese erlaubt auch eine verzögerungsfreie Diagnosestellung, da eine Exzisionsbiopsie auch vom niedergelassenen Hautarzt jederzeit durchgeführt werden kann und die Bereitschaft des Patienten dazu verhältnismäßig hoch ist. Bei positivem histopathologischen Befund muß sich eine Nachexzision mit Sicherheitsabstand (je nach Tumordicke 1–3 cm) anschließen. Auch eine Verzögerung von einigen Wochen, ja sogar Monaten bis zum Zeitpunkt der zweiten Operation scheint die Prognose nicht zu beeinflussen [8]. Patienten mit größeren Pigmentläsionen und verstärktem Verdacht auf ein malignes Melanom sollten jedoch weiterhin in die Klinik eingewiesen werden, um einen unnötigen Zweiteingriff zu vermeiden und nicht zuletzt aus Gründen wissenschaftlicher Forschung am Melanom.

Literatur

1. Breslow A (1970) Thickness, cross-sectional areas and depth of invasion in the prognosis of cutaneous melanoma. Ann Surg 172: 902–908
2. Drzewiecki KT, Ladefoged C, Christensen HE (1980) Biopsy and prognosis for cutaneous malignant melanomas in clinical stage I. Scand J Plast Reconstr Surg 14: 141–144
3. Eldh J (1979) Excisional biopsy and delayed wide excision versus primary wide excision of malignant melanoma. Scand J Plast Reconstr Surg 13: 341–345
4. Epstein E, Bragg, K, Linden G (1969) Biopsy and Prognosis of malignant melanoma. JAMA 208/8: 1369–1371
5. Garbe C, Büttner P, Bertz J et al. (1990) Die Prognose des primären malignen Melanoms. Eine multizentrische Studie an 5093 Patienten. In: Orfanos CE, Garbe C (Hrsg) Das maligne Melanom der Haut, Zuckschwerdt, München
6. Garbe C, Stadler R, Orfanos CE (1986) Prognose-orientierte Therapie bei malignem Melanom. Hautarzt 37: 365–372
7. d'Hoedt B, Stroebel W, Stutte H, Rassner G (1990) Nachsorge des malignen Melanoms an der Tübinger Hautklinik. In: Orfanos CE, Garbe C (Hrsg) Das maligne Melanom der Haut, Zuckschwerdt, München

8. Landthaler M, Braun-Falco O, Leitl A et al. (1989) Excisional biopsy as the fist therapeutic procedure versus primary wide excision of malignant melanoma. Cancer 64:1612–1616
9. Lederman JS, Sober AJ (1986) Does wide excision as the initial diagnostic procedure improve prognosis in patients with cutaneous melanoma? J Dermatol Surg Oncol 12/7: 697–699
10. Lees VC, Briggs JC (1991) Effect of initial biopsy procedure on prognosis in stage I invasive cutaneous malignant melanoma: review of 1086 patients. Br J Surg 78:1108–1110
11. Rampen FHJ, van der Esch EP (1985) Biopsy and survival of malignant melanoma. J Am Acad Dermatol 12:185–388
12. Rigel DS, Friedman RJ, Kopf AW et al. (1986) Malignant melanoma: Incisional vs. excisional biopsy and its effects on survival. J Dermatol Surg Oncol 12/7:760–761
13. Smolle J (1992) Biologische Grundlagen der Metastasierung. Hautarzt 43:55–64

Welche Risikogruppen profitieren von der ELND? Langzeitstudie an 3616 Melanompatienten

H. Drepper, C. O. Köhler, B. Bastian, H. Breuninger, E.-B. Bröcker, J. Gohl, W. Groth, P. Hermanek, W. Hohenberger, K. Kölmel, M. Landthaler, A. Lippold, A. Peters und W. Tilgen

Zusammenfassung

Das Kollektiv der retrospektiven Studie zum Prognoseeffekt der elektiven Lymphknotendissektion (ELND) umfaßt die Daten von 3616 Patienten mit primärem malignen Melanom der Risikokategorien pT2 bis pT4a, N0, M0 aus 9 deutschen Melanomzentren mit unterschiedlicher ELND-Indikation, aber sonst vergleichbaren Standards in Diagnostik, Therapie und Nachsorge.

In der multivariaten Hazard-Analyse nach Cox erwiesen sich pT-Kategorie (alternativ Tumordicke), Geschlecht, Tumorlokalisation und Therapie („mit"/„ohne ELND") als unabhängig prognoserelevante Faktoren.

Bei Stratifikation des Kollektivs nach den genannten Kriterien zeigten die Kaplan-Meier-Kurven („observed survival") einen signifikanten Therapieeffekt in folgenden Risikogruppen:

Frauen mit Melanom an Kopf, Hals, Brustkorb, Akren, Tumordicke > 3 mm,

Männer mit Melanom gleicher Lokalisation > 1,5–3 mm oder pT3a,

Männer, mit über 3 mm dickem Melanom, unabhängig von der Lokalisation oder pT4a.

Durch detaillierte Schichtung des Kollektivs (bzgl. Tumordicke und Lokalisation), sowie durch Einbeziehung zusätzlicher Merkmale (Tumortyp und -ulzeration) lassen sich die Grenzen prognostischer Wirksamkeit der ELND weiter präzisieren.

Grundlagen und Zielsetzung

Seit Veronesi [11] 1977 das negative Ergebnis der ersten randomisierten Studie zur elektiven Lymphknotendissektion (ELND) bei Beinmelanomen unter dem provozierenden Titel: „Inefficacy of immediate node dissection in stage I Melanoma of the limbs" publizierte, reißt die leidenschaftlich geführte Diskussion über den Benefit der ELND beim primären Melanom bis heute nicht ab. Eine eindeutige Lösung dieses Problems wird nach Soong [10] durch das Dilemma erschwert, daß die Prognose des Melanomkranken von einer Vielzahl von Faktoren abhängt, die bei der Studienplanung und Stratifikation von Studienkollektiven – auch bei randomisierten Studien – sämtlich berücksichtigt werden müssen. Dies aber führt zur Zersplitterung der Studienkollektive in zahlreiche, schwach besetzte Untergruppen, die signifikante Ergebnisse kaum mehr erwarten lassen.

Unsere multiklinische ELND-Studie hat sich daher zur Aufgabe gemacht, ein so großes Patientenkollektiv zusammenzutragen, daß auch bei breit gefächerter Stratifikation nach den wichtigsten Prognosefaktoren noch auswertbar große Patientenuntergruppen gebildet werden können. Zielgruppe sind Patienten mit primärem Melanom mittleren Risikos, deren Prognose am ehesten durch die ELND verbessert werden könnte.

Material und Methodik

Die Studie beruht auf den Daten von 3616 Patienten mit solitären, pathohistologisch gesicherten, klinisch metastasenfreien malignen Melanomen der Haut, die folgende Kriterien erfüllen:

- TNM-Kategorien: pT2–4a, N0, M0,
- Tumordicke ≥ 0,75 mm,
- Erstbehandlung zwischen 1.1.1975 und 30.6.1985,
- Mindestens 4 Jahre Nachbeobachtung und
- Alter bis zu 70 Jahren.

Ausgeschlossen sind Schleimhautmelanome, Melanome auf Giant nevi und Mehrfachtumoren.

An der Studie beteiligten sich folgende klinische Zentren (Fallzahl jeweils in Klammern):
- Chirurgische Universitätsklinik Erlangen (475)
- Universitätshautklinik Göttingen (129)
- Universitätshautklinik Heidelberg (132)
- Chir. u. Derm. Abt. Fachklinik Hornheide/Münster (920)
- Universitätshautklinik Köln (444)
- Universitätshautklinik LMU München (739)
- Universitätshautklinik Münster (354)
- Universitätshautklinik Tübingen (197)
- Universitätshautklinik Würzburg (226)

Tabelle 1. Risikoverteilung prognoserelevanter Faktoren auf die Therapiearme

Merkmal	Klassierung	*n* mit ELND	*n* ohne ELND	*n* Gesamt
Tumordicke	0,75–1,5 mm	316	868	1184
	> 1,5–3 mm	500	730	1230
	> 3–4 mm	189	242	431
	> 4 mm	218	271	489
Insgesamt klassifiziert:		1223	2111	3334
Level	2	20	21	41
	3	275	794	1069
	4	948	1286	2234
	5	74	104	178
Insgesamt klassifiziert:		1317	2205	3522
Geschlecht	Frauen	787	1364	2151
	Männer	541	924	1465
Lokalisation	Kopf/Hals	120	249	369
	Rumpf	374	775	1149
	Obere Extremitäten	285	336	621
	Untere Extremitäten	545	920	1465
	Genitale	4	8	12
	Gesamt	1328	2288	3616

Tabelle 2. Relative Risiken *(rel. Ris.)* der Lokalisationsuntergruppen *(Lok.)*

Ungünstige Lok.	rel. Ris.	*n*	Günstige Lok.	rel. Ris.	*n*
Genitoanalregion	5,10	12	Unterleib	1,31	138
Skalp	2,02	131	Arm und Bein ohne Hand und Fuß	1,00	1838
Brust und Rücken	1,89	1011			
Hand und Fuß	1,79	248			
Hals	1,50	61			
Gesicht	1,47	177			
oberer Stamm, genitoanale und akrale Lokalisation		1640	Unterleib u. Extremitäten ohne genitoanale und akrale Lokal.		1976

Tabelle 3. Multivariate Hazard-Analyse nach Cox, die Signifikanz *P* (log rank) bezieht sich jeweils auf alle genannten Kategorien

Risiko-Faktor	Kategorisierung	*P*
pT-Kategorie	pT2/3a/3b/4a	< 0,00001
[alternativ: Tumordicke	≤ 1,5/1,5–3/>3 mm	< 0,00001]
Geschlecht	weiblich/männlich	< 0,00001
Lokalisation	günstig/ungünstig	< 0,00001
Therapie	mit ELND/ohne ELND	= 0,00001

Die Zentren handhaben die Indikation zur ELND unterschiedlich, führen diese aber nach heute geltenden Standards durch (Ross et al. [8]). In allen Kliniken wurden die Primärtumoren mit einem Sicherheitsabstand ≥ 1 cm – einzeitig oder nach Exzisionsbiopsie – entfernt. Die Tumoren wurden histologisch nach vergleichbaren Standards aufgearbeitet und klassifiziert. Die Verteilung der wichtigsten Risikokategorien auf die Therapiearme zeigt Tabelle 1.

Die prognostische Relevanz der einzelnen Risikokriterien und die Trennschärfe ihrer Kategorisierung wurden mit dem uni- und multivariaten „Cox-Proportional-hazard-model" ermittelt. Besondere Aufmerksamkeit widmeten wir dabei der oft zu wenig beachteten Risikoabstufung der Primärtumorlokalisationen (Tabelle 2). Die Risikogruppen wurden zuerst breit gefächert, dann aber für die multivariate Testung und Stratifikation in zwei Risikokategorien „günstig" und „ungünstig" zusammengefaßt.

In der multivariaten Hazard-Analyse nach Cox (Tabelle 3) erwies sich der Therapieunterschied: „mit"/„ohne ELND" neben pT-Kategorie (alternativ Tumordicke), Geschlecht und Lokalisation (prognostisch „günstig" und „ungünstig") als unabhängiger Prognose-Faktor.

Ergebnisse

Entsprechend der Hazard-Analyse wurde das Datengut nach Tumor-Dicke (alternativ: pT-Kategorie), Lokalisation, Geschlecht und Therapieart stratifiziert. Wir be-

Tabelle 4. 5-Jahresüberlebensraten *(5-JÜL)* mit Standardfehler *(SF)* und Signifikanz *P* der therapieabhängig unterschiedlichen Überlebenserwartung, bei Stratifikation nach Geschlecht, Tumorlokalisation und -dicke (Breslow); die Restgruppen mit fehlenden oder unpräzisen Angaben *(f. Ang.)* wurden als Kontrollgruppe mitgeführt und analysiert; Gruppen mit signifikantem Unterschied halbfett gedruckt

Risikogruppen		Tumordicke	Mit ELND			Ohne ELND			*P*
Geschlecht	Lokalisation	[mm]	5-JÜL	SF	*n*	5-JÜL	SF	*n*	
Frauen	günstige	0,75–1,5	97,3	± 1,3	147	95,3	± 1,1	364	0,422
	Lokalisation	> 1,5–3	89,6	± 2,0	2231	87,6	± 1,9	310	0,148
		> 3	68,6	± 4,1	131	66,7	± 3,9	145	0,283
	ungünstige	0,75–1,5	92,6	± 5,6	54	93,5	± 1,8	188	0,801
	Lokalisation	> 1,5–3	81,0	± 4,4	79	79,5	± 3,5	133	0,211
		> 3	**72,8**	**± 4,9**	**81**	**53,6**	**± 4,6**	**117**	**0,042**
Restgruppe		*(f. Ang.)*	82,8	± 4,7	64	82,1	± 3,7	107	0,955
Männer	günstige	0,75–1,5	91,3	± 4,1	46	92,6	± 2,4	121	0,446
	Lokalisation	> 1,5–3	83,7	± 4,0	86	79,1	± 4,1	96	0,848
		> 3	**59,1**	**± 5,8**	**71**	**46,0**	**± 6,0**	**69**	**0,033**
	ungünstige	0,75–1,5	88,4	± 3,9	69	88,1	± 2,3	195	0,433
	Lokalisation	**> 1,5–3**	**77,8**	**± 4,1**	**104**	**60,6**	**± 3,5**	**191**	**0,012**
		> 3	**59,6**	**± 4,4**	**124**	**42,9**	**± 3,7**	**182**	**0,004**
Restgruppe		*(f. Ang.)*	65,7	± 7,4	41	69,9	± 5,5	70	0,504

rechneten jeweils die „observed survival curves“ nach Kaplan-Meier mit dem harten Zielkriterium: „Tod jedweder Ursache“. Da 94,1% der überlebenden Patienten mindestens 5 Jahre nachbeobachtet sind, erfaßten wir als Zusatzkriterium die 5-Jahres-Überlebensraten (5-JÜL) mit Standardfehler (SF). Die Signifikanz *P* („log rank“) gibt die Irrtumswahrscheinlichkeit der Annahme unterschiedlicher Überlebenserwartung der Therapiegruppen wieder. Als Signifikanzgrenze gilt eine 5%ige Irrtumswahrscheinlichkeit (Tabelle 4). Folgende Risikogruppen zeigen einen signifikanten Unterschied: Frauen mit > 3mm dickem Melanom an ungünstiger Lokalisation, Männer mit > 3 mm dickem Melanom an günstiger und ungünstiger Lokalisation, sowie Männer mit ungünstig lokalisiertem Melanom im Dickenbereich > 1,5–3 mm.

Bei Stratifikation des Kollektivs nach pT-Kategorien (nicht abgebildet) fanden wir signifikante Therapieeffekte nur in den Untergruppen pT3a und pT4a bei Männern mit prognostisch ungünstig lokalisierten Melanomen. Offenbar bildet die pT-Klassifikation die Risikograde weniger trennscharf ab als die Tumordicke.

Selektionsvorteile der Untergruppen mit ELND konnten wir durch subtile Kontrollen und Tests (Drepper et al [5]) weitestgehend ausschließen.

Nachdem die Frage des Benefits der ELND für einzelne Risikobereiche grundsätzlich zu bejahen war, drängte sich die Frage nach konkreten Indikationsgrenzen der ELND auf. Durch breitere Auffächerung der Tumordicken- und Lokalisations-Kategorien, sowie durch Einbeziehen der Faktoren „Ulzeration“ und „Tumortyp“ konnten wir die Grenzen prognostischer Wirksamkeit der ELND präziser umreißen:

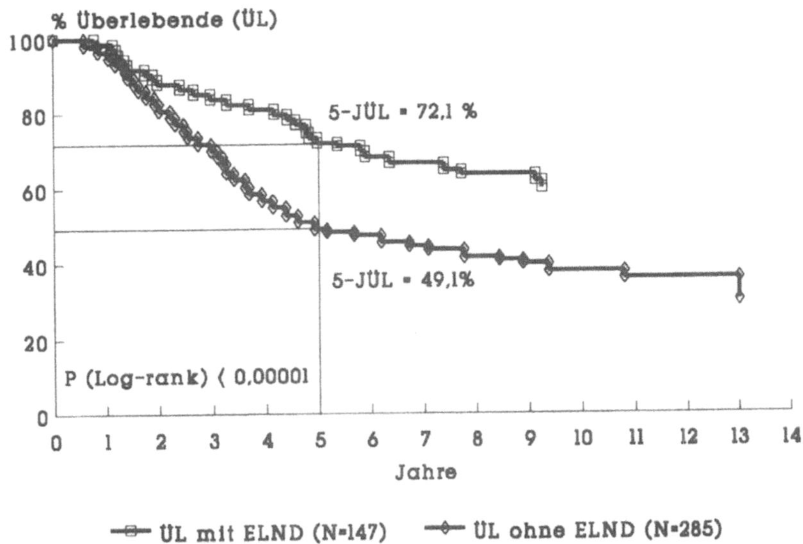

Abb. 1. Kaplan-Meier-Kurven (observed survival) mit 5-Jahresüberlebensraten *(5-JÜL)* und Signifikanz *P* unterschiedlicher Überlebenserwartung: Männer mit nicht-ulzerierten SSM, NM, ALM und UCM an Kopf, Hals, Brustkorb und Akren, Tumordicke > 1,5 mm

1. Der Tumordickenbereich mit prognostischem Benefit durch die ELND ist nach unten, vor allem bei den Männern, scharf abgegrenzt. Für prognostisch ungünstig gelegene Melanome liegt diese Grenze bei Männern im Bereich von 1,5 mm, bei Frauen und für günstig gelegene Melanome bei Männern im Bereich von 2,5 mm. Eine obere Dickengrenze für den Prognoseeffekt der ELND konnte wegen der schwachen Besetzung der entsprechenden Dickengruppen, aber auch wegen eines mehr fließenden Übergangs statistisch nicht ermittelt werden. Das Nachlassen des Therapieeffektes bei sehr hohen Tumordicken wird trennschärfer durch das Merkmal „Ulzeration" erfaßt, das wir mit zunehmender Tumordicke immer häufiger repräsentiert finden. Besonders deutlich zeigt sich der ELND-Benefit bei Männern mit > 1,5 mm dicken, nicht-ulzerierten Melanomen in ungünstiger Lokalisation (außer Lentigo maligna-Melanomen [LMM]) (Abb. 1).
2. Die Tumorlokalisation wirkt sich sehr differenziert auf den Therapieeffekt der ELND aus. Fußmelanome zeigten z.B. bei Männern mit einer Tumordicke > 1,5 mm einen signifikanten Therapieeffekt, nicht aber Beinmelanome entsprechender Tumordicke. Melanome an der unteren Körperhälfte ließen nur bei Männern mit höherer Tumordicke einen prognostischen Benefit der ELND erkennen. Frauen profitieren von der ELND am deutlichsten, wenn der Tumor am Stamm oberhalb der Mid-transverse-axis gelegen war, wie Abb. 2 an den 5-Jahres-Überlebensraten von 81% und 57% eindrucksvoll belegt. Allgemein tritt der ELND-Benefit am stärksten bei Patienten mit prognostisch sehr ungünstig lokalisierten Tumoren in Erscheinung, d.h. mit Tumoren, deren Lokalisation mit einem hohen relativen Risiko behaftet ist. Geschlechts- und lokalisationsspezifische Unterschiede der Überlebensraten werden durch die ELND – wenigstens teilweise – nivelliert. Dies könnte auf geschlechts- und lokalisationsbezogene Unterschiede in der örtlichen und

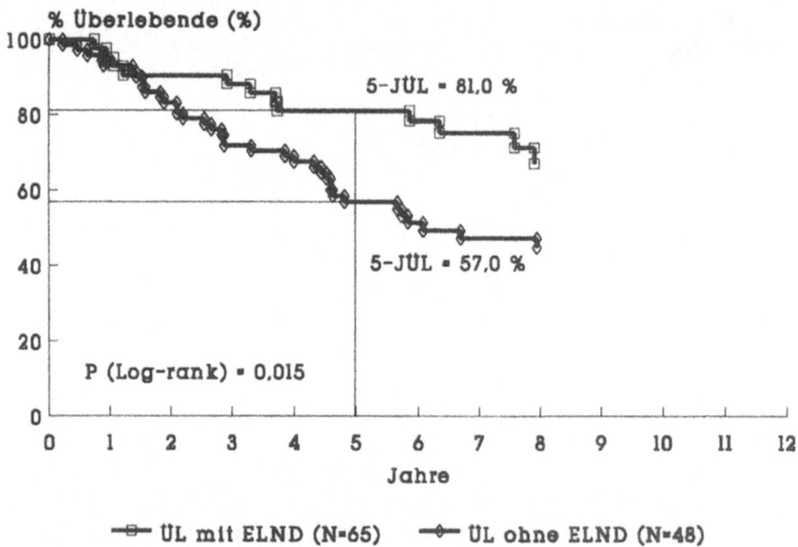

Abb. 2. Kaplan-Meier-Kurven wie Abb. 1: Frauen mit nicht-ulzerierten SSM, NM, und UCM an Kopf, Hals und Brustkorb, Tumordicke > 2,5 mm

regionalen Tumorabwehr hindeuten, die anscheinend durch die ELND zum Teil kompensiert werden können. Eine Sonderstellung unter den Lokalisationen nimmt allerdings die Genitoanalregion ein. Die Fallgruppe ist mit 12 Fällen für eine statistische Therapiebewertung zu schwach besetzt. Das Verlaufsbild der genitoanalen Melanome fällt aber mit dem mehr als doppelt so hohen Risiko gegenüber allen anderen Kategorien, sowohl „mit", wie „ohne ELND", derart aus dem Rahmen der übrigen Fälle, daß wir diese Lokalisation gesondert betrachten müssen. Die Einzelfallanalyse spricht sehr gegen einen positiven Therapieeffekt der ELND.

3. Ulzerierte Tumoren lassen bei Männern generell, bei Frauen oberhalb einer Tumordicke von 4 mm keinen prognostischen Vorteil durch die ELND erkennen. Bis zu einer Tumordicke von 4 mm zeigen Frauen mit ulzerierten Melanomen am Oberkörper allerdings einen signifikanten therapieabhängigen Prognoseunterschied. Insgesamt scheinen Frauen mit ulzerierten Melanomen eine relativ bessere Prognose als Männer mit ulzerierten Melanomen gleicher Dicke zu haben.
4. Patienten mit Lentigo-maligna-Melanom (LMM) lassen jeden Therapieeffekt der ELND vermissen.

Kritische Würdigung und Schlußfolgerungen

Im Gegensatz zu den meisten retrospektiven Studien wurden unsere Daten zum großen Teil prospektiv und nicht durch Nachklassifikation gewonnen. Außerdem haben wir die Vergleichbarkeit der Risikogruppen sehr subtil geprüft. Unsere Ergebnisse werden gestützt durch Erfahrungen aus Studien von Balch et al. [1], McCarthy et al. [6], Reintgen et al. [7] und Day et al. [4], die ebenfalls in entsprechenden Risikogruppen einen Benefit für die ELND-Gruppe feststellten. Auch vorläufige, unveröffentlichte Auswertungen der WHO-Studie an über 1,5 mm dicken Rumpfmelanomen stimmten im Ergebnis überraschend mit unserer Studie überein. Studien mit negativem Ergebnis bei Melanomen an Extremitäten, so Veronesi et al. [11] und Sim et al. [9], bei überwiegend dünnen Melanomen, so Binder et al. [2], und bei sehr dicken Melanomen, so Crowley et al. [3], widersprechen nicht unseren Ergebnissen. Dennoch läßt sich in den Ergebnissen eine mögliche Fehlerbreite von wenigen Prozentpunkten nicht ganz ausschließen. Deswegen und im Hinblick auf die Belastung der Patienten durch die ELND und deren Folgen empfehlen wir die ELND als Standardtherapie nur für solche Risikogruppen, bei denen die Prognose durch die ELND mit sehr hoher Wahrscheinlichkeit und sehr deutlich, d.h. um mehr als 10 Prozentpunkte verbessert wird.

Unter Beachtung dieser Kriterien ist die ELND zu empfehlen:
- bei Frauen mit nicht-ulzerierten superfiziell spreitenden (SSM), nodulären (NM) und unklassifizierbaren (UCM) Melanomen über 2,5 mm Tumordicke an Kopf, Hals und Brustkorb;
- bei Männern mit nicht-ulzerierten SSM, NM, UCM und akrolentiginösen Melanomen (ALM) über 1,5 mm Dicke (oder pT3–4a) an Kopf, Hals, Brustkorb und Akren.

Randomisierte Studien über diese Risikobereiche erscheinen nach heutigem Kenntnisstand ethisch nicht mehr vertretbar.

Erwägenswert (nach den Umständen des Falles) ist die ELND ferner:
- bei Frauen mit akral gelegenen nicht-ulzerierten SSM, NM, ALM und UCM über 2,5 mm Dicke;
- bei Frauen mit ulzerierten Melanomen bis zu 4 mm Dicke;
- bei Männern mit nicht-ulzerierten, über 2,5 mm dicken Melanomen (außer LMM) an Extremitäten und Unterleib (außer Genitoanalregion).

Von der ELND abzuraten ist nach heutigem Kenntnisstand:
- bei Lentigo-maligna-Melanomen (LMM);
- bei allen Melanomen mit Tumordicke ≤ 1,5 mm;
- bei Männern mit Melanomen an Unterleib und Extremitäten (außer Akren) ≤ 2,5 mm;
- bei Männern mit ulzerierten Melanomen;
- bei Frauen mit Melanomen an Unterleib und Extremitäten (außer Akren);
- bei Frauen mit Melanomen ≤ 2,5 mm Dicke.

Auch für diese Bereiche sind nach heutigem Kenntnisstand randomisierte Studien u. E. ethisch nicht mehr zu rechtfertigen. Vielmehr sollten sich künftige Studien vor allem auf Risiko- und Grenzbereiche mit unsicherem Therapieeffekt konzentrieren.

Literatur

1. Balch CM, Milton GW, Cascinelli N, Sim FH (1992) Elective Lymph Node Dissection: Pros and Cons. In: Balch CM, Houghton AN, Milton GW et al. (eds) Cutaneous Melanoma, 2nd ed. JB Lippincott, Philadelphia, pp 345–366
2. Binder M, Pehamberger H, Steiner A, Wolff K (1990) Elective Regional Lymph Node Dissection in Malignant Melanoma. Eur J Cancer 26:871–873
3. Crowley NJ, Seigler HF (1990) The Role of Elective Lymph Node Dissection in the Management of Patients with Thick Cutaneous Melanoma. Cancer 66:2522–2527
4. Day C, Lew RA (1985) Malignant Melanoma Prognostic Factors 7: Elective Lymph Node Dissection. J Dermatol Surg Oncol 11:233–239
5. Drepper H, Köhler CO, Bastian B et al. (1993) Benefit of Elective Lymph Node Dissection in Subgroups of Melanoma Patients – Results of a Multicenter Study of 3616 Patients. Cancer 72:741–749
6. McCarty WH, Shaw HM, Milton GW (1985) Efficacy of Elective Lymph Node Dissection. Surg Gynecol Obstet 161:575–580
7. Reintgen DS, Cox EB, McCarty KS et al. (1983) Efficacy of Elective Lymph Node Dissection in Patients with Intermediate Thickness Melanoma. Ann Surg 198/3:379–385
8. Ross MI, Balch CM (1992) General Principles of Regional Lymphadenectomy. In: Balch CM, Houghton AN, Milton GW et al. (eds) Cutaneous Melanoma, 2nd ed. JB Lippincott Philadelphia, pp 339–344
9. Sim FH, Taylor WT, Pritchard DJ, Soule EH (1986) Lymphadenectomy in Management of Stage I Malignant Melanoma: a Prospective Randomized Study. Mayo Clin Proc 61: 679–705
10. Soong S-J (1992) A Computerized Mathematical Model and Scoring System for Predicting Outcome in Patients with Localized Melanoma. In: Balch CM, Houghton AN, Milton GW et al. (eds) Cutaneous Melanoma, 2nd ed. JB Lippincott Philadelphia, pp 200–212
11. Veronesi U, Adamus J, Bandiera DC et al. (1977) Inefficacy of Immediate Node Dissection in Stage I Melanoma of the Limbs. N Engl J Med 297:627–630

Therapiekonzept beim malignen Melanom der Kopf-Hals-Region der HNO-Klinik der Charité

I. LAMMERT und K. HAAKE

Zusammenfassung

Die Melanominzidenz ist in den letzten 4 Jahrzehnten auf das 10fache insbesondere in den westlichen Industrieländern bei der hellhäutigen Bevölkerung gestiegen. Vermehrte UV-Licht-Exposition werden neben genetischer Disposition als ätiologische Faktoren diskutiert. Obwohl der Anteil des malignen Melanoms nur 3% aller Hautmalignome beträgt, verursacht er fast alle dieser Todesfälle. Die Prognose dieses bösartigen Tumors ist nur durch breite Aufklärung der Öffentlichkeit über Melanomwarnzeichen, durch Erkennung von Frühformen und deren stadienorientierte sofortige chirurgische Primärtherapie in entsprechenden Zentren mit interdisziplinärer Zusammenarbeit zu verbessern. Eine besondere Bedeutung kommt dabei der Lymphabstromszintigrafie zu, die mit der Kontinuitätsdissektion auch die Metastasen der Transitstrecke erfaßt. Die „neck dissection" führen wir bei Melanomen im Stadium I mit einer Tumordicke über 0,75 mm und ab Clark-Level III, sowie im Stadium II durch. Die plastische Deckung der großen Defekte nach High-risk-Melanomresektion erfolgt einzeitig durch Rotations- und Verschiebelappenplastiken der näheren Umgebung. Die mittlere globale 5-Jahres-Überlebensrate im Stadium I betrug bei unseren Patienten 83%.

Das maligne Melanom zeigt in den letzten Jahrzehnten weltweit einen enormen Anstieg vor allem bei der weißhäutigen Bevölkerung. Während Mitte der 80er Jahre in Nord- und Mitteleuropa 5 bis 10 Neuerkrankungen/100000 Einwohner/Jahr (NE/E/J) registriert wurden, waren es in Australien und den Südstaaten der USA 30 NE, in Westdeutschland (Saarland) 6 NE, in der DDR 4 bis 6 NE/100000 E/J 1988 [3]. Die Inzidenz des Melanoms beträgt derzeit im deutschsprachigen Raum 6 bis 13 NE/100 000 E/J. Das entspricht 9000 NE/J, d.h. eine 3fache Zunahme in den letzten 10 und eine 10fache Zunahme in den letzten 40 Jahren.

Das maligne Melanom ist der bösartigste Hauttumor, der mit einem Anteil von nur 3% der malignen Hauttumoren bis zu 90% aller dieser Todesfälle verursacht [7]. 90% aller malignen Melanome sind an der Haut lokalisiert, davon 23% in der Kopf-Hals-Region [4]. Bei der Klärung der Ätiologie des malignen Melanoms werden neben genetischer Disposition (familiäre Häufung, Syndrom der dysplastischen Nävuszellnaevi, geringe Pigmentierung) zunehmend mehr exogene Faktoren, wie Sonnenexposition, Medikamente und Kanzerogen diskutiert. Garbe [3] sieht in der exzessiven Sonnenbestrahlung der weißhäutigen Bevölkerung den wichtigsten Faktor des Melanominzidenzanstieges.

Die Prognose des malignen Melanoms ist durch die Mikrostadieneinteilung des Primärtumors nach den Regeln der U.I.C.C. 1987, die die histopathologischen Kriterien der Eindringtiefe nach Clark-Level [2] und vor allem der Tumordicke nach Breslow [1] beinhalten, berechenbarer geworden. Die Tumordicke nach Breslow, der größte vertikale Tumordurchmesser, wird heute als prognostisch wichtigster Faktor angesehen. Es besteht nahezu eine lineare Beziehung zwischen diesem, dem Metastasierungsrisiko und der Letalität.

Wir unterscheiden nach dieser postoperativen histopathologischen Klassifikation die Low-risk-Melanome (pT 1, N 0) und die High-risk-Melanome (ab pT 2 bis pT 4, sowie N 1 und N 2).

Zur präoperativen Diagnostik beim Verdacht auf ein malignes Melanom führen wir folgende Untersuchungen durch:

- klinische Untersuchungen mit exaktem Lymphknotenstatus,
- Ultraschall Hals und Abdomen,
- Thoraxröntgen, ggf. CT und MRT,
- Labor: BB, BSR, Blutgruppe, Elektrolyte, Leberwerte, Gerinnungsstatus, alkalische Phosphatase, Gesamteiweiß und Albumin, Harnbefund.
- peritumorale Lymphabstromszintigrafie mit 99 m-Technetium (^{99m}Tc) zur Aufzeichnung des Lymphabstromweges (kurz vor der Operation),
- interdisziplinäre Beratung mit Hautarzt und Pathologen (einzeitiges Vorgehen mit Schnellschnitt oder zweizeitiges Vorgehen innerhalb von 10 Tagen mit Paraffinschnitt bei großflächigen Pigmentveränderungen),
- Eigenblut- und Verwandtenblutspende,
- Fotodokumentation

Die Diagnosesicherung erfolgt nach Exzision des Primärtumors mit einem Sicherheitsabstand von 1 cm unter Mitnahme von subkutanem Fettgewebe durch Kryostatschnellschnitt oder Paraffinschnitt, wenn die Aussagefähigkeit im Schnellschnitt problematisch ist. Unser therapeutisches Vorgehen richtet sich nach den postoperativen histopathologischen Kriterien in Übereinstimmung mit Staindl [6].

Handelt es sich um ein Low-risk-Melanom (d.h., alle klinischen Stadien I mit einer TMD bis 0,75 mm und Clark-Level I bis II) besteht unser Therapiekonzept in der Resektion des Tumors 2 cm im Gesunden unter Mitnahme des subkutanen Fettgewebes ohne Ausräumung der regionären Lymphknoten.

Beim High-risk-Melanom (alle klinischen Stadien I mit einer TMD über 0,75 mm, Clark-Level III bis V, alle klinischen Stadien II) gehen wir wie folgt vor:

- Resektion des Tumors 3 bis 5 cm im Gesunden unter Mitnahme des subkutanen Fettgewebes, der Faszie oder des Periostes,
- Präparation und Ausräumung der angezeichneten Transitstrecke durch die Lymphabstromszintigrafie,
- Ausräumung der regionalen Lymphknoten unter Erhalt des N. accessorius,
- Einzeitige plastische Deckung durch Hautlappen der Umgebung.

Dazu ein Beispiel eines nodulären malignen Melanoms der rechten Wange (Clark-Level IV, TMD 2 mm, pT 3 N 0 M 0), das außerhalb extirpiert und uns zur Weiterbehandlung überwiesen wurde (Abb. 1 bis 4).

Im Zeitraum von 1973 bis 1992 wurden 76 Patienten mit malignem Melanom (davon 13 allein im Jahr 1992) in unserer Klinik behandelt. 46% der Melanome befanden sich in der Ohrregion, 22% im Gesicht und 4% im Schleimhautbereich. Das Durchschnittalter betrug 61 Jahre, das Verhältnis Männer zu Frauen war 1 zu 1,7.

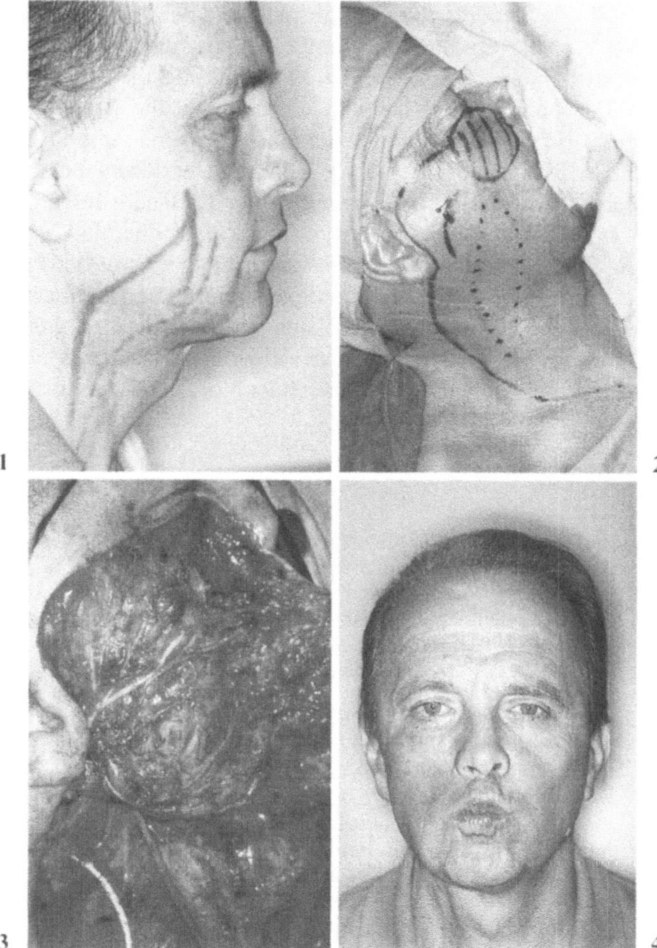

Abb. 1. Exstirpation eines nodulären malignen Melanoms rechte Oberwange außerhalb (Clark-Level IV, Tumordicke 2 mm). Anzeichnung des Lymphabstroms nach Umspritzung der Narbe mit ^{99m}Technetium

Abb. 2. Operationsplanung: Nachresektion um die Narbe 3 cm im Gesunden, laterale Parotidektomie unter Schonung des N. facialis, Präparation der Transitstrecke (punktiert: Lymphabstrom), radikale Neck-dissection und Ausräumung des oberen Halsdreieckes. Defektverschluß durch Hals-Wangen-Rotation

Abb. 3. Operationssitus: Nach radikaler Neck-dissection und lateraler Parotidektomie. Fazialisaufzweigung im Wangenbereich

Abb. 4. Ergebnis 6 Monate postoperativ, N. facialis intakt. Bisher 3 Jahre rezidiv- und metastasenfrei

78% der Tumoren waren High-risk- und nur 7% Low-risk-Melanome (ab 1981 wurde das Mikrostadium bestimmt). Bei der Ausräumung der regionalen Lymphknoten wurden bei 30% der Patienten Metastasen festgestellt, obwohl der Tastbefund unauffällig war. Das unterstreicht noch einmal die Notwendigkeit der Neck-dissection beim High-risk-Melanom, zumal zu 75% eine lymphogene Metastasierung erfolgen kann [5]. Die mittlere globale 5-Jahres-Überlebensrate im Stadium I betrug bei unseren Patienten 83%. Die Analyse der am Melanom verstorbenen Patienten (17%) zeigten zur Hälfte ein zu langes Intervall (6 Wochen bis 3 Monate) zwischen Primärtumorexstirpation und Nachresektion. Deshalb soll der Patient schon beim Verdacht auf ein malignes Melanom in Spezialeinrichtungen überwiesen werden. Die Prognose des malignen Melanoms kann weiter verbessert werden durch eine breite Aufklärung der Mediziner und der Bevölkerung über Melanomwarnzeichen mit dem Ziel, den Anteil an Frühstadien oder Vorstufen vom malignen Melanom zu erhöhen.

Literatur

1. Breslow A (1970) Cross-sectional areas and depth of invasion in the prognosis of cutaneous melanoma. Ann Surg 172:902–908
2. Clark WH, Fromm L, Bernardino EA et al. (1969) The histogenenis and biologic behavior of primary human malignant melanomas of the skin. Cancer Res 29:705–726
3. Garbe C (1991) Epidemiologie des malignen Melanoms. In: Waclawiczek HW, Gebhart W, Manfreda D, Schlag P. Das maligne Melanom. Springer, Berlin Heidelberg New York Tokyo, S 1–14
4. Rieger E, Soyer HP, Kofler R (1991) Zur Epidemiologie des malignen Melanoms an der Grazer Hautklinik von 1970 bis 1988. In: Waclawiczek HW, Gebhart W, Manfreda D, Schlag P. Das maligne Melanom. Springer, Berlin Heidelberg New York Tokyo, S 43–47
5. Schlag P, Tilgen W (1991) Richtlinien der CAO zur Diagnostik und Behandlung des malignen Melanoms. In: Waclawiczek HW, Gebhart W, Manfreda D, Schlag P. Das maligne Melanom. Springer, Berlin Heidelberg New York Tokyo, S 91–96
6. Staindl O (1991) Chirurgische Probleme bei malignen Melanomen im Kopf-Hals-Bereich. In: Waclawiczek HW, Gebhart W, Manfreda D, Schlag P. Das maligne Melanom. Springer, Berlin Heidelberg New York Tokyo, S 134–140
7. Waclawiczek HW, Gebhart W, Manfreda D, Schlag P (1991) Das maligne Melanom. Springer, Berlin Heidelberg New York Tokyo

Prognoseverbesserung durch Kontinuitätsdissektion nach Lymphabstromszintigraphie bei Rumpfmelanomen

H. WINTER, K.-P. BELLMANN, H. AUDRING, I. KÜCHLER und C. GARBE

Zusammenfassung

Bei Patienten mit malignem Melanom der Haut hängt die Prognose des Tumorleidens neben der Früherkennung maßgeblich von der Radikalität des chirurgischen Vorgehens ab. Neuere Studien und eigene 30jährige Erfahrungen in der Melanomchirurgie sprechen für die elektive Lymphknotendissektion bei Melanomen mit mittlerem und hohem Metastasierungsrisiko. Die Radikalität des tumorchirurgischen Eingriffs kann durch die zusätzliche Entfernung der Transitstrecke zwischen Tumorgebiet und der regionären Lymphknotenstation weiter erhöht werden (Kontinuitätsdissektion).

Nach Einführung der von uns 1984 inaugurierten Lymphabstromszintigraphie mit Markierung des detaillierten Verlaufs der ableitenden Lymphbahnen aus dem Tumorgebiet ist eine gezielte Mitentfernung der Transitstrecke ohne Schwierigkeiten möglich. Wegen der sehr variablen Lymphabflußverhältnisse bei Tumorlokalisationen am Rumpf besitzt diese präoperative Untersuchungsmethode einen besonderen Stellenwert. Anhand einer vergleichenden retrospektiven Auswertung der vor und nach Einführung der Lymphabstromszintigraphie an der Universitäts-Hautklinik der Charité in Berlin behandelten Patienten ist durch das neuartige individuell angepaßte und lymphabstromgerechte Melanomtherapiekonzept eine beachtliche Verbesserung der Prognose bei Patienten mit Tumorlokalisation am Rumpf im klinischen Stadium I nachweisbar. Hauptgründe für die Verbesserung der 5-Jahres-Überlebensraten sind die gezielte Mitentfernung der Transitstrecke zusammen mit evtl. vorhandenen In-transit-Metastasen sowie ektoper Lymphknotenmetastasen und die konsequent durchgeführte elektive Lymphknotendissektion bei Melanomen mit mittlerem und hohem Metastasierungsrisiko.

Einleitung und Zielstellung

Bei Patienten mit malignem Melanom der Haut hängt die Prognose des Tumorleidens neben der Früherkennung maßgeblich von der Radikalität des chirurgischen Vorgehens ab. Über die lokale dreidimensionale Tumorexzision mit erforderlichem Sicherheitsabstand sowie über die Ausräumung der regionären Lymphknotenstation(en) bei Metastasenbefall bestehen im Schrifttum grundsätzlich einheitliche Auffassungen. Ein noch immer viel und teilweise kontrovers diskutiertes Thema ist die elektive Lymphknotendissektion.

Das Ziel einer elektiven Ausräumung der regionären Lymphknotenstationen ist die Entfernung evtl. vorhandener klinisch okkulter Lymphknotenmetastasen, verbunden mit einer Prognoseverbesserung. Als ein weiterer Vorteil erweist sich das exakte histopathologische „Staging“. Dieses „Staging“ gilt als Grundlage der Planung weiterer Diagnostik- und Therapiemaßnahmen, der gezielten Nachsorge, sowie der vergleichbaren wissenschaftlichen Auswertung der Behandlungsergebnisse. Trotz der Erweiterung des operativen Eingriffs und der damit verbundenen größeren Belastung

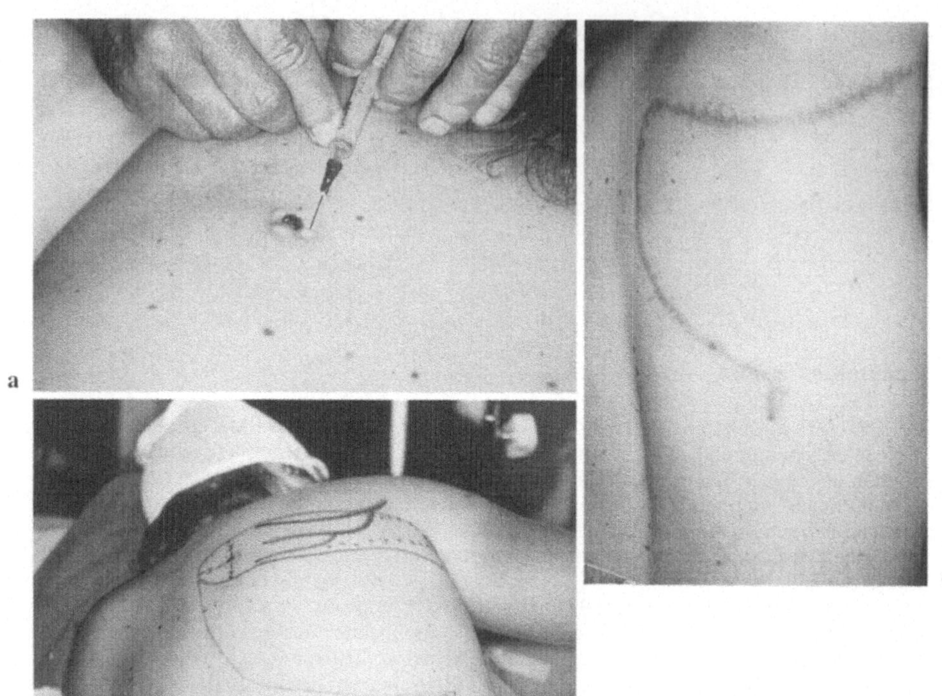

Abb. 1 a–c. a 32jähriger Patient mit nodulärem Melanom am Rücken paramedian rechts. Peritumorale intrakutane Injektion des Radiopharmakons (^{99m}Tc-markiertes Humanserum-Nanokolloid). Anschließend Abdecken des Injektionsgebietes mit einer Bleiplatte und Registrierung des Abstroms mittels Gammakamera. **b** Auf der Haut markierte Lymphabstrombahnen in 2 Ebenen zur rechten axillären Lymphknotenstation. Eingezeichnetes Exzisionsgebiet (Kontinuitätsdissektion) und geplante Schnittführung zur Defektdeckung mittels Rotationslappenplastik. **c** Ergebnis 1 Jahr nach der lymphabstromgerechten Kontinuitätsdissektion

des Patienten sprechen neuere Studien [1, 4, 5, 7, 10, 11, 15] sowie eigene 30jährige Erfahrungen in der Melanomchirurgie [16, 17, 18, 19] für die elektive Lymphknotendissektion bei Melanomen mit mittlerem und hohem Metastasierungsrisiko. Die Radikalität des tumorchirurgischen Eingriffs kann durch die zusätzliche Entfernung der Transitstrecke zwischen Tumorgebiet und der regionären Lymphknotenstation weiter erhöht werden. In Übereinstimmung mit anderen Autoren [1, 6, 9, 10, 12] haben wir mehrfach darauf hingewiesen, daß bei entsprechender Tumordicke und Invasionstiefe sowie bei bestimmter Lokalisation des Tumors möglichst eine Kontinuitätsdissektion („En-bloc-Dissection") durchgeführt werden sollte [2, 3, 16, 17, 18, 19]. Diesem optimalen operationstechnischen Vorgehen waren aber ohne präoperative Darstellung der individuell sehr variablen Lymphbahnen, besonders bei Tumorlokalisation am Rumpf, Grenzen gesetzt. Nach Einführung der von uns 1984 inaugurierten Lymphabstromszintigraphie mit Markierung des detaillierten Verlaufs der ableitenden Lymphbahnen aus dem Tumorgebiet und der Identifikation der regionären Lymphknotenstation(en) ist eine gezielte Mitentfernung der wichtigen Transitstrecke ohne Schwierigkeiten möglich [2, 3, 17, 18, 19]. Inzwischen haben mehrere Tumorzentren diese präoperative Untersuchungsmethode übernommen [10, 13, 20, 21] und in den neuesten Empfehlungen zur Diagnostik, Behandlung und Nachsorge des malignen Melanoms der Haut der Kommission malignes Melanom der Deutschen Dermatologischen Gesellschaft wird die Lymphabstromszintigraphie bei Lokalisation des Primärtumors am Rumpf ausdrücklich empfohlen [8]. Die Lymphabstromszintigraphie ist somit die Grundlage für ein stadienorientiertes, individuell angepaßtes und lymphabstromgerechtes Melanomtherapiekonzept (Abb. 1). Die Arbeitsgruppe an der Universitäts-Hautklinik der Charité verfügt nunmehr über 10jährige Erfahrungen auf diesem Spezialgebiet der Tumorchirurgie. Anhand einer retrospektiven Auswertung der Behandlungsergebnisse wird versucht, die Frage zu beantworten, ob sich nach Einführung der präoperativen Lymphabstromszintigraphie 1984 die Überlebensraten der Patienten und damit verbunden die Prognose des Tumorleidens verbessert haben.

Lymphabstromgerechtes chirurgisches Therapiekonzept

Bei Low-risk-Melanomen, d.h. bei Melanomen mit einer Tumordicke bis zu 0,75 mm und mit einem Invasionslevel nach Clark unter 3 wurden einheitlich im gesamten Nachuntersuchungszeitraum nur eine lokale dreidimensionale Tumorexzision mit einem Sicherheitsabstand von 2–3 cm ohne elektive Lymphknotendissektion durchgeführt. Demgegenüber war das operative Behandlungskonzept bei Tumoren mit mittlerem und hohem Metastasierungsrisiko im Zeitraum vor und nach Einführung der Lymphabstromszintigraphie unterschiedlich. Bis zum 31.08.1984 wurden diese Melanome in der Regel lediglich mit einem Sicherheitsabstand von 3–5 cm entfernt. Nur in den Fällen, in denen der Tumor eindeutig einer regionären Lymphknotenstation zuzuordnen war, erfolgte auch im klinischen Stadium I die Kontinuitätsdissektion. Infolgedessen wurde in diesem Zeitraum bei Patienten mit Melanomen am Rumpf meist auf eine elektive Lymphknotendissektion verzichtet. Nach Einführung der Lymphabstromszintigraphie wurden ab dem 01.09.1984 derartige Tumoren nach intraoperativer Schnellschnittdiagnostik in Kontinuität mit den lymphabstromszintigraphisch markierten Lymphabstrombahnen exzidiert und gleichzeitig die elektive Ausräumung der regionären Lymphknotenstation durchgeführt. Dabei betrug der minimale Sicherheitsabstand vom Tumorrand 3 cm. Handelte es sich um Abflüsse aus dem Tumorgebiet in mehrere regionäre Lymphknotenstationen, so wurden häufiger zweizeitige Kontinuitätsdissektionen durchgeführt, um die Ausdehnung des operativen Eingriffs und damit die Belastung des Patienten zu reduzieren.

Patienten

Im Nachuntersuchungszeitraum vom 01.09.1979–31.12.1990 wurden insgesamt 760 Patienten (350 Männer, 410 Frauen) mit malignem Melanom, die an der Universitäts-Hautklinik behandelt wurden, datenmäßig erfaßt und entsprechend ausgewertet. Mit 457 Patienten (60,1%) war die Rumpflokalisation in diesem Patientengut die häufigste Lokalisation. Von diesen 457 Patienten (271 Männer, 186 Frauen) waren

378 Patienten (82,7%) dem klinischen Stadium I zuzuordnen. 121 Melanompatienten (32%) im klinischen Stadium I wurden vor Einführung der Lymphabstromszintigraphie vom 01.09.1979–31.08.1984 behandelt. Es handelte sich um 73 Männer (60,3%) und um 48 Frauen (39,7%). Demgegenüber konnten nach Einführung der Lymphabstromszintigraphie – Behandlungszeitraum 01.09.1984–31.12.1990 – insgesamt 257 Patienten (68%) ausgewertet werden. Der Anteil der Männer betrug 150 Patienten (58,4%) und der der Frauen 107 Patienten (41,6%).

Schwerwiegende postoperative Komplikationen wurden bei keinem Patienten beobachtet. Nach Entlassung aus stationärer Behandlung wurden alle Patienten in unserer speziellen Melanom-Dispensairesprechstunde in regelmäßigen Abständen nachkontrolliert. Aus diesem Grunde ist es ohne Schwierigkeiten jederzeit möglich, exakte Aussagen hinsichtlich der Überlebensraten dieser Patienten zu machen.

Ergebnisse und Diskussion

Um die Effektivität unseres individuell angepaßten und lymphabstromgerechten Melanomtherapiekonzeptes überprüfen zu können, wurden anhand einer retrospektiven Analyse die Überlebensraten dieser beiden Patientengruppen miteinander verglichen. Neben der Untergliederung der Behandlungsergebnisse nach der Tumordicke (wichtigster prognostischer Faktor) ist eine Auswertung der Überlebensraten nach histopathologischen pT-Merkmalen (TNM-Klassifikation der UICC 1987) besonders aufschlußreich, da nicht nur die Tumordicke sondern auch der Invasionslevel berücksichtigt wird.

Die Abbildungen 2a und 2b zeigen die Überlebensraten der Melanompatienten mit Rumpflokalisation im klinischen Stadium I vor (Behandlungszeitraum 01.09.1979–31.08.1984) und nach (Behandlungszeitraum 01.09.1984–31.12.1990) Einführung der Lymphabstromszintigraphie, untergliedert nach pT-Merkmalen. Die 5-Jahres-Überlebensraten werden bei den pT1-Tumoren in beiden Gruppen mit 90% ausgewiesen. Die Behandlung dieser Low-risk-Melanome war im gesamten Untersuchungszeitraum (01.09.1979–31.12.1990) einheitlich. Die Tumoren wurden nur mit einem Sicherheitsabstand von 2–3 cm exzidiert. Auf eine elektive Lymphknotendissektion konnte verzichtet werden. Dementsprechend sind bei diesen Patienten analoge Behandlungsergebnisse zu erwarten. Demgegenüber lassen sich vergleichsweise für die nach Einführung der Lymphabstromszintigraphie operierte Patientengruppe mit höherem pT insgesamt hochsignifikante Verbesserungen der 5-Jahres-Überlebensraten nachweisen. Bemerkenswert ist dabei, daß Patienten mit pT2-Tumoren mit 96% bessere Ergebnisse zeigen als Patienten mit pT1-Tumoren (90%), die vor Einführung der Lymphabstromszintigraphie operiert worden sind. Dieses Phänomen ist dadurch zu erklären, daß bereits bei diesen Melanomen mit mittlerem Metastasierungsrisiko die zusätzlich elektive Entfernung der Transitstrecke und der regionären Lymphknotenstation(en) in Kontinuität zu einer derartigen Prognoseverbesserung führt. Aus dem gleichen Grunde ist auch für die pT3- und die pT4-Tumoren eine beeindruckende Steigerung der 5-Jahres-Überlebensraten nach Einführung der Lymphabstromszintigraphie im Vergleich zur Patientengruppe, die im Zeitraum vom 01.09.1979–31.08.1984 operativ behandelt worden ist, zu erkennen. Bei den pT3-Tumoren konnte die 5-Jahres-Überlebensrate von 60% auf 82% und bei den pT4-Tu-

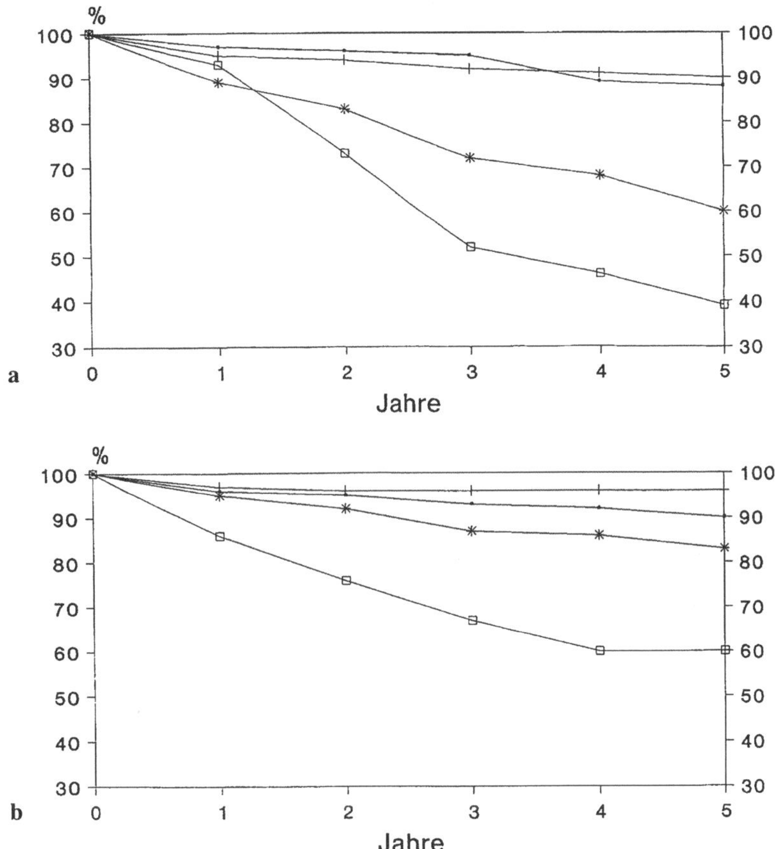

Abb. 2. a Überlebensraten von Patienten mit Rumpfmelanomen in Abhängigkeit vom pT vor Einführung der Lymphabstromszintigraphie (n = 121) —•— pT1 (n = 20) —+—pT2 (n = 21) —✳— pT3 (n = 56) —⊟— pT4 (n = 24). **b** Überlebensraten von Patienten mit Rumpfmelanomen in Abhängigkeit vom pT nach Einführung der Lymphabstromszintigraphie (n = 257) —•— pT1 (n = 42) —+—pT2 (n = 35) —✳— pT3 (n = 131) —⊟— pT4 (n = 49)

moren von 39% auf 60% verbessert werden. Damit wird für die prognostisch schlechten pT4-Tumoren ein Wert erreicht, der in der vor 1984 behandelten Patientengruppe nur bei pT3-Tumoren zu finden ist.

Interessant sind in diesem Zusammenhang auch die vergleichenden Auswertungen der Behandlungsergebnisse getrennt nach Geschlecht (Abb. 3). Wie im Schrifttum allgemein dargestellt, haben weibliche Patienten vor Einführung der Lymphabstromszintigraphie auch bei Rumpflokalisation eine signifikant bessere Prognose (5-Jahres-Überlebensrate: 74%) im Vergleich zu den männlichen Patienten (5-Jahres-Überlebensrate: 57%). Demgegenüber sind in der nach Einführung der Lymphabstromszintigraphie behandelten Patientengruppe nahezu identische Überlebenskurven bei Männern und Frauen nachweisbar, ohne signifikante Unterschiede. Insgesamt konnte die 5-Jahres-Überlebenszeit bei den Männern von 57% auf 77% und bei den Frauen von 74% auf 81% gesteigert werden.

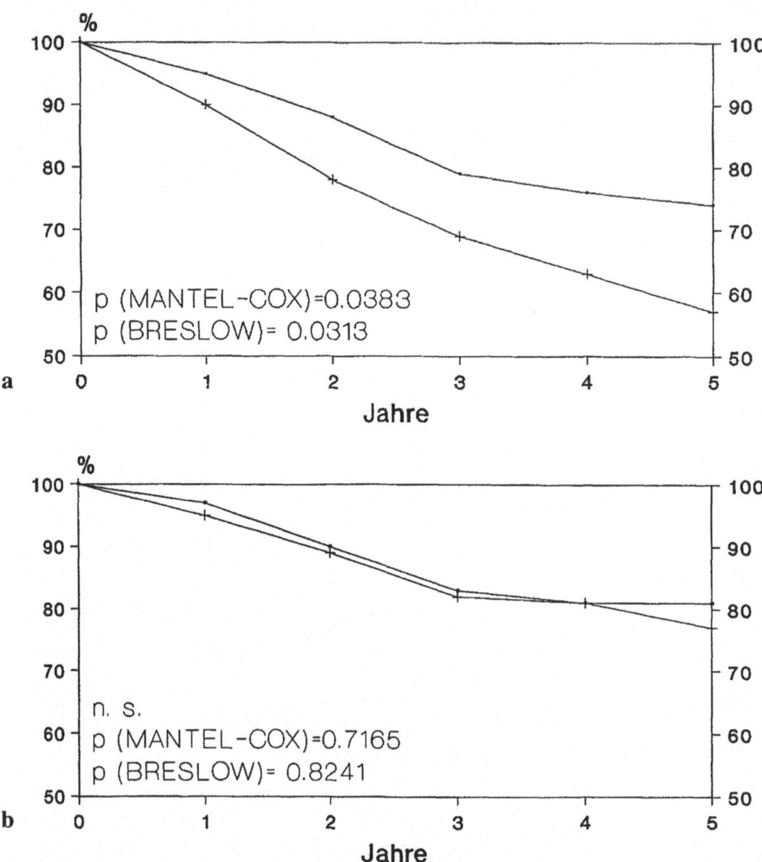

Abb. 3. a Überlebensraten von Patienten mit Rumpfmelanomen in Abhängigkeit vom Geschlecht vor Einführung der Lymphabstromszintigraphie —•— Frauen —+—Männer. **b** Überlebensraten von Patienten mit Rumpfmelanomen in Abhängigkeit vom Geschlecht nach Einführung der Lymphabstromszintigraphie —•— Frauen —+—Männer

Mit Einführung des individuell angepaßten und lymphabstromgerechten Melanomtherapiekonzepts nach Lymphabstromszintigraphie ist eine deutliche Verbesserung der Prognose bei Patienten mit Tumorlokalisation am Rumpf im klinischen Stadium I nachweisbar. Von dieser Prognoseverbesserung profitieren besonders die männlichen Patienten. Die erzielten Ergebnisse sind auch im Vergleich zum Schrifttum beachtlich, zumal es sich bei Rumpfmelanomen um eine prognostisch ungünstige Tumorlokalisation handelt. Der Verlauf der ableitenden Lymphbahnen und auch der Abstrom in die entsprechenden regionären Lymphknotenstationen zeigen, besonders bei Tumorlokalisation am Rumpf, eine große individuelle Variabilität [10, 13, 17, 18, 19, 20, 21]. Die Lymphdrainageverhältnisse lassen sich ohne Lymphabstromszintigraphie nicht exakt voraussagen. In etwa ⅓ aller Fälle muß mit einem Abstrom in mehr als eine regionäre Lymphknotenstation gerechnet werden (Tabelle 1). Hauptgründe für die Prognoseverbesserung sind die gezielte Mitentfernung der Transitstrecke zusammen mit evtl. vorhandenen In-transit-Metastasen sowie ektoper Lymphkno-

Tabelle 1. Ergebnisse der Lymphabstromszintigraphie bei 325 Melanom-Patienten mit Rumpflokalisation (Dermatologische Klinik/Charité/Berlin 1984–1991)

Abstrom	*n*	[%]
1 Lymphknotenstation (darunter 6 Patienten mit Abstrom in die kontralaterale Lymphknotenstation)	216	66,5
2 Lymphknotenstationen	99	30,5
3 Lymphknotenstationen	10	3,0
Gesamt	325	100,0

tenmetastasen, die besonders für Spätremanifestationen des Tumorleidens verantwortlich sind [14] und die konsequent durchgeführte elektive Lymphknotendissektion bei Melanomen mit mittlerem und hohem Metastasierungsrisiko. Durch eine derartige Kontinuitätsdissektion, die nach Lymphabstromszintigraphie unabhängig von der Distanz zwischen Primärtumor und regionärer Lymphknotenstation vorgenommen werden kann, wird die Radikalität des tumorchirurgischen Eingriffs wesentlich erhöht. Bei 215 Melanomen mit mittlerem und hohem Metastasierungsrisiko wurden dementsprechend 181 (84%) Kontinuitätsdissektionen nach Lymphabstromszintigraphie durchgeführt. – Nach vergleichender Auswertung der bisherigen Behandlungsergebnisse ist bei Rumpfmelanomen mit mittlerem und hohem Metastasierungsrisiko im klinischen Stadium I die individuell angepaßte und lymphabstromgerechte Kontinuitätsdissektion die Operationsmethode der Wahl.

Literatur

1. Balch CM, Milton GW, Cascinelli N, Sim FH (1992) Elective Lymph Node Dissection: Pros and Cons. In: Balch CM, Houghton AN, Milton GW, Sober AJ, Soong S-J (eds) Cutaneous Melanoma. 2nd edn. Lippincott, Philadelphia, pp 345–366
2. Buchali K, Winter H, Blesin HJ et al. (1985) Scintigraphy of lymphatic vessels in malignant melanoma of the skin before operation (en bloc excision). Eur Nucl Med 11:88–89
3. Buchali K, Blesin HJ, Schürer M, Winter H (1986) Lymphabstromszintigraphie in der präoperativen Diagnostik bei malignem Melanom. Nuc Compact 17:120–122
4. Day C, Lew RA (1985) Malignant Melanoma Prognostic Factors: Elective Lymph Node Dissection. J Dermatol Surg Oncol 11:233–239
5. Drepper H, Köhler CO, Bastian B et al. (1993) Benefit of Elective Lymph Node Dissection in Subgroup of Melanoma Patients – Result of a Multicenter Study of 3616 Patients. Cancer 72:741–749
6. Gall FP, Tonak J (1981) Die chirurgische Therapie des malignen Melanoms. In: Weidner F, Tonak J (Hrsg) Das maligne Melanom der Haut. Perimed, Erlangen, S 103–113
7. McCarthy WH Shaw HM, Milton GW (1985) Efficacy of Elective Lymph Node Dissection.Surg Gynecol Obstet 161:575–580
8. Orfanos CE, Jung HG, Rassner G et al. (1993) Stellungnahme und Empfehlungen der Kommission malignes Melanom der DDR zur Diagnostik, Behandlung und Nachsorge des malignen Melanoms der Haut. Hautarzt 45:285–291
9. Petres J, Müller RPA (1987) Strategie der operativen Therapie des malignen Melanoms. In: Petres J (Hrsg) Aktuelle Behandlungsverfahren. Fortschr Operat Dermatol Bd 3. Springer, Berlin Heidelberg New York Tokyo, S 119–133

10. Petres J, Rompel R (1992) Operative Behandlungen des malignen Melanoms. In: Meigel W (Hrsg) Malignes Melanom; Therapiestrategien und Nachsorgekonzepte. Schattauer, Stuttgart, S 3–20
11. Reintgen DS, Cox EB, McCarthy KS et al. (1983) Efficacy of Elective Lymph Node Dissection in Patients with intermediate Thickness Melanoma. Am Surg 198/3:379–385
12. Tritsch H (1985) Die prophylaktische Lymphknotenentfernung beim Melanom. In: Wolff HH, Schmeller W (Hrsg) Fehlbildungen, Nävi, Melanome. Fortschr Operat Dermatol Bd 2. Springer, Berlin Heidelberg New York Tokyo, S 254–257
13. Ulrich J, Kühne K-H (1992) Die Lymphabstromszintigraphie in der präoperativen Phase beim malignen Melanom der Haut. Hautnah Derm 1:90–93
14. Weidner F, Altendorf A, Neumüller G (1981) Metastasierungsmuster. In: Weidner F, Tonak J (Hrsg) Das maligne Melanom der Haut. Perimed, Erlangen, S 75–86
15. WHO Collaborating Centres for Evaluation of Methods of Diagnosis and Treatment of Melanoma: Clinical Trial No 14: Evaluation of the efficacy of elective node dissection in high risk (> 2 mm) melanoma of the trunk with clinically uninvolved regional nodes (clinical stage I). Protocol activated in November 1982
16. Winter H, Sönnichsen N, Lehnert W (1985) Kontinuitätsdissektion beim malignen Melanom. In: Wolff HH, Schmeller W (Hrsg) Fehlbildungen, Nävi, Melanome. Fortschr Operat Dermatol Bd 2. Springer, Berlin Heidelberg New York Tokyo, S 258–267
17. Winter H, Sönnichsen N, Buchali K, Blesin HJ (1988) Die Bedeutung der Lymphabstromszintigraphie für die Melanomchirurgie. In: Haneke E (Hrsg) Gegenwärtiger Stand der operativen Dermatologie. Fortschr Operat Dermatol Bd 4. Springer, Berlin Heidelberg New York London Paris Tokyo, S 150–164
18. Winter H, Sönnichsen N, Buchali K, Blesin HJ (1988) Melanomchirurgie – ein neues Therapiekonzept nach Lymphabstromszintigraphie. Z Klin Med 43:1009–1017
19. Winter H, Sönnichsen N, Buchali K, Blesin HJ (1991) 5 Jahre Lymphabstromszintigraphie beim malignen Melanom. In: Meigel W, Lengen W, Schwenzer G (Hrsg) Diagnostik und Therapie maligner Melanome. Fortschr Operat Dermatol Bd 6. Diesbach, Berlin, S 143–155
20. Wölbling RH, Samuel-Schleusner P, Happ J (1988) Zum operativen Konzept beim malignen Melanom unter Berücksichtigung der Lymphabstromszintigraphie. Hautarzt 39:581–583
21. Zimmermann T, Kelm C (1992) Der Stellenwert der elektiven Lymphknotendissektion in der Behandlung des Körperstamm-Melanoms. Hautnah Derm 2:116–122

Sachverzeichnis

Akne-Therapie 23, 136
Akrale Hämatome 97–99
Aktinische Keratosen 49
Aktive spezifische Immunisierung (ASI) 58
Alopezie 145
Ambulante Operationen 71–74, 78–81, 117–120
- Entlassungskriterien 95
- personelle Ausstattung 76
- technische Ausstattung 77
Anästhesieverfahren 93–95
Analfissur 199–205
Angiosarkom 171–176
Aufklärungspflicht 222–226
Auto- und Allotransplantationen 132
AV-Puffer 21

Bakterielle Erreger 211–215

Carcinoma cuniculatum 187
CD 34 180
Chemical-Peeling 46, 47
Chemotherapie 57
Chronisch fistulierende Hautreaktion 216
CO_2-Laser 34, 35
Condylomata acuminata 106–108, 112

Dauerstrichlaser 34
Dermabrasion 22, 23, 134, 135
Dermatochirurgie
- Grenzen 127
- Indikationen 123–126
- juristische Aspekte 220–230
Dermatochirurgische Eingriffe 10
Dermatofibrosarcoma protuberans 177–183
Dermatoplaning 142, 143
Dokumentation 228
Donordominanz 27
Dulbecco-Puffer 23

Elektive Lymphknotendissektion 239–244
Epithelium Membrane Antigen (EMA) 173

Facharztausbildung 10–12
Faszienlappen 29–33
Ferguson-Smith-Syndrom 152
Feuchte Wundbehandlung 53
Fibrinklebung 129, 130
Fissurektomie 201

Gesicht 41–44, 78–81
Grzybowski-Syndrom 152

Haftung des Arztes 228–230
Hautexpander 146
Hazard-Analyse 241
Histologie 73
Hochfrequenzsonografie 86
HPV-Nachweis 107
Human-Papilomviren (HPV)
- High risk-Typen 106
- Low risk-Typen 106
Hydrogelkompressen 51–56
Hyperhidrosis axillaris 101–105
Hyperpigmentierung 45

Immunhistochemie 182
Infiltrationstiefe 164
Infrarotlichtkoagulation 42
Interferon α (IFN-α) 60
Interferontherapie 112–115
Interleukin 2 (IL-2) 57, 60
Intersphinktäre Fistel 201

"Jogging stain" 99

Keratinozytentransplantation 23
Keratoakanthome 151-161
- Lokalisation 154

Komplikationen
- bei Chemical-Peeling 48, 49
- bei Lokalanästhesie 95
- intraoperativ 210
- perioperativ 209, 210
- postoperativ 210
Kontinuitätsdissektion 252
Kopf-Hals-Region 247–250
Kopfhaut 167
Kryptitis 199

Lasertherapie
- bei pigmentierten Läsionen 36
- bei vaskulären Läsionen 37
Leukoplakie 191
Lichen sclerosus et atrophicus 191
Lidocain 15, 16
Lokalanästhesie 16
Lymphabstromszintigrafie 252
Lymphknotenmetastasen 84

Melanom
- akrolentiginöses 124
- Diagnostik 83, 84
- Exzisionsbiopsie 233–236
- Immuno- und Zytokintherapie 57–64
- Inzidenz 247
- Metastasen 65–67
- Risikoverteilung 240
- subunguales 188
- Überlebenszeit 234, 243, 254, 256
Mikrografische Chirurgie 119, 175, 183
Mikrotraumen 97
Minor-Schweißtest 103
Mischinfektion 213
Morbus Bowen 187–189
Morbus Hailey-Hailey s. Pemphigus
Muir-Torre-Syndrom 152

Naevus flammeus 41
Nageltumore 187–189
Nahlappenplastik 248, 249
Neck dissektion 248, 249
Neodym-YAG-Laser 34, 35, 157, 158

Operationszahlen 4–7
Operative Dermatologie
- aktueller Stand 4–7
- Inhalte 3, 4
- Perspektiven 7, 8

Papillomvirus 188
Pemphigus familiaris benignus chronicus 138, 139
Penis 191–198
Peritumorale Injektion 65–67
Phenol-Rezeptur 45
Phimosen-Operation nach Rebreyoud 19
Plattenepithelkarzinome 79, 164–166, 187–189
- Metastasierungsrate 165
Podophyllotoxin 108–110
Polyurethan-Klebefolie 26
Proliferating Cell-Nuclear-Antigen (PCNA 173

Regionalanästhesie 94
Resistenzlage 213
Resorbierbares Nahtmaterial 219
Riesenkeratoakanthome 155
Riesenmelanom 167–170
Rumpfmelanome 253, 254

Schweißdrüsenkürettage 102, 103
Sclerodermiformes Basaliom 78
Selektive Photothermolyse 35, 36
Spalthautkonservierung 21
Spalthauttransplantate 20, 129, 168
Sphinkterotomie nach Notaras 201
Stanz-Punch-Elevation 132
Staphylococcus aureus-Infektion 213
Strahlenulcus 29
Sturge-Weber-Syndrom 41

Tageschirurgische Versorgung 118–120
"Tennis Toe" 99
Trichilemmalzyste 169
Tumeszenzanästhesie 15–17
Tumorklassifikation des Penis 197

Ulex-europaeus-1-Agglutinin (UEA-1) 173
Ultraschalldiagnostik 82–89
Unterlippe 164

Verbrennungstrauma 145, 146
VY-Plastik 194

Wundkonditionierung 219